中國近代中醫藥期刊彙編

第一輯

44

神州醫藥學報

上海辭書出版社

目録

中華民國郵政局掛號認爲新聞紙類

神州醫藥學報

第二年第八期

月出一冊准陽曆十六日發行

民國三年八月十五日出版

本報八期目錄

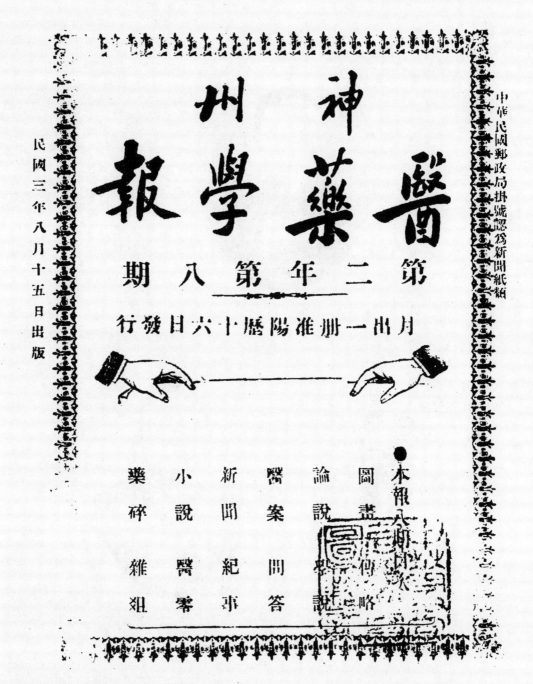

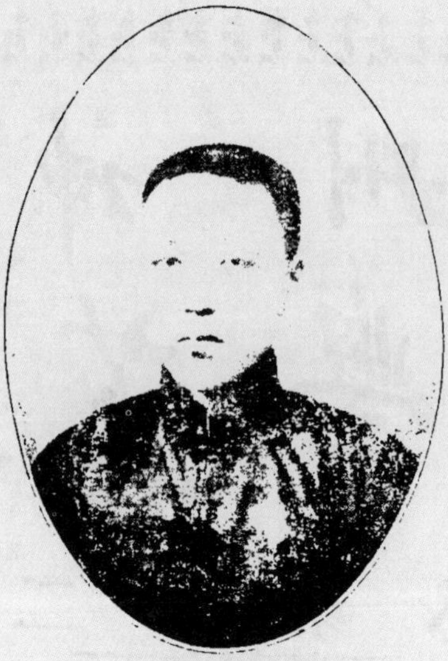

袁君桂生

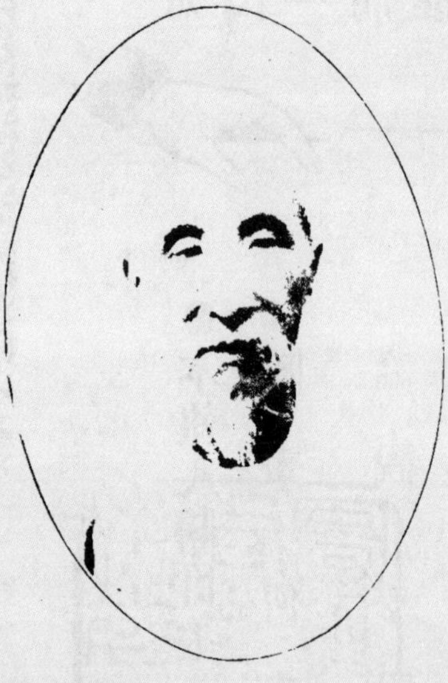

凌君永言

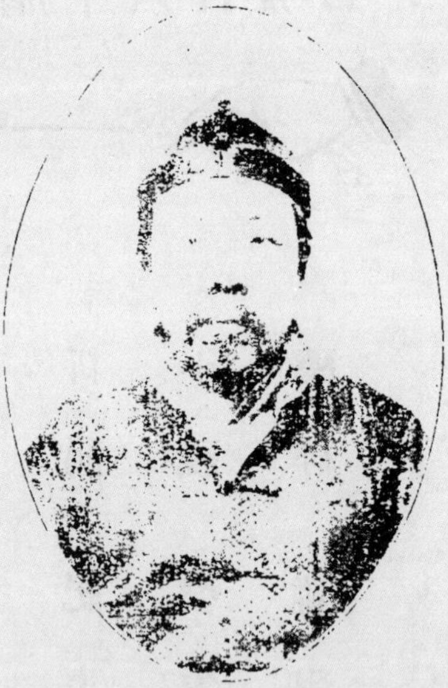

徐君管卿

袁桂生

袁君桂生字焯江蘇揚州人學問淵博鎔貫古今素負振興醫藥之大志且無守舊之成見亦無維新之阿附不偏不倚可謂得乎中庸之道者矣本報自發行以來得先生贊助之力不少其文章學識早爲醫林所欽慕先生現設硯于鎮江就診者踵相接今春鎮江喉痧盛行先生復設喉科醫院以拯救之危症賴以安全者數百人去年冬舉爲本會評議員(先生之歷史事跡本社未盡詳悉容後續刊)

徐寶卿

徐君寶卿名啓鼎世爲浙之會稽人王父由孝廉宰江西之東鄉有惠政遂占籍焉父以甲科官黔中因生於黔賦性敏慧質直讀書數行俱下及長慷爽有大志不屑屑爲章句訓詁之學未弱冠補博士弟子員光緒癸巳舉於鄉兩上春官不第遂絕意進取於納粟爲湖北知縣亦未赴官蓋默察時局又秉性恬澹簞瓢屢空晏如也游青油幕及參贊行政公益事垂三十年草檄飛書聲稱藉甚生平於學無所不窺尤肆力於醫上溯軒岐下逮時賢以及近世東西譯本多所瀏覽不拘牽文字悃得

意外之會通故其治病也不墨守成法而動與古會歷充江西省城醫學堂教習明經學堂陸軍軍醫院警務施醫院醫官經驗既多成績益著蓋以醫知名於社會者亦二十餘年矣滄桑後心志益頹喪盡棄所學獨不忘情於醫殆將以之終身焉故又自號壺隱云著有醫中一得待梓現充神州醫藥總會評議員江西分會評議長

凌永言

凌詠(譜名思曾)號永言字子則浙之吳興人也生不逢辰適遭水災又復世亂母歿弟殤父以申韓學襄政他邑父子恒不相見得祖父母歡撫養成人少穎悟性耿介言忠信行篤敬有司馬牛之感孑身善與人交幼從同城恩貢吳秋陶炳暘優貢舉人施均甫補華兩先生讀當舞勺之年肄業西湖崇文書院三年有成獲遊郡庠苦無財力習舉子業後經福建茶稅議叙候選鹽課大使窘難赴選乃改受業胞伯曉五公(奐爲湖州下昂吳古年先生芹高足府志有傳)教授歧黃之術時正醫道大行聲名洋溢之際從遊者衆詠爲第七入室弟子員與胞叔及甫公(峻後從海昌王孟英先生門下)暨伯子初平長兄(綬曾緣醇賢親王病德宗徵召入都治報

大安恩榮備至）同學其時同塾不亞二十人彼此朝夕得以互相討論學有精進焉諺云熟讀王叔和不如臨證多誠然見多識廣學有根砥胸有成竹默誌於心迄今盍忘侍診十稔略悉病由嗣因詠父嘉六公（德爲同城法律大家沈菁士丙塋山陰童小亭杰兩先生高足醫從族叔祖厚堂公旋同城周抑凡先生思誠入室弟子湖府志俱有傳）落滬行醫頗爲邦士歡迎其道光昌婦孺咸知着手成春嘗謂人之患在好爲人師誓不收徒促詠至滬侍診代書方藥後經多士介紹始收梁溪李濟平君爕一徒而已師生交誼甚愉執經問難無勿剖腹言之診病餘暇毫而好學手不舍卷著有內經素靈要旨兩本痲痧專治初編五本痲症初編一本溫熱類編六本溫熱贅言一本欬論經旨附緒言一本蟄庵醫話兩本原稿俱在待梓問世紅羊刼遺尚剩家藏古本醫書八千卷子孫寶之乃自寫楹聯云有書眞富貴無病活神仙其寓意概可見矣一俟滬上諸道友賢大夫發起醫學藏書樓時甚當將此種珍儲其間公諸同好播闡迪啓後俊藉以保存國粹也可現今重修上海縣志蒐輯靡遺經總纂主任李右之先生採訪遺稿許入上海縣新志書游藝寓賢門中以

亟千古光緒十四年詠知施師在魯備釐佐政毅主投機乃擲筆之魯投効山東河工在直下游當差三載藉爲進身之階在鹽務人員不能得地方異常保舉蒙撫軍張宮保曜指示囑以安吉縣上舍生詠名遵例報捐縣丞職銜於山東搶險合龍案內列保請以縣丞歸部選用准後遵例報捐指省山東分發試用到省後奉福藩台潤札委辛卯科文闈差書吉提調道燦升派充內供給所兼醫官差事竣出闈後九月奉旨免補本班以知縣仍歸原省補用並加五品銜欽此三保河工隨帶加一級四保俟補缺後以直隸州知州用旋隨署東海關監督李道正榮赴烟台之任蒙派烟台鈔關會辦兼東海關施醫局總辦次年改委海豐縣埕子口稅局總辦委查秦口設關地址情形抄發上控一案會同地方印委勘驗理明遵結稟覆銷差又奉釘封密查山東團防欽案回關稟覆蒙正任劉道含芳札調昌邑縣下營口稅局總辦代理昌邑縣事兼城內土藥關稅局總辦接上海電報父病子亡卽回烟台稟知請假赴滬省親假滿回煙時值海防戒嚴李撫軍秉衡親蒞烟台指揮機宜詠蒙劉道截留充烟台保甲局總辦兼施粥廠總辦並奉派委撫轅行營收呈發審差次年

奉委押解軍餉銀兩沿途探交行營營務處馬道開玉查收交清後稟辭各差請咨回省銷差稟到當蒙張撫軍入駿派隨姚道釗前赴高密縣公幹留縣度歲開春回省蒙

今大總統前魯撫袁撫軍世凱派隨同石守祖芬前赴膠濟鐵路局當差以資熟手奉局札委昌安濰三縣鐵路分局事宜設局丈量地方會同段帮統芝貴昌邑胡令師孝安邱吳令兆鎔濰縣曾令培等彈壓軍民鋪道丈量購地給價一切事宜適逢拳匪滋擾停工派兵護送洋人平安出境登輪船去後電稟撫院請示奉回電飭即回省銷差其時武衛全軍駐魯袁帥生母劉太夫人迎養在院年高病亟帥心焦急曾經軍醫長徐華清歐陽弢鈞諸醫士診治罔效乃急請藩臬兩司進院商酌訪求同僚中之知醫者詠經胡方伯景桂潘廉訪延祖舉薦進院診治服藥有效（所治醫方脈案前登上海醫報）得以轉危爲安帥意大喜顧謂其幕府如[illegible][illegible]陳燕昌阮忠樞劉永慶諸[illegible][illegible]曰凌詠不媿家學淵源閱歷甚深可稱醫學博士神乎技矣茲竟成讖語擬委[illegible][illegible]因格成例不果所願乃委武衛右軍先鋒隊糧台差使次

年逾花太夫人八七秋壽域宏開百官蒞屋稱慶洵富貴壽考一時之盛也仲春蒙胡
海台札委管解京餉銀拾萬兩前赴上海投交江海關監督袁道樹勳驗收掣取批
迴同東鎮軍並蒙尚臬台其亨乘差赴滬之便委購山東課吏館需用書籍俯俾就
近省親侍奉誠憲恩高厚成全也感戴之至後聞太夫人服他人藥復病棄養袁帥
太
告終情移孝作忠晉階直督詠趕回叩送旋亦奉諱南還讀禮家居留滬行醫繼承
父業服闋後緣新章捐免保舉及留省兩項銀兩不菲無力措資赴引回東候補徒
呼負負乃不作出山想矣遂致昔日同寅政界偉人久不通音問亦境遇使然歟甚
并諸尙乞原恕爲叩輯有中華醫學正宗書攷本草治病活人的矢兩種待刊問世
甲寅大暑節時年六十有六歲癸丑冬公舉爲神州醫藥總會文牘員

神州醫藥學報第二年第八期目錄

目錄 二

目 錄

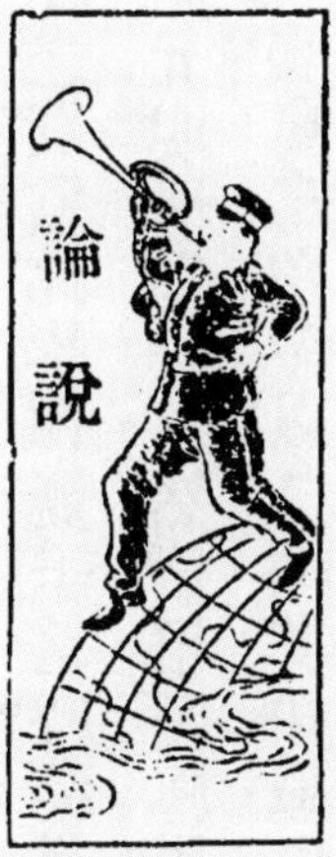

醫學流派論

袁桂生

醫無所謂流派也。然而吾國醫界。乃有所謂信古派。趨時派。與夫南派北派之說。名何耶。一言以蔽之。蓋皆道聽塗說。似是而非之讆言也。時無論古今。地無論南北。其臟腑同。其飲食同。其天時之寒暑燥溼同。其人事之七情六慾同。其不能虛虛實實瀉不足而補有餘亦無不同。故劉守眞張子和北人也。而其治病皆本仲景之法。繆仲醇王宇泰南人也。而其用藥亦遵仲景之方。南北本係一家。古今亦同一理。則黨派之分。果何從而發生乎。或曰。前清康乾間。張隱庵。徐靈胎。黃坤載。輩著書立說。提倡復古。葉天士。薛生白。二公。又負盛名於時。其旨趣實與隱庵坤載不類。一則篤信古方。一則變化無迹。流派之分。其自此乎。不知葉氏爲宋明後一人。貫穿古今融會百家。其所發明。多有補仲景東垣之不逮。在中國醫學進化史中。實占一重要之位置。故雖以尤在涇鄒潤安之研精經方。而亦皆崇拜之。靜香樓醫案。與本經疏證中蓋嘗三致意焉。徐氏雖號稱復古。而實能貫穿百家。其所造詣。幾與葉氏相頡頏。迄今觀洄溪醫案。其所用藥。如至寶丹。大活絡丹。紫金錠。地黃飲子。紫雪丹。人參鹿茸湯。瓊玉膏。參附湯。及萊菔子。蘆根。茅根。青蒿。再長靈根方等藥。亦皆後世名醫之法。而非仲景之方。以是知徐氏實爲合古今爲一手之大醫家。決非黃坤載輩之食古不化。無知妄作者之所可同日語也。且吾嘗考葉氏之書。亦多遵仲景之法。如竹葉石膏湯。人參白虎湯。小陷胸湯。黃芩湯。小青龍湯。大半夏湯。半夏瀉心湯。黃連湯。苓桂朮甘湯。承氣湯。葶藶大棗瀉肺湯。小建中湯。復脈湯。牡蠣澤瀉散。理中湯。越婢湯。五苓散等。亦皆天士嘗用之藥。由是觀之。吾國往古之醫書。祗有程度高下之分。實無門戶黨派之別。當此學術競爭之時。苟欲匡扶絕學。振濟蒼生。自當冶古今於一爐。合漢唐宋元明清爲一手。然後相題施用。攸往咸宜。有不戰。戰必勝矣。而斷不宜蹈黃氏驕矜謾罵之覆轍。以自錮其知識也。抑吾尤有不忍已於言者。中國醫學實今勝於古。而決非今不逮古也。以一藥言。地黃一物。當仲景時。祇知用乾地黃。而又僅用之於煎劑丸劑。至中鐵甕李蘋湖張景岳諸人興。則發明製熟地黃之法。而膏劑酒劑亦同時發明。以一病言。溼溫中暑之治法。傷寒論中亦甚簡單。至許叔微朱肱張鳳逵繆仲醇葉天士薛生白諸人興。而暑病之治法始燦然大備。他如痘疹喉痧之病名。更不見於仲景之書。使非錢仲陽陳文中繆仲醇聶久吾費建中葉天士陳耕道諸家相繼發明。則雖至今日。而猶不解痘疹喉痧之治法。未可知也。以診斷學言。望舌之法。爲仲景書所不詳。即東垣丹溪亦尚未深明此理。至杜清碧吳又可戴北山張飛疇葉天士薛生白諸家相繼崛起。於是舌診之法。始駸駸乎成爲專門科學矣。雖今日西醫之新理日出。尚未聞有發明及此者。略舉數端。則吾國醫學進化之跡。亦可以略見一班。故舉吾國靈素甲乙等書。以與西醫之學術相較。誠不免瞠乎其後。而舉吾國古今百家之學術。以與西醫相較。吾恐孰精孰粗。孰疏孰密。今日尚未易論定也。特患吾國醫界。安於小成。或竊附經方。以博名高。或拘守師說。妄分派別。各懷一偏之見。而不能洞觀全豹。有明師而不知求。有利器而不知用。則當

神州醫藥學報 第二年第八期

論說　四

閉關自守之時、猶難決勝、而況今日乎、

此篇甫脫稿、適第七期報送到、內有包先生大作。深慨流派之說。與鄙見竟不謀而合。竊謂古人作書皆各發揮己見。故金元四大家。其學術方法。各不相襲。淺識之士。誤爲中國醫書多分門戶。而不知有大謬不然者。河間之書。專言熱病。及各種傳染病。東垣之書。專言內傷及腸胃病。病本不同。方藥自異。至於丹溪戴人。亦皆補偏救弊。惟其各有獨到之見地。斯能並垂不朽。而與扁鵲仲景分庭抗禮也。若夫景岳修園。殊未可相提並論。景岳雖偏溫補。實多見道之言。而其書中亦詳載汗吐下和溫清消補之法。卽其醫案。亦有用石膏大黃。及有用冷水者。派稱溫補。未免過苛矣。脩園著書雖多。實不過抄襲二張之注疏。以隨人俯仰而已。在吾國醫學界中。求其匹偶。亦祇與汪訒庵吳儀洛程應旄輩。在伯仲之間。但有編纂之功。而無著作之力。豈惟不能與河間東垣相提並論。抑亦未能望景岳也。故脩園派景岳派兩湖派三江派及時派古派南派北派之說。皆不能成立。焯江蘇人也。鎭江亦江蘇之中心點也。而病人之來診者。有閩粵湘鄂燕趙齊魯之不同。而吾之用藥亦惟寒者溫之。熱者清之。虛者補之。實者瀉之。病輕則藥亦輕。病重則藥亦重。無絲毫之成見。視閩粵湘鄂。燕趙齊魯之人。亦猶吾江蘇人也。而其奏效。亦與吾蘇人無異。可見同一人身斷無南北東西之別。況今日交通利便省界已不能限人。不特此也。一人之身而有前後攻補之不同。一病之中而有初爲熱中末傳寒中之變。試以近事證之。王姓子病。焯去年用附子理中湯治愈。今年其子又病。大熱口渴舌苔黃燥。初用石膏芩連不效。後改用大黃元明粉覆盃而愈。幼孩如此壯年可知。家君少患肺病。欬嗽咯血。皆以清肺之藥奏功。及至晚年。清肺之藥。毫不能受。而景岳之兩儀膏乃爲對證良藥。半年之間計用熟地二斤。枸杞斤許。黨參斤許。始克告痊。今雖六十衰翁。猶精神矍鑠。日夕奔走爲人治病。況今日西醫遍地。不知元氣爲何物。瀉藥硫苦視爲泛常之藥。灌腸通便認爲衛生必需。往往脾虛泄瀉。誤用灌腸之法。大瀉不止而告斃者。蓋不知凡幾也。余戚居鄰美人某氏之醫院。見其濫用手術。剖割以後旋即告斃者。不可勝數。此無他。虛實之理未明。而補瀉之義未諳也。且西藥之性。大半劇毒。求一能扶正氣之藥。渺不可得。欲救此弊。正賴東垣景岳之書。非欲祟尙溫補也。虛實之義得此乃明。吾會員保存國粹。爲天下蒼生乞命之天職。發聾振聵。責無旁貸。黨派之說宜一掃而空。之管見如此。質之博雅以爲何如。著者附識。

史學家之醫學

錢縉甫

史記扁鵲傳云。扁鵲姓秦。名越人。少時遇長桑君得神術。視病能見五藏癥結。特以診脈爲名耳。嘗過齊。齊桓侯客之。入朝見曰。君有疾在腠理。不治將深。桓侯曰。寡人無疾。桓侯謂左右曰。醫之好利也。欲以不疾者爲功。後五日扁鵲復見曰。君有疾在血脈。桓侯曰。寡人無疾。後五日扁鵲復見曰。君有病在腸胃。又後五日。扁鵲望見桓侯而退走。曰。疾居腠理。湯熨之所及也。在血脈。鍼石之所及也。在腸胃。酒醪可及。今在骨髓。雖司命無奈之何。後五日桓侯病。使人召扁鵲。扁鵲已逃去矣。桓侯遂死。縉甫按。此可知病貴早治。然當未發作時。往往不自知。詩曰。病淺良醫尙可攻。語君不信耳如聾。一朝病在肓之上。雖有長桑術亦窮。

扁鵲又嘗過虢遇虢太子死扁鵲曰太子病所謂尸蹶者也形靜如死狀太子未死也乃使弟子厲鍼砥石以取外三陽五會有間太子蘇二旬而復故天下盡以扁鵲爲能生死人扁鵲曰越人非能生死人也此自當生者越人能使之起耳

縉甫按此可見病之眞不可治者雖扁鵲亦無如何尸厥非眞死故可治然治之苟非其人則當生而死者比比矣詩曰鍼石能生已死人盧醫神術世無倫上池飲後成仙久但借浮名寄此身

前漢書藝文志云經方者本草木之寒溫量疾病之淺深假藥味之滋辨五苦六辛致水火之齊以通閉解結反之於平及失其宜者以熱益熱以寒增寒精氣內傷不見於外是所獨失也故諺曰有病不治常得中醫

縉甫按有病無不當求醫之理而乃曰不治常得中醫此忿世嫉俗之詞也然推其意旨不幾於廢醫乎余以爲此其罪全在醫家不整頓以致良醫少而惡劣之醫多詩曰有病將深不早治如何翻說得中醫祗憂誤藥戕生命益熱增寒人殆而

(未完)

醫藥危言（續七期）

包識生

醫藥博覽會之利益

博覽會能增進物質之文明學術之進化商業之發達久爲世界所公認亦著有彰彰之成效者也今吾醫藥欲振興而光大之亦非藉博覽會之力不可況吾國醫藥數千年來家技相承秘而不宣往往抱有絕學埋滅無聞試觀現在醫藥家雖名微業小之醫生藥肆亦必有一二種學術及藥品着有奇驗出乎諸人之上者也而大名鼎鼎之醫生藥肆多反不及之今若設學堂興藥業徒以當世頗負盛名者當之而不採集單門之實驗未免掛一而漏萬也若以博覽之手續召集全國之眞學術眞藥品擇其善者而從之其不善者而改之不但吾醫藥立可振興而且可以折服世界也更能使懷寶者名利驟增贋僞者自然淘汰此時吾醫藥界已有累治累愈之醫術百試百驗之藥材何怕社會不信仰政府不信仰外人不信仰也此爲醫藥博覽會對於他人之信仰能使醫藥界根本穩固其利一也 （未完）

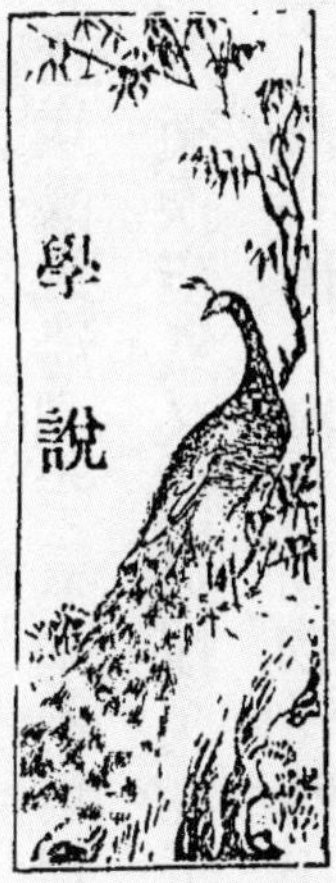

◎病理學

◎廣金匱人因風氣生長義

黎伯概

按風氣二字註家解說語多膚廓又或以為風氣二字不過引起病由要之均不能闡發其至理竊謂物理化學至今日歐西而愈明凡吾古人所言具有端倪者歐人莫不盡情發露事皆實驗持以證吾古書愈益瞭然蓋仲景所謂風氣即歐人所謂空氣今次第解說之

第一節論空氣中之要素

據近世化學家所攷驗者則空氣中含有三種氣體曰酸素曰淡素曰水素三者皆無色無臭之元素故稱氣體游離而在於空氣中空氣之容積五分之一為酸素五

分之四爲淡素水素游離至少與酸素化合爲水其重量祗得全量九分之一三者相較淡素量數最多然力薄不能與物化合惟酸素有善與他物化合之性質鐵得酸素化合而生銹燐得酸素化合而生光燃燒之柴木蜡燭等物其炭素得酸素化合而發燄餘物尙多不可縷述至酸素之關係人身尤爲重要人身之所以有溫度者卽身中之炭氣與所吸之酸素化合與燃燒蠟燭之理同而不覺其熱不被焚者以無火以促之且身中又多水液故也人之生活上最要莫如呼吸吸入者酸素呼出者卽爲炭酸氣此炭酸氣乃兩元素所化合者故謂人身中爲素酸氣之製作場亦無不可炭酸氣吐出酸素吸入則全體快適若酸素全至缺乏可致殞命其曾經試驗者如劇場如集會所人稠坐滿屋宇週密外來之空氣隔絕僅有室內空氣存量無多初時不覺其苦久之此空氣中之酸素爲羣衆吸盡各各化爲炭酸氣而吐出則徧室皆炭酸氣淸潔空氣毫不可得斯時再吸此炭酸氣則頭昏身倦有若病者一出門外交換空氣又復爽快又如試探眢井持火而入火卽息滅人亦氣絕皆酸素缺乏之故非獨人也凡動物皆然用分解空氣之法取出酸素餘淡素於玻璃

瓶插一小鼠置瓶內少時卽斃非淡素有毒乃酸素缺乏之故其死於水素者亦同此理水素氣體甚輕與空氣比重祇得十四分之一輕則善升故輕氣球卽用此氣體製之空氣圍繞地球達百餘里之高升至極度酸素薄少其不適於身體亦斷可知也故天文家用遠鏡窺測離地球較近之火星似有人類欲與交通尙無其法蓋酸素至百餘里之高而稀少人至此卽無以生存故耳雖然人有製造天地之權理化日深機械日巧以後之用如何方法擴張空氣含容酸素以達於星球亦未可知也

第二節論解換空氣之法

空氣所含之元素以酸素爲生活上必需之物此從潔淨空氣而言而亦有不潔者如動物吐出之炭酸氣亦游蕩空中其餘或含水蒸氣或煤氣埃塵糞土微虫等皆與空氣混合視其所處之位以爲率區其大概鄉村潔於都市海洋潔於陸地夫空氣已複雜如此設無消解之法則腐敗日甚人類幾何而不疾病死亡也乃又卽有使之消解腐敗者則日光與植物海水之作用植物呼吸與動物迥異吸取炭酸氣

分解於日光酸素吐出還與空氣炭酸則自取之以為養河海生風波濤洶湧斯時水為振動而空氣卽溶解於其中其酸素又得日光而放出還與空氣有是二者此空氣之所以常新也（按二者俱有試驗法今不具論）是以居必近竹木臨溪河戶牖必須通達室內必懸風扇羣居不可大密聚會不可大久臨臥必須息燈久坐必須離位或郊行海浴隨意運動皆所以改換空氣去腐納新無時無地而不得酸素身體斯能康强卽護體衣類亦取其氣孔多者西人所製褻衣其組織必有細孔與皮膚之毛竅同理雖緊貼肌肉盛夏穿之亦甚舒暢蓋身內炭酸可以排洩外來空氣可以傳導講生理學者知皮膚亦有呼吸呼吸流通而後肌體快然雖至冬期衣類而流通空氣之法亦不可少冬衣所以禦寒而保體溫者也體溫之原取之炭酸二者化生乃發溫熱一有不足必不能臻其度如一經飲食身體加煖此增炭酸與酸素化合也設衣服堅束重滯則內阻炭氣外阻空氣必不流通僅恃口鼻以介紹酸炭決非全體之快境故輕裘緩帶為古今禦寒信用而不知其所以然吾為解之則裘毛柔長抵禦嚴寒者於此含容空氣者亦於此裝束輕緩內可排洩外可傳導

不害其空氣之流通此體温所以有非常之快適歐洲冬服多以羊毛製氈爲之其組織孔極鬆裏面且多毛茸此卽仿裘制者夫人之起居動靜飲食衣服在在關於空氣如此皆吾先聖先師所未細數而析言者不以西學證之而風氣生長之理亦末由貫澈於心目也

第三節論空氣動則成風

風卽空氣之動者空氣大動則大風微動則微風此隨處可以試驗一室之中本無風也以扇拂之而風動矣非扇能生風也由空氣偏滿室內爲扇所拂其氣體遂飄蕩流動凡人舉動奔走蹈舞莫不有風走火車馳駿馬風力尤大豈手足車馬之能生風耶亦無非擊動空氣之故喻同海洋行船水擾而波動水動爲波氣動爲風海陸兩處所殊者其物不殊者其機能也以是知風氣一物而二名可以人力試驗而得然謂宇宙之風卽皆由人力所擊發是又非本源之論固當論其天然自動者試思地球爲日光所攝射而轉分爲晝夜轉則空氣流行故空曠處無不有風觀山林與海洋自見不能以堂室內例之愈高則風愈大乘氣球者可試而知不第此也空

氣之動又多由於冷熱相引凡熱度之氣漲而上升冷度之氣卽來補之空氣之有冷熱者由日光有遠近厚薄之殊其大概有二一由於南北兩極有冷熱之殊也赤道常熱兩極常冷則風從兩極向熱帶吹來至赤道相遇復分而吹向兩極循環不息以吾國線度言之夏則赤道行於北故風自南來冬則赤道行於南故風自北來一由於高巖窮谷與平原大野有冷熱之殊也山谷常冷原野常熱則風從巖谷吹向原野遇有他風衝過復吹向巖谷或排擊四散故自地球之轉動言之則風流轉於東西而行緯線自赤道之引動言之則風迴環於南北而行緯線自巖谷原野之引動言之則莽莽山河錯綜羅布無方向之一定亦縱亦横亦圓亦橢牽引轉折回旋交互以長此相摩相盪而已而擴其戰舞之場則海洋淵藪空闊無垠尤其勢力之所交注也吾人著腦凝思覺造化惠育群生與以絕大之地球又與以無量之空氣又使空氣流動而爲風跡其運用則主宰不可無日光地球不可無南北極不可無山谷原野藪澤氣分冷熱陰陽之化出焉陽以引陰陰以引陽原動力與反動力互相往來全球風動空氣移易有清新而無陳腐萬物所以生生不息非風之賜而

誰賜歟而或者以秋風起而草木黃落疑之不知此乃物質學之問題草木各有其質質之所腐自有不宜于斯時者耳不觀松柏之姿與菊華之秀乎固未嘗遭秋風之戕殺也無論如何抵駁而空氣之運用在風生長萬物確無疑義仲景所謂風氣包空氣動靜而言說之最爲完善其曰客氣邪風客爲主之反對邪爲正之反對是卽各方風氣彼此交換活變無方之妙地球上何日無客氣邪風使果爲殺人之具則一方之民皆無幸免者矣何以死者少而不死者多可知生死攸殊亦從身質上解決正如嚮者松菊草木之喻故曰五臟元眞通暢人卽安和仲景不咎風氣而咎人身其深識造化大體如此傷寒以六經爲病立論亦猶是志也晉唐而後徒斷斷于方脈症侯有能通天人之故者蓋亦鮮矣

第四節論中西見解之異點

據上所言有足啓吾人種種之疑竇者則吾國舊說六淫風寒暑濕燥火東方生風西方生燥南方生熱北方生寒中央生濕某氣司天某氣在泉諸說是也夫風爲空氣之動包舉大地寒暑濕燥火五者皆在其中謂風有五者不同則可謂風與五者

爲對舉之物則不可寒暑濕燥火卽空氣有冷熱之謂也其作用在大陽與地理上種種之關係大陽以其行度而成四時則空氣亦爲之變度而有五者之別動則爲寒風暑風濕風燥風火風不動則爲寒氣暑氣濕氣燥氣火氣四時有風而冷熱不同人皆知之足見寒暑濕燥火皆包在風內非劃然各別誠如若說風獨當一令則寒暑濕燥火當令遂無風乎必不爾也無一處不有風氣卽無一處不有風從冷熱牽引而至何能以東方限之若寒暑燥濕火五者關于大陽行度與地理之關係又何能以南北東西限之吾國居于北温帶北冰洋在其北赤道在其南自然是北方生寒南方生熱若立國于南温帶南氷洋在其南赤道在其北不又南方生寒北方生熱乎東西亦至無定限者也地球圓而能轉所謂東方者倏而爲西方矣所謂西方者倏而爲東方矣船從大平洋東行可以抵西方諸國從太平洋西行可以抵東方諸國何從而定其生風生燥中央亦無定位地圓之上隨指一處皆可以爲中央從何而定其生濕司天在泉某歲主某氣在吾國猶不驗若在寒帶熱帶諸國其能一有合乎岐黄所分五方固皆以大河近處爲中心點以五方化生五氣五氣化生

五行五行化生五味五味化生五臟出之理想並無實據此正草昧初開海宇未通爲吾國中央一部份之界說而已吾輩生于今日交通萬國往來五洲天文輿地物理格致之學日明有以知其不然而不能公信于世界者此卽爲醫藥交涉之阻碍夫理求其是論取其通亦無庸深閉固拒守一隅之見以終古也若乃內經所云地之爲下大氣舉之人之五臟九竅十二節皆通乎天氣服天氣而通神明等語固甚精確者非直不敢指駁亦幷表而出之以見古今東西有相符者未嘗不可以共證云

右稿爲丁未舊作距今八年矣五方六氣五行五味五臟之說頗滋疑惑故於第四節論及之今案岐黃所標之例全屬象數僕於今年另有發明刻尙在撰述中

著者誌

再論病原學之邪氣及微生物（續七期）

崇肖葵

中醫研究病原以邪氣立說者兼病原之體質作用言也所以知其體質作用者由

度量切循而得之及解剖而視之也。其度量切循與解剖。是否單憑目力檢察。暨精神推測。抑別有見隱顯微之器具。助其研究。年深代遠。莫可考證。然其以邪氣稱病原。實從無形作用。有形體質。斟酌盡善而定者。非偏於理想毫無實驗之定泛名稱也。吾曩日嘗疑邪氣乃未成機體之微生物。微生物乃已成機體之邪氣。遂謂中醫論病原以邪氣爲主。因其徒憑理想。故注重無形而從病之初萌時言。西醫論病原以微生物爲主。因其最尙實驗。故注重有形而從病之顯著時言。當邪氣未入人身之前。本屬無機體之濁氣。旣著於軀殼之內。自無機體而成有機體矣。凡病舍之處。皆有微生物潛藏。目力未能見之。西醫有顯微鏡。助其研究。是病原之學。中虛而西實。中粗而西精也。(此種見解不但余一人如此。就是全國中稍有新醫學知識者莫不如此)今者以中醫邪氣說。西醫微生物說。合而比較。始知從前見識大謬。不然。蓋中醫之說。自表面觀之。似虛而不實。核其內容。已臻美善之境。西醫之說。自表面觀之。似精而不粗。核其內容。尙多疏陋之愆。苟不以中學爲主。但憑拘泥鮮通之學術。應轉瞬變化之病症。未有不誤人生命者。余爲斯言。非蓄意揚中而抑西也。亦無門戶之見存於心胸間也。謹將中醫邪氣說。西醫微生物說。各舉其定名之意義。以說明之於左。

(一)中稱邪氣之原因　邪氣名稱。兼病原之體質與作用言。非專屬理想偏於氣化之診斷也。內經恐後人但以邪氣爲無形。曾有問答發明之。其文曰。何謂邪乎。曰物之生從於化。物之極由乎變。變化之相薄。成敗之所由也。(六微旨大論)又曰氣始而生化。氣散而有形。氣布而蕃育。氣終而象變。其致一也。(五常政大論)細譯經旨。始知物爲邪之體。氣爲邪之用。以邪氣稱病原。庶可兼括體用。若但以物定名。只詳及病邪內部之體質。而於其感受之作用。發生之作用。蔓延之作用。痊愈之作用等。均未能協合。所以取邪氣二字。爲病原之代名詞也。

(二)西稱微生物之缺點　以微生物稱之者。因係最微小之生物也。其小已極。故曰微。屬有機質。故曰生。有動物植物之別。有器械助其考驗。對於病邪體質。可算詳且明矣。然未能賅括病邪之作用也。例如窒扶斯菌。蝟集腸部。其病象有惡寒。身熱。疼痛等症者。菌毒達於動脈管。或靜脈管。或毛細脈管也。(中稱經絡孫絡)甚至現眩暈譫語。頭項强直。暴躁不安。昏憒撮空等類之精神症狀者。菌毒侵及神經系統也。所以達於脈管侵及神經系統者。非菌質滋生之速。乃氣化之作用也。故此病當一週至三週時。熱度日高而病日重。三日後熱度漸低。病亦漸愈。愈後則腸部之潰瘍。即不再潰。是腸窒扶斯在病勢已顯時。尚因氣化之作用而爲重輕。其發生之原因。不在菌質明矣。若謂菌質滋生。爲此病之原因。則病邪所及之處。均有菌質蔓延。試問得藥而暴愈者。藥非滅菌之品。其菌果歸於何所。藥是殺菌之品。則死菌滿布周身。而生理作用。何以不阻礙。反爽快也。又如麻拉利亞有微虫在血肉中。而爲寒熱。其發作有時者。與衛氣會則作。不與衛氣會則不作也。初起者但服平均寒熱之藥。即愈。以其虫尚未生。稍久者必加殺虫之類而後可止。因其虫勢已盛。西醫泥形迹。未悉氣化。知麻拉利亞有微蟲。而不知其所以發作之理。故云蟲在血肉遞爲生滅。則寒熱因之間作。而有舊蟲滅則病止。新蟲生則病作之模糊影響談也。推至各病所論病原。大都識病邪之體質。不明其所以作用之故。是西醫研究病原。單就微生物著論。未免猶差一粟。

總之中醫稱邪氣兼病原之體質作用言也。西醫稱微生物僅從病原之體質言也。中醫稱邪氣兼病邪之既往現在將來的氣化言也。西醫稱微生物僅從病邪之現在的形迹言也。凡研究病原。須以中學爲主西學爲佐。當宗者宗之。可採者採之。相輔而行。以充學識。庶免登人民於壽域。保社會之安寧焉。苟徒墨守舊章而拘執不化。則貽故步自封之譏。亦或好異喜新。惟皮毛是務。致蹈歐化太過之弊。均未知折衷之益者也。

中西淋症論

田焜

見病尋原者。醫之良也。見病治病者。醫之庸也。夫一病之中自有數端之因。有數端之因。自有數端治法。今我國醫學腐敗至此。正因見病治病之醫多也。然欲明致病之端。當先明氣化之理。以人身血脈之流動。飲食之運化。全類此氣耳。故氣在則人存。氣脫則人亡。氣乖則人病。彼西醫昧於氣化。泥於形迹。亦我中醫之見病治病輩也。今以淋症論淋之爲病。小便點滴溺管澀痛。其因不一。故古人有五淋之別。膀胱有熱溺被煎熬。而結白砂。阻塞溺孔者。名爲石淋。氣虛下陷。勞動即發者。名爲勞淋。氣結不達。胞內脹滿。小腹疼痛者。名爲氣淋。肝氣下鬱。血泄膀胱者。名爲血淋。嗜慾縱恣。腎陰不固。精塞溺孔。如鼻涕者。名爲恙淋。尚有下焦寒冷。氣化不達。而致小便點滴者。名爲冷淋。此數端即致淋原因也。膀胱有熱者。淸而利之。氣虛下陷者。補而升之。鬱結不達者。宣而通之。肝氣下鬱者。升而舉之。腎陰不固者。滋而歛之。下焦寒冷者。溫而補之。則淋症何患不愈哉。無如世之治淋者。見小便短赤澀痛。便以苦寒通利爲主。不知通利太過。則氣虛下陷而益陷。苦寒太甚。則鬱結不達而益結。是何貴乎醫耶。而西醫謂淋病能傳染。然傳染之類。乃男女交媾。染毒而成斯症。外國比中國尤甚。蓋外國男女平權。自行野合。故慾火繁盛。染毒者多。據日本醫士土肥慶藏所著淋病與家庭。載德國患花柳病者。一日平均約十萬人。二十歲至三十歲之靑年。每年千人中。有二百人羅淋病。（蓋二十至三十腎氣隆盛性多淫慾故易染毒）由此觀之。則外國之所謂淋病。係男女感毒病之一端。斷不得與淋症並論。而其治法亦自不同。今西醫不能分辨。見小便短澀。溺管刺痛。小腹疼痛。盡謂感毒類之淋症。概治以手術。或通滌水道。或剖解溺濁。然毒自外染。尿管破爛。而成膏膿。故能以外治取效。若淋症由內中氣化不調而發。豈亦得以外治效乎。雖黑淋石淋二者溺管中有物阻滯。可以見效目前。然其留禍於後來。正自不淺也。噫以治外染感毒之手段。而治內中氣化之淋病。一表一裏。混而不辨。則較我中醫之庸者為何如耶。此我所以謂西醫之上者。正我中醫之下耳。何今人喜新厭舊。全不細察之甚耶。

●駁陳修園傷寒論淺註

沈少卿

頃閱第二年第三期。報載包嚴二君問答。包君以傷寒論為中醫方書之祖。嚴君以傷寒論為千古不磨之書。足徵英雄所見略同。惜乎我國醫士。咸知崇拜仲景。而未能研究其書也。修園宗二張之說。作淺註。遵仲景原文是矣。然妄加註釋。貽誤後學。盡失先師之奧旨。而嚴君猶以為精微。益彰實有裨益。其功匪淺。噫異矣。淺註之誤。更僕難數。茲特擇其尤者數十條。逐期登載。以供衆覽。

傷寒論太陽篇第十九節喘家作桂枝湯加厚朴杏子佳

夫喘症有寒邪外束肺氣不得外達而喘者。有內熱上衝肺氣不得下降而喘者。有肺寒胃熱而喘者。有水氣上逆而喘者。有因痰飲而喘者。有因腎虛而喘者。以上諸喘。皆不能服桂枝湯。修園誤解喘家得病。又作而用桂枝湯加厚朴杏子。豈非桂枝湯能治喘耶。經云肺苦氣上逆。急食苦以瀉之。喘爲肺病。決非甘溫之桂枝湯所能治。然喘家喘未作而病中風。則不得不用桂枝湯。若作桂枝湯。必加厚朴杏子以苦降之。治中風而兼防其喘作也。觀上節言酒客不可與桂枝湯。卽知此節是喘家不可與桂枝湯。修園不知文法。不明醫理。將喘家作三字爲一句解。以喘雖愈而得病又作。試問所作之病。果何病耶。若喘病又作。不問外寒內熱。概與桂枝湯加厚樸杏子可乎。姑無論其治喘無效而已。與經旨大相悖謬。後學信之。豈非以桂枝湯爲治喘之經方。其誣罔孰甚焉。此節作字當連下句讀。作用也。與二十九條作甘草乾薑湯。更作芍藥甘草湯。同一文法也。

太陽篇第二十二節太陽病下之後脈促胸滿者桂枝去芍藥湯主之若微惡寒者桂枝去芍藥方中加附子主之

淺註誤解微字。謂脈不見促而見微。身復惡寒者。為陽虛已極。試問微若二字。能斷句否。有此文法否。若脈不見促而見微。則表邪已解。陽虛已極。何以不用附子四逆等湯。而用桂枝去芍藥加附子耶。況中風下後表邪入裏。則作結胸。或協熱下利。不入裏。則仍在裏。未有下後而表邪自解者也。此節論太陽中風下後邪不內陷而脈促。脈促者表未解也。胸滿者。下傷心陽也。故用桂枝去芍藥湯主之。以桂枝能解中風之表邪。亦能補心陽之不足。去芍藥者。畏其性寒也。中風之表症不解。當惡風。不當惡寒。若微惡寒者。下傷腎陽也。故用桂枝去芍藥以解表。加附子以溫裏。修園不知此節微字。為微少之微。非微脈之微也。

太陽篇第二十七節太陽病發熱惡寒熱多寒少脈微弱者此無陽也不可發汗宜桂枝二越婢一湯方

淺註云。太陽為病。其症皆發熱惡寒。太陽以陽為主。若熱多寒少。為主勝客負。是將愈之吉兆。脈宜緩而不弱。今脈微弱者。脈與症相反。是症為太陽其氣內陷於至陰之中。全隱其太陽眞面目。不得不為之區別曰。此症為陽而脈則無陽也。陽主表。無陽則不可發其表汗。從脈不從症。斷斷然者。宜桂枝二越婢一湯方從至陰中以發越之。又云此論太陽之氣陷於脾而脾氣不能外達者。不發其表汁宜越其脾氣也。修園不知仲景節末補方之法。而以桂枝二越婢一湯。直接在不可發汗之下。試問麻黃桂枝。是否發汗之品耶。既不可發汗。何以復用黃麻桂枝。豈非自相矛盾耶。况此湯卽大青龍湯去杏仁加芍藥。特分兩較輕耳。第三十九條論大青龍湯云。脈微弱者。不可服。服之則厥逆筋惕肉瞤。此爲逆也。觀此則此節之脈微弱不可服桂枝二越婢一湯明矣。又云。太陽之邪內陷於脾。脾氣不能外達者。不發其表汗。宜越其脾氣也。試問外邪內陷於脾。何以不用升麻葛根。而用麻黃桂枝耶。此節論太陽中風而兼傷寒。發熱惡寒。熱多寒少者。風邪多而寒邪少也。宜桂枝二越婢一湯兩解風寒之邪。若發熱惡寒。熱多寒少。脈微弱者。此非太陽之表症。爲少陰陽越於外之發熱。裏無陽之惡寒也。不可發汗。拙註如此。高明以爲何如。

太陽篇第三十四節太陽病桂枝症。醫反下之。利遂不止。脈促者。表未解也。喘而汗出者。葛根黃芩黃連湯主之此節論桂枝症誤下後。利遂不止。若脈促者。為邪未入裏。仍在表也。其所以下利不止者。下傷脾陽故也。當用桂枝湯以解表。表解則裏自和。若脈不促。喘而汗出者。外邪內陷於脾。為協熱利也。內熱上越則喘。外達則汗出。葛根黃芩黃連湯主之。修園不知文法。不明醫理。註云。脈促者。表邪未能逕出而解也。邪欲出而未能逕出則喘。喘則皮毛開發而汗出者。此桂枝症誤治之變。既變則宜從變以救之。不可再用桂枝湯而以葛根黃芩黃連湯主之。試問邪欲出而未能逕出。何不用桂枝湯以發越之。反用芩連之苦降。使外邪入裏耶。師云。脈促者。表未解也。表未解。卽當用桂枝湯。意在言外。況此節用兩者字。明明是分兩症。若脈促者。與喘而汗出者。均為葛根黃芩黃連湯症。則當云脈促喘而汗出者。此湯主之。不必用兩者字以分之。汪訒庵湯頭歌云。葛根黃芩黃連湯。甘草四般治二陽。解表淸裏兼和胃。喘汗自利保平康。以葛根能解表。不知此節言太陽病桂枝症。太陽之表。非葛根所能解也。

按仲景文法。一字常含數十義。其精義盡在虛字中。各註家均未能於虛字中詳求精義。是以無一不誤者。修園襲前人之註。順文演義。其不能解者。卽以八股文

調勉强牽連盡失聖經之要旨此傷寒論一書所以自漢迄今尙未發明中國醫學漸形式微職是故爾諸君若欲振興醫學必先於聖經虛字中求之

三焦字句解

沈恩誠

物經火則焦焦字之義三焦云者言五味入口必經此三而後盡也初入胃中胃火氣中之火物被火薰淫氣先出故曰如霧物之燥者胃已化之焦字之義胃不能化轉入於脾脾火土中之火物經火蒸則腐焦字之義腐則水出故曰如漚所餘糟泊與所未盡傳入大腸大腸火水中之火將此餘質熅而爲膩焦字之義胃取物之氣脾取物之汁大腸所化於氣則臭於質則穢惟推而出之耳故曰如瀆三個焦字中一片元機無限妙解曰上熱中熱下熱不靈矣曰上火中火下火不妙矣惟此焦字爲當非聖人不能下也實而指之胃脾大腸耳外不可議其以爲尙有三區者乃將四字作一句讀不於焦字作一頓向焦字中推求下二字已經解錯又見仲景書中只題上二字略去下二字愈以爲有形可指於上二字更不分別推求矣不知經是

從物化而言少不得下二字仲景是從証治而言有不得下二字各有妙旨此內經心法仲景所以獨接也其曰上焦有熱可知物中之氣燥矣曰中焦有熱可知含澤熱矣曰下焦有熱可知熱至此猶未已有火毒矣仲景於立法立方之時不知費了許多躊躇故傷寒書皆作商量之辭職此故也此處看得清楚十二官之命名三陰三陽之取義可以迎刃而解仲景之法可以按節而求其立方之神妙一以貫之矣自思邈而後解三焦者手眼相同經旨失矣經旨既失遂併仲景之書而亦疑之有以爲非全書者有以爲叔和僞撰者有以爲漢文古奥而難解者各逞私意紛紛穿鑿專以攻詆爲能叔和則不知受了多少寃枉經了多少唾罵醫家從無一人爲之稍白其寃吁三焦之解一誤叔和則長作罪人仲景書成聚訟之端矣至於今日又有中西之分媚彼者欲去此知此者不然彼不知西人審証用藥只知向三焦而求倘不知有後幾層華人則謹守六經亦不知六經乃從三焦生發仲景症治理本一貫中西之法悉備今又成兩橛矣三焦之義即起軒歧仲景於今日吾亦惟以此對之他說雖辨決不敢從因閱報見解三焦尚與予異乃置一喙聊攄坐井倘以爲愚

而自是何妨於珍饈之外雖山蔬而一嘗之又有謂仲景書不足以治雜症者吾亦不以爲然魯男子之學柳下惠所不知者其意耳附及

藥物學

赤白芍辨

沈恩誠

赤芍白芍物本一種只有生熟之分生者爲赤芍熟者爲白芍採得刮去外皮入鍋煑熟去其紅汁爲白芍微煑紅汁尙存爲赤芍赤芍故可不煑但須切而爲片若梗而乾之內多汙黑不中用矣貨於遠方則無不煑經煑後即可以梗而乾之矣熟者可補肝虛即仲景方中所用之白芍赤者可瀉血中之火生切者猶佳不入補劑古人不能採藥但就本草考究從市中所售辨別不知即是一物故昔人醫書有謂爲一物二種者有謂爲別是一種者有謂爲市中所售不知爲何物不堪於用者辨論雖多終爲不識唐宋至今醫家本草知之者無相襲而用夢夢而已肆中於白芍復有片法將梗以水浸醒納入甕中封口待十餘日後外生白霉然後切而爲片曝以

薑黃水或他色黃藥汁入麥麸中炒之色可愛矣若水浸醒卽截片皆卷縮不平無外容可觀此種製法白芍之性皆不存矣醫人又只知本草憑表面以定美惡寫方則何等矜重實而叩之盲夫也既不知藥之苗葉何能辨其眞僞更不知採收之有法至於修治不待言矣俗語曰托藥者雙目收販者一目服藥者無目此不虛也（一凡藥採後有多種皆有製法然後可收予因有傳能採能製故將赤白芍證明）

益母草詳考

黃眉孫

予因三期學報郵局失去後與五期報同時補寄得見楊君之益母草考夫益母草爲吾梅縣野生最多之品高不過尺餘開紫花生於秋際葉大如錢面有細毛微有臭味隆冬不凋至夏方枯誠有如楊君所言者吾鄉人斫取晒乾担至藥店賣焉所以藥店所賣紫花者多白花者少因白花極罕之故予家園中則白花者極多此因遇結子後將子收存至春種之之故與郭璞註李時珍本草恰合其藥性則紫花與白花微有不同不可不辨紫花者性屬破血吾鄉婦女經閉腹痛採取數兩煎水服

之。其白花者性帶補血。遇經水淋漓。多寡不勻。或採以煎酒。燉鷄燉猪脚。服之甚效。經予手種手採者數十次。外鄉人來園採取者亦多。足見藥店所賣皆紫花而非白花矣。吾願醫者用益母草時。詳細參考可耳。至云藥店所賣。俱馬鞭草混充。則因各省地土出產之不同。用之誤人。楊君所言。極有益於醫學世界耳。

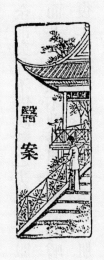

喉癰虛症治驗

鎮江劉丙生

醫道以辨症爲第一要事辨別清楚而後可有功而無過慎毋恃有特效之方藥以爲可以應各病也本年陰歷三月中旬鄭玉清患喉症先用他醫吹藥反增痛如割改延愚治之愚診其脉則兩手皆細濇而數右尺後稍長大視其舌則乾黃苔有孔視其喉則紅紫如洋紅水染色帝丁偏向左邊有紫血絲一縷縱貫上下喉右腫如瘤狀如龍眼殼大上有白點長體如米蟲形三點故將帝丁逼向左矣其症則頭痛身熱大便秘已多日面色紫暗唇紫遂斷其爲肺胃血分伏熱陰虛之候方用生脉散合增液承氣法潤下之三劑大黃加五錢始得大便吹藥用珠黃同青果核炭微加梅片吹之得大便後冀其脈轉大滑喉瘤可消不意紫色雖退腫仍未消詢知吐

醫案 二

唾太多。因戒勿吐。恐傷津液。因去大黃。重加冬地玉竹以潤之。脈果轉大滑。喉痛大減。顏色轉淡。而腫仍不消。反加甚。將帝丁逼靠喉左。喉左僅一線縫矣。鼻音言語字樣不清。其家恐甚。欲用刀針潰之。愚謂虛象已顯。安可妄用刀針。以愚見度之。此腫必補之而後消。即潰亦必補之而後潰。是日之方。疑而未服。次日復診。面色潔白。無滯色。喉中全體皆淡。而帶黃白。唇舌亦然。脈則細澀而弱。有往來。無起伏。舌短不能多伸。舌邊舌心皆有直縐細紋。愚曰不信補法。以致今日虛象大顯。舌短而縐。喉內至唇。皆貧血症狀。而瘤腫如故。喉左僅一線縫通氣。而言語若無帝丁之人。並不喘促氣急痰湧。非虛症何能若是之平安乎。此瘤補之可消可潰。如欲潰之。令勉強嚥食擠之可破也。因用猪腰子湯補腎。路黨參片生嚼。以津細嚥。其渣以補肺。停止吹藥。次日色變紅活。再用一日。癰瘤自潰。出膿數口。消去一半。帝丁得正。再用一日。潰處平。腫者全消矣。并不借吹藥之力。純是內服補氣補血之功。共用腰子三付。黨參一兩五錢。而其妙全在不煎服而生嚼。時時嚼之。有津液則連渣嚥下。償吐出之津液。元氣來復。正能捍邪。故自潰自長。消腫生肌。無須吹藥爲助也。脈色舌症。其可忽乎。

淋症治驗

顏伯卿

甯波孫淦甫君。太古茶棧報稅行執事。淋症三年。痛如刀割。溲則有肉線血線雜下。痛徹心胸。日夜號叫。西醫中醫。束手百治不效。自謂不起。但求早死。渠友傅廉卿君。悅來茶棧主。薦僕往治。診其脈散如遊絲。痛則六脈皆伏。肢冷如冰。舌光鏡。苔胃口尚好。如平人。形骸骨立。診畢曰。可治。愈期須半年。先送醫藥金若干元。倘半年已內。犯房勞。易他醫。則爲無効論。至期不愈。罰倍之。各立藥券。廉兄作證。蓋恐半途易他醫。前功皆廢。非孳孳爲利已也。此證始由房勞過度。精房膜破。蓋膀胱之後。爲血海。（西人曰血球）下連精房。通兩腎。爲藏精之所。慾火鴟張。精房膜破。滲出房外。與血絡混。壓膀胱之上。而泄出。與水道混。而爲淋。醫者不察。泛用淋濁通套。如八正導赤。分清。苦寒淡滲諸品。非不合法。而病無少差者。蓋有故耳。查古人靈素脈經要旨。玉機微義。嚴用和之五淋。陳無擇之三因。劉宗厚之腎虛火熾。朱丹溪之痰積死血。

各有發明。夫淡滲屬在天之陽。利肺氣。肺氣利。則水道行。此治濕熱之淋也。孫君之淋證。是房勞傷腎。腎爲肺之子。陰精日虧。則鬱火日盛。經曰無陽則陰無以化。火熾必血煎。血傷則瘀。而竅澁。竅澁則下血肉線而痛極。三年不愈。膏血之淋證也。治當開鬱疏肝。（足厥陰之脈絡陰器）次用養陰行瘀調氣。然後峻補任督。再進清肺滋腎。治其化源。蓋肝火平。則鬱火清。瘀血去。則新血活。氣道通。則肺氣甯。肺氣甯。則水道利。如何道水涸。衆丹滯塞於橋門。用力雖多。何如退舟決水之成功速耶。　首方開鬱疏肝和血。　生地黃（四錢）丹皮（四錢）活血平肝。金鈴子川黃栢（各二錢）苦寒泄肝之熱。赤芍鬱金（各一錢半）調肝氣。柴胡（一錢）和膽疏肝。佐當歸（二錢）入血分以和血。梔子（三錢）瀉三焦之火。屈曲下行。甘草（一錢梢）調和諸藥性。以達溺竅。連服五帖。痛減。淋瀝膏血未差。此屬久病積瘀已深。次方仿指南虎杖湯法。鮮土牛膝根（一兩）搗汁一杯。和琥珀末（七分）麝香末（五厘）隔湯燉熱服二帖。取滲淡香竄通竅。（通而不痛）服後果然血線肉線皆消。痛十愈其七。溺純血水而頻數脹悶。屬宿血未清。眞陰虛憊。三方用養陰行瘀調氣法。當歸鬚（二錢。）桃

中國近代中醫藥期刊彙編　第一輯

仁(二錢)。赤芍(三錢)。紅花(一錢)。黑牽牛(二錢)以行瘀血宿積。烏藥(一錢)。沉香末(五分)。調氣則血從之而行。小茴香(六分)。佐穿山甲(一錢五)。溫通肝腎。逐絡瘀。生地(五錢)。丹皮(三錢)。養陰滋水。服至四帖。血水已止。去黑丑加麥冬。又進十帖。血止痛皆愈。可已起床。惟陰囊血睪丸脹大。蓋濕熱餘滯流入陰維。腎氣大虛之候。四方用調氣補血。補腎滋陰法。大熟地(六錢)。正阿膠(二錢)。補血補腎。女貞子(三錢)。櫓豆衣(三錢)。滋水益陰。茯神(三錢)。人參(二錢)。培元氣。天麥冬(各二錢)。炙草(一錢)。清養肺金以生水。小茴香(七分)。溫腎。澤瀉補腎利小溲。進二十餘帖。小便清長。疝氣亦愈。但小便不禁。常自遺溺。腰膝酸痛。足任地乏力。屬奇經衝任督帶虛弱無權。五方用峻補奇經等法。大熟地。家韭子。高麗參。澤瀉。杜仲。茯神。懷牛膝。萸肉。甘枸杞。川續斷。淮山藥。丹皮。龜鹿膠。右藥十四味。通補足三陰於少陰腎經。尤獨注意治本法也。一月後。肌肉已生。大小便調勻。但口燥不寐。腎氣初復。津液不能上輸。肺金燥。六方用清肺潤燥。養胃陰。滋腎之化源。虛補其母。北沙參。川石斛。白芡實。大熟地。大生地。天麥冬。甘枸杞。生杜仲。淡從蓉川貝母。潼蒺藜。帶心蓮子。

高麗參。此方又服月餘諸恙悉愈。不能戒房室。精滑。舉而不堅。勸其絕慾兩年。擬古方巴戟丸加減熬作膏滋藥。不時服之。七方二十味。

巴戟　桑螵蛸　遠志　麋茸　高麗參

附子　淡從蓉　杜仲　肉桂　冬於朮

釵斛　五味子　萸肉　龍骨　大熟地

炙草　茯神　阿膠　龜板膠　白蜜

診驗紀略

袁桂生

李某婦天癸兩月未來嘔吐不能飲食茶湯入口便吐略有惡寒發熱之狀余診其脈緩滑有神乃告之曰孕也病家疑信參半急欲止吐屢服藥而嘔吐偏不能止復延他醫診治議論紛紜方藥亦各不同數日後嘔吐如故日見瘦弱一月後其夫來復邀診治入其室則病人方痙厥未甦兩手緊握兩膝亦踡面色黃瘦因囑其不必服藥但以粥湯及鷄鴨湯與飲蓋以婦人惡阻有過六十日至八十日始愈者不可妄以藥治也又月餘其夫來診病問之則已漸愈稍稍能飲食矣及至臘月其婿送

診金來復問之則已飲食步履如平人矣仲景論惡阻有絕之之戒不圖於今日見之然其理由則實有難言者甚矣病理學之不易講也

周珊甫君夫人年五十餘素患肺病欬嗽哮喘痰聲如拽鋸呼吸幾不能通余視其體胖神强兩手脈滑有神蓋富裕之家奉養太過肥甘油膩醞釀成痰致肺氣管枝發炎也擬方用杏仁泥白前桔梗各錢半薄荷五分橘紅八分貝母苡仁各三錢茯苓二錢甘草五分枇杷葉一片作煎劑一服呼吸大鬆哮喘亦定接服三劑全愈

孫玉魁君之女甫週歲欬嗽多日初延西醫某治之無大效後延中醫某治之亦無效遂來求診余見其精神疲憊面色淡白舌紅無苔滿舌俱破有汗不熱乃虛症也用生脈散加百合元參扁豆等作煎劑初次僅用沙參接服兩劑欬嗽大減神氣亦較好惟夜間汗多原方加黃蓍一錢浮小麥三錢改用黨參又兩劑汗少欬嗽亦減舌破亦愈其舌上亦並未用次藥云

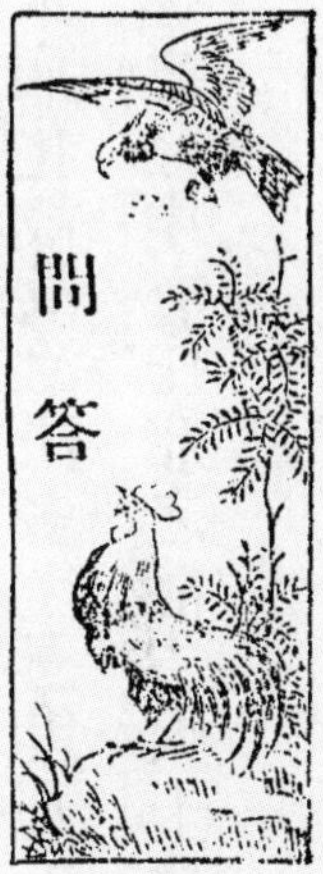

答蔣君疑問五條

蕪湖李竹溪

瘧症在中醫治療之注意必測見症與脈候有三陽三陰之別而且因時制宜法無不當西醫專用金雞納殺虫爲治瘧印定死法請問瘧症盡有蟲耶金雞納不問何瘧總能愈耶恐不如我中醫隨經隨時制宜之爲得也

某氏疹痦後數十日不更衣須知疹痦均屬熱病痦症更有液虧之候某氏平素恐是陰液不足之人況熱病傷陰病後津液未充無水難以行舟故有此症果屬如此其人別無所苦一俟津液充足自然更衣倘非此候不敢臆斷

肺勞一症當分母子兩途如本經自病必因先有外邪激刺久而失治延成肺損肺經既損又最忌藥力從內激刺經云虛則補母(補土可以生金)宜以歸脾湯加五

味麥冬白芍等乃正治之良方徒肆清潤勢必損脾病必加重若予先病而後及於母藏者亦可以此方厚母氣而砥柱中流忝以滋陰納腎而分母耗鄙人治此症曾親收效果是法乃師於高鼓峯確非出自心裁也

吾人讀書不必究出於何人著作只宜審察理想之是非議論之優劣是也若靈素二書其中實多奧妙乃醫林必讀要點至云是軒岐之著作恐是疑誤試思以酒爲漿之酒字始於何時且醫經原旨指出罅漏數條檢之自明毋庸多贅鄙人更舉一言以蔽之其開宗第一章卽曰昔在黃帝云云豈非後人語氣大約此書亦如六經之尙書等也

瘧在少陽人所共知（此獨言少陽瘧）而少陽原分手足兩經傷寒化瘧是足少陽之病仲景用小柴胡等湯適合其宜也天士乃温熱名家温熱多在手經故天士治瘧多從本病化裁故治法多從三焦入手不用柴胡亦適合其宜也其人參一藥而加入外達之品中有托邪之能力天士故宗之無如所用之處有相當不相當之失矣

駁問包君識生天眞論

陳春

近日由友人處取閱貴報第二年第一期。包君識生所作天眞論。謂男子象坎。坎中滿。故生植器亦凸而外出。女子象離。離中虛。故生植器亦凹而內入。男子天癸生時。玉莖粗大者。從坎中一畫陽動也。女子天癸生時。兩乳突起者。從離中二畫陰動也。儼然似若確論。細察其中。尙多不明之處。蓋女子象離。離中虛。則兩邊滿。其生植器凹於內。而兩乳房突起者。理固然矣。男子象坎。坎中滿。則兩邊虛。其生植器凸於外。理宜兩乳房當凹於內矣。何以反而突出耶。又男子十五六歲之際。天癸初至。玉莖粗大。兩乳房亦隨之而變大。抑又何也。又謂坎爲水。水色如晶。故其精白。離爲陰。陰爲水。水凝爲血。兩者皆水。何彼水則爲精。此水則爲血耶。若謂從水化者色白而爲精。從火化者色赤而爲血。則坎中之陽。豈非火耶。獨不化精而爲赤乎。離中之陰。豈非水耶。獨不化血而爲白乎。本論又云女子之血何以應月而來。男子之精何以隨時可至。二者之理。亦未言及。祈包君將上未明之理。再從寔據上研求。詳釋折服世界。勿如吾黃帝之子孫。以陰陽五行爲神奇莫測之秘訣矣。

答陳君春

包識生

君所駁鄙人之天眞論鄙人有此良友千里賜教指疵不啻感激無已然觀君所論坎離水火之顚倒誤解君誠不知陽陰者也鄙人近日精神疲倦不能作長篇之解釋謹答數語幸祈諒之

問 女子象離離中虛則兩邊滿其生植器凹於內而兩乳房突起者理固然矣男子象坎坎中滿則兩邊虛其生植器凸於外理宜兩乳房當凹於內矣何反而突出也

答 天眞者天癸發生時之眞理也坎離者男女天眞假定之名辭也亦卽男女天癸發生之現象也先有男女天癸發生之現象故聖人畫坎象男畫離象女以作符號也非造作身體之主宰也男女生植器與乳在胞內早已生成生成之形體爲先天先天爲男之乾從一女之坤從--故其生植器一凸一凹先天也至天癸爲成人以後所生之物爲後天後天爲坎離爲中滿與中

處故其後天天癸從坎離也先天乾坤者男女之形象也後天坎離者男女之氣化也氣化與形象不同先天與後天亦異不能混論也更不能以先天之形體牽入後天之坎離也若生植器凸於外乳卽當凹於內則非後天之氣化而爲先天之形變矣

問　男子十五六歲之際天癸初至玉莖粗大兩乳房亦隨之變大抑又何也

答　男子乳房雖起小核然終不能長大如女子之乳形然天癸生時百骸俱長不獨乳也女子之子宮亦能長大不過不如男子之玉莖長大之特別耳男乳女陰不能如男陰女乳之變形大異者正坎離使然也

問　又謂坎爲水水色如晶故其精白離爲陰陰爲水水凝爲血兩者皆水何彼水則爲精此水則爲血耶若謂從水化者色白而爲精從火化者色赤而爲血則坎中之陽豈非火也獨不化精而爲赤乎離中之陰豈非水耶獨不化血而爲白乎

答　坎離者有體有用以坎離之體言之則坎爲中滿外陰而內陽象男也離爲

問答 六

中虛外陽而內陰象女也以坎離之用言之則坎爲水屬腎臟故其精色白也離爲火屬心臟故其月事色赤也今君以離女爲陰强名爲水坎男爲陽强名爲火實千古之所未聞者也況五行八卦乃古聖所作易學數學豈僞說耶但後人不明其奧目爲迷信目爲謬說嗚呼千載之後必有定論吾輩不必斤斤而斥其非也

問 女子之血何以應月而來男子之精何以隨時可至二者之理亦未言及

答 此節誠鄙人之漏筆也今蒙質問敢不如命答復按男子屬乾爲天女子屬坤爲地天氣無常四時皆能生化是以鱗甲毛介不擇時候而生地氣有定四時有別以故草木花果非其時而不育男女亦猶天地也故男子無論何時何日能生育女子則必待經盡而始受胎也

答包君識生腎囊伸縮理由

腎囊伸縮理由衛錢二君之識卓乎莫可仰矣而僕意則尚以二君相異腎爲宗筋筋屬肝竅爲陰就肝而名又呼爲陽物胆爲少陽附於肝相火所寄就胆而名之義

若腎囊則皮矣肺主皮毛乃屬之肺脾其伸其縮乃大陰厥陰氣之升降爲脾肝之和升降不失其度則不伸不縮肝脾之氣墜於下則漲而大似伸脾肝之氣斂於上則收而小似縮伸屬陽氣縮屬陰氣今以二端證之 一人入河洗浴被水之凉氣逼之則縮而小入温泉洗浴被泉之熱氣薰之則墜而大此伸此縮由外之寒熱致之非肝脾之所爲 二疝症乃氣積不散有偏有正有陰有陽有寒有熱偏與寒屬陰囊不甚大發則多疼乃肝寒而氣下降似縮腫與正屬陽乃脾胃中之溼熱流入囊甚大發則多痛皆肝脾不和升降失常所致故囊之伸縮只須從肝脾氣之升降言之未審於義亦相通否希

指示

質疑 談愚叟

本報第二年第七冊問答門內有包黃二君問答一條包問西醫用鷄納治瘧中醫用信石治瘧皆靈驗一熱一寒其效果相同是何理由黃答語中有所以金鷄與信石性質寒熱雖不同而爲殺虫之毒品則一又曰第就金鷄納與信石比較信石質

毒能截瘧除哮兼吐風痰但性寒爲下墜之品又曰若用信石則性寒下墜可使瘧毒由大小便同出各等語茲無論其治瘧殺蟲之效力如何請先考定其性質之寒熱按信石卽砒石又名人言生者名砒黃鍊者名砒霜辛苦而酸大熱大毒砒霜尤烈以涼水磨生者少許能解熱毒近火卽殺人古方並不入藥故神農本經未收惟燒煉丹石家用之近人多以治瘧往往不究其理卽以燒霜服之必大吐下因此幸有安者要爲所損極多聞燒霜時人須立於上風數丈外下風近處草木皆死也本目綱目謂其氣味苦酸暖有毒大明謂砒黃治瘧疾腎氣帶之辟蚤虱開寶謂砒霜療諸瘧風痰在胸膈可作吐藥等語皆無性寒一說鄙人不學讀書無多或者包黃二君別有所據亦未可知敢請詳示以廣見聞藉開茅塞幸甚

答疑

包識生

第一期報鄙人之金鷄納與砒霜之問答一條鄙意金鷄納性大寒砒霜性大熱黃君以鷄納爲熱砒霜爲寒鄙人亦有所疑未識黃君是否誤筆還質之黃君可也

◉王愛卿包識生第三問答釋疑

張邁荃

陰歷六月初二。余友道維子。携醫藥學報一册來。問曰。貴會學報宗旨正大。學說昌明。遐邇歡迎。有目共賞。今王愛卿包識生第三問答。不倫不類。迹近戲謔。其借女子之名。而造謠乎。抑曲高和難。而生忌乎。此種潮流。何因至此。鄙意以來稿不符報例。不登可也。卽強逼答復。不答可也。或出于不得已而登之。惟有登其一面之詞。付諸衆論。以暴其心地之所在。而使之自返也可耳。否恐此端一開。反重貽筆墨之累。且以增閱者心目之厭。君旣會中一分子。與有責任。曷勿起而呼止之。余曰然。曰否否。君不見莊諧齊語。卽景生情。說詩解頤。助人餘興。况宣聖删詩。不去鄭衛之風。太史作記。特著滑稽之傳。凡屬編書體例。疏密相間。鉅細兼收。自古然也。何獨于醫藥學報而疑之。道維子乃恍然曰。吾誤矣。吾誤矣。微子言。于吾心有戚戚焉。今者疑團盡釋矣。遂整襟而去。余退而因道維子之疑。而猶慮閱報諸君。見此題外無謂之文章。亦懷道維子之疑。而不逢道維子之友以消釋之。因述余所問答之言爲記。

解釋王女士與鄙人之問答

包識生

前期問答欄有王女士及鄙人之問答出板後内外埠同志多有評論及非之者或言有人假托女士之名故意中傷鄙人者或言女士不應有此問鄙人不當作此答者更有目爲不倫不類之戲謔文字者又有謂鄙人故意尋開心者嗚呼寃哉今日何日今時何時鄙人何人敢以正大光明之醫藥學報作遊戲之場耶但前文以評論諸君之眼光觀之爲不倫不類毫無價值之言論然以鄙人之管見窺之王女士之所問實爲藥石之文字不禁爲吾醫界下一針砭評論諸君何祇看正面之文章而不知反面之文章大有深意存焉也鄙人當日接會中書記員沈君交來此函時亦以爲不倫不類之文字且責女士既係師範生當爲女界表率何出此怪誕之文字迄後三復思之袒然明白始而慚愧繼而汗流夾背矣今蒙評論諸君下問鄙人不得不瀆言贅筆以白不名譽之嫌疑亦不致貽笑於閨閣也然張君邁荃雖爲鄙人釋起但張君鄙人之老友也不知者又將疑爲鄙人之辯護士矣

按王女士所問男子白濁一條其反面文章是責備醫界無學術者居多數雖夘子之小毛病亦不能醫治往往一年半載致使病人纏綿於床第之間不勝其苦每見延久成損之慮市上雖滿街大書特書之招紙然以覇藥牟利動輙數十元數百元而且不能愈病後患無窮害人不鮮因此而破產傷生者比比大方脈之郎中又祇僅得萆薢分清飲六味地黃丸不痛不癢之方而已不若西醫一二味卽能見效也第二條所問祝由科其反面文章是言吾醫界大名鼎鼎者皆是有名無實出診必乘轎乘車藥方則惟苓惟梗竟不若張園傍邊之某敎雖九死一生極危篤之症亦能治愈觀某敎而追念古之祝由卽觀市醫而不禁追念古之岐扁也第三條譏鄙人之姓名一條其反面文章是評論吾醫藥界歷年所辦的事虎頭蛇尾十數年來隨起隨滅不是爭名卽是奪利其實不過假振興醫藥之名作鈎譽沽名之實耳女士特借鄙人之姓名作當頭之棒喝懲戒一班假熱心假志士且警醒目今維持醫藥者不可如包識生之有名無實也故曰君雄才辯駁固勝人一等語云筆下雖有千言胸中毫無一策未識君之經驗如何云云右上三則以鄙人之見

解觀之如是並非强詞奪理未識諸君之見解如何

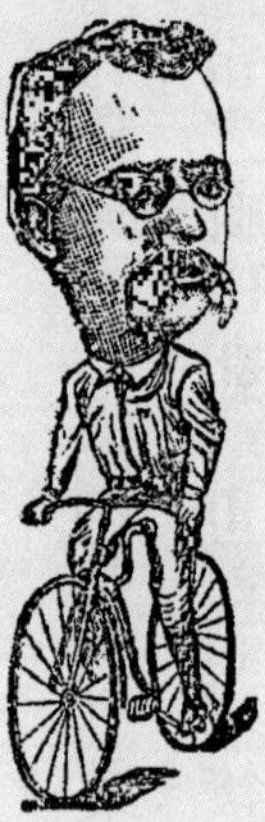

各省新聞

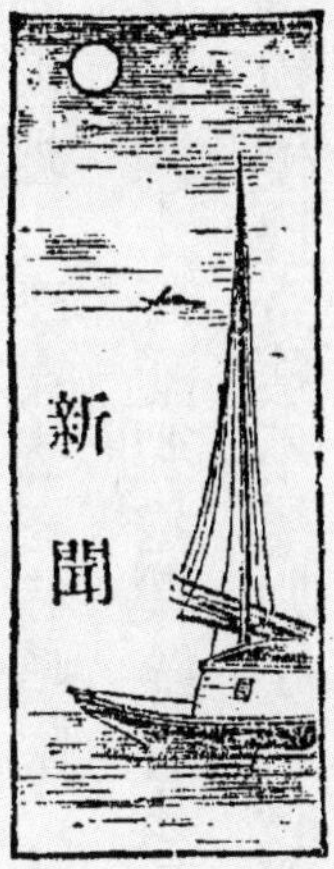

湖北

拿辦醫學會會長

鄂省長以立會結社原許人民之自由但行事軼出範圍舉動有乖正軌仍爲法律並非漫無限制也兹查湖北醫學總會發起之始業已聲明專以萃聚醫家考究成理爲範圍不干涉以外之事本公署爲提倡學術起見故姑准立案乃自上年成立以來不獨於應辦會務毫無舉行其副會長戴懷慈（即前辦私立手工教員養成所因事停職之戴鳳鳴）竟敢藉會招搖壟斷殮費甚至假稱公署命令妄發布告踰越醫藥範圍干涉藥市營業種種悖謬駭人聽聞其先後所舉之正會長劉世純

黃福均辭不就職卽隱匿其有異近據鄉民劉含章等密稟其藉會撞騙各節前來復據圻水縣知事呈報該會種種不法均經派員密查屬實如不立行解散從嚴懲治實無以保良善而肅紀綱除訓令省城巡警廳將該總會圖記等件繳消房屋器具封閉並令嚴拏戴懷慈到廳候法辦外又通令各縣將所設分會一律取消

瘟疫盛行　近來天氣亢旱暑氣逼人以致疫癘盛行腹痛害絞腸痧而死者纍纍頃警界中人云自二十四日起至二十六日止各警署調查報告城內外居民大小男女口因疫斃命者三日間共有三百數十餘名警廳長爲防止傳染起見已召集中西醫生研究病源及救治之藥并將全城醫士考試一次資格相合者給予憑證否則不准掛牌開方又令各署各派清道夫四班在各街燒薰避疫各藥以除穢氣

砒霜治噎之奇聞

奉鄉父子河附近地方李某去冬得噎隔之症粒米不入醫藥無靈自分命在旦夕不如速死之爲愈因上年配製瘡藥餘有砒霜數錢乃避家人而竊吞之不道入喉之後胸中如蜿蜒攪擾奇癢不堪數小時後嘔出形如鱔魚卽黃蛇者一條長約尺

許僵死在地剖而視之則鱔魚腹中砒霜實滿蓋此物係中此砒毒而死而其人噎隔之病卽由此而愈然則鱔魚殆病根之所伏乎不然何鱔出而疾痊也但以砒霜愈此奇症亦亘古所創見錄之以供岐黃家之研究

證明阿膠特產之出所 阿膠一品爲藥劑中之特產出於陽穀縣境之阿城鎭以其地界東阿故傳者遂誤以阿膠爲東阿之出產品現聞該縣因省城不日開辦展覽會特行製造阿膠若干盒並改良樣式加以裝潢附以說明書歷述此品爲陽邑之特產以期勿再誤會已公舉孔某等爲代表運送來省預備陳賽矣

西醫療治法

蘇城謝衙前有包四先生者始生癭瘤中醫束手不得已送至西醫處療治時已傍晚適奏刀之際電燈猝滅及繼洋燭又風力甚大光線難定迨至割剖癭瘤黑闇數十分鐘之久血流盡矣抬至家中一命嗚呼其是議論紛紛不一有曰血瘤不應該割去或曰只怪電燈猝滅之故此陰歷閏五月十九事也已誌蘇報

蘇州醫藥局遷移記

蘇州閶門外山塘中西醫學團分處創辦已逾三載現因汪家義莊地點不能久借該局醫員職員等暫借東山廟開會集議繼續進行方法到者不下三百餘人先由丁文煥君報告開會理由及遷移地點更換名稱等因次由李君伯孚沈君紹南祝君劍歐施君友仁等相繼演說大致皆出發衛生二學爲人極須研究並將醫學研究社社長楊爾生君所論公衆衛生之說詳爲細則聽者鼓掌如雷並由洽昇泰增懋等爲各行業担任慨助藥資有職員包景華君建議就近遷於毛家橋猛將軍堂爲診治所內有職員劉君擬改定名稱爲山塘中西醫藥局大衆贊成所有局內醫員職員均盡義務不支薪水一切章程均照向例

冰麒麟誤人性命

蘇州每逢夏令一班平民担售冰麒麟及嗬囒水例年習慣不意今夏以來喉症留行時疫傳染人不太平上月桃花橋輿夫喝冰麒麟腹疼而亡又西白塔子巷王姓二子十四五歲自學校歸途經觀前殊覺炎熱弟兄夥吃一瓶某公司嗬囒水姑隱其牌號當時腹疼如絞及至家中延請中西醫生服藥罔效兄一命嗚呼弟尚年秩

吃少故得挽救已誌蘇報未知嗬囒水與冰麒麟有無毒質否質諸大名家以備研究

●海外新聞

罪在其母　粵婦何某氏少艾年華頗具姿色前數年偕同伊夫來叻稅牛車水番寨尾某店樓上居住氏有一子甫週歲於前數日患染急症延醫診治服藥罔有效驗氏目覩一病垂危知不能起乃送入廣惠肇方便留醫院住診適是日輪值院內某醫生診症氏遂抱子就診某醫生卽開方服食藥頗對症潛然安睡詎氏以伊子服藥後手足不動誤以爲死卽行放下嗚咽而歸管理該樓之工人亦不及察覺信其眞死立飭仵工舁往埋殮不意包裹時忽聞呱呱之聲垂涕流下始知非死卽覓牛奶灌飲隨飭工役走告介紹入院之某商店傳知該婦到院婦一聞斯語喜不自勝飛奔至院摟抱提攜日來神思似勝於前現某醫生診悉氏子係患染痢疾按症用藥連日服食略見功效今雖未出院亦可不致傷其生命云如該婦者子未死而

新聞

誤以爲死棄而不顧亦可謂無心肝矣

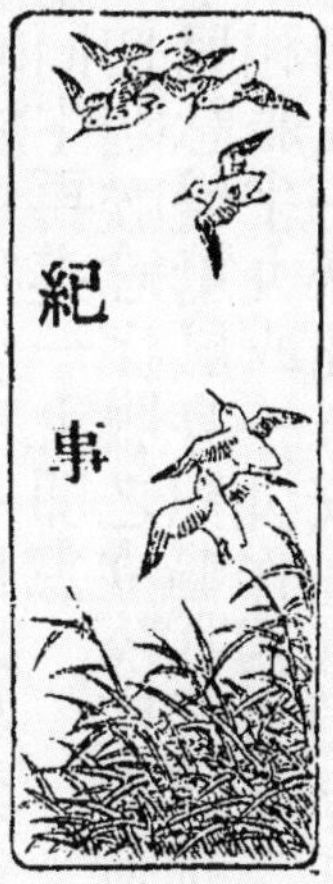

神州醫藥總會紀事

本會接到閩省來函內稱福建分會由鄭君肖巖邀集醫藥兩界同志數百人熱心組織一再討論於前日開選舉大會當選定鄭君肖巖爲正會長醫界副會長陳君剛鈞藥界副會長蔣君麗水評議員藥界陳紀西醫界陳元慶君等各舉十二人況諸君學問淵博素抱積極進行將來對於全閩醫藥界必有刷新之希望也又接四川醫學會正會長戴伯興君等來函爲四川醫學會各執事贊成本會宗旨願改組織爲蜀省分會協助本會發達以收全國統一之効並請刊給圖記備文承認云云

又接溧水支會報告於七月五日啓用圖章並啓用日期緣由呈明溧水縣知事暨警務長存案施行業蒙批准出示曉諭俾得醫藥兩界聯袂來會研究云

上海采芝堂

監製大悲救苦玉雪丹

此丹耑治傷寒天行疫癘時氣傳染一歲之中一方之內男婦大小病患相似謂之瘟疫並治中風中邪癰疽瘡癰熱毒壯盛霍亂絞腸急痧暴症命在呼吸不及延醫服藥及自縊弱水魅魘卒死心頭尚有微溫或癲邪狂走狀類心瘋或誤中食毒藥毒一切跌撲損傷瘀血在裏百虫蛇犬所傷毒氣內攻但用此丹內服外敷應手神效百發百中有起死回生之功又治婦人月閉鬼胎小兒驚疳客忤等症每用一丸重者酌加小兒半丸滾水化開送下本堂揀選道地藥料擇大醫療病良辰於淨室中誦大悲寶懺一永日虔誠修合應驗如神並將療病服法略詳於后

惟是藥本昂貴俱皆珍品購者珍藏幸勿穢褻　或善良君子施送濟人其功德豈有限量哉　虛勞孕婦忌服

一治傷寒時行瘟疫寒熱頭痛胸悶髀酸一二候身熱不解神昏譫語開水化服一丸如身熱不盡再進一丸立有奇功

一治痰厥不省人事用陳胆星五分冲開水化服一丸

一治肝氣厥逆不省人事用生石決明二兩煎湯一茶盃化服一丸或開水化服亦可

一治小兒痧痘時疹用西河柳五錢煎湯化服一丸未透足再進一丸輕則半丸

一治癰疽發背腦疽疔毒一切無名腫毒外用土牛漆一兩搗汁調藥半丸敷之內用開水或生甘草三錢煎湯化服半丸大症一丸未成即消

一治爛喉痧症痰涎壅塞口禁身熱命在頃刻急用開水化藥一丸徐徐灌下立刻回生再進一丸即愈

一治一切咽喉急症服之立瘥或用荷葉三錢煎湯化服亦可

一治小兒急慢驚風身熱嘔乳驚悸抽搐便青用鈎藤一錢煎數沸去渣量兒大小和服半丸或一丸作四次服之立效如月內赤子胎驚不乳用藥一丸分作四塊研極細末安在乳頭上與小兒吃乳同下之立愈

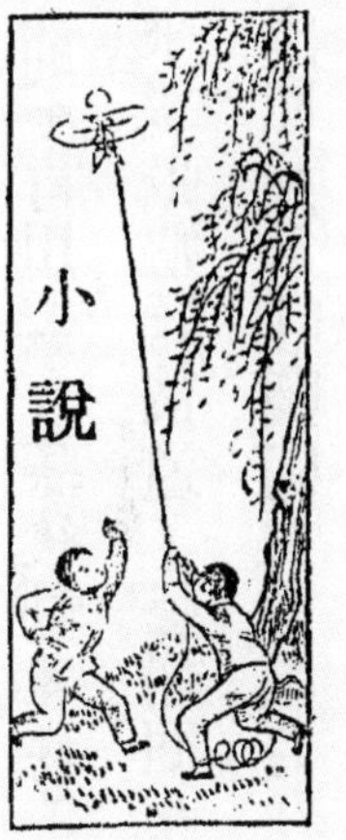

第五回（續六期）

屈阿施歸魂枉死城　包宋忠落魄黃葉村

蓮子

却說屈婦瞧着丈夫握住他手嘴唇微動幾下只是說不出話來滿臉的汗一陣多一陣屈婦見這光景不好已忍不住悲傷哭得淚人一般忽聽霍的一聲痰响屈阿施兩脚一伸一縷寃魂逕入枉死城而去屈婦就號啕大哭起來兒女二個見了爹爹不响娘又號哭他就跟了啼泣隔壁的張嫗聽得哭聲始知不妙趕緊犇進了門瞧着這樣悲慘不覺倍了幾點老淚又聽得裏間屈阿施的老母古氏哭道我的兒呀你爲什麽抛了爲娘去呀我的苦命的兒聽到這裏就沒有聲了張嫗急進裏間瞧見古氏睡在床上哭得昏倦過去隨走到床邊叫了幾聲不見醒來趕到外間向

屈婦身上推了幾下道屈大嫂停一停再哭罷你婆婆又昏過去那屈婦正悲痛得肝腸寸裂的時侯耳內聽得婆婆昏去急忙奔進裏間連哭帶喊的叫了數聲只見古氏慢慢醒了轉來嘴裏嘆道我好苦呀屈婦倒了碗茶灌與古氏吃了張嫗隨念了聲佛道姥姥你不可這樣傷心自己保重要緊我這個老不死活在世上沒用什麼不替他死呢正所謂黃梅不落靑梅落嗎張嫗勸了許多話隨與屈婦相商入殮後事無奈鄉村人家除了二間舊屋數分簿田之外一無可抵幸虧張嫗向何吉人處半賒半施弄了一口棺材揀了套洗淨隨身衣服就殮了又是張嫗主見入土爲安在茅屋後面桑園內立卽葬妥完了阿施的事從此屈婦做了未亡人天天在愁慘境裏過活終日含辛茹苦晝出耘田夜績蔴事姑撫孤克盡婦道一日阿大跟了張嫗到黃葉村碰見了何吉人張嫗說起屈家的苦況目下阿大要投靠人家因他是年輕的人都不肯用吉人聽後動了慈善心腸躊躇了一回道旣是這樣你叫他到我們家裏來罷張嫗聽後道了聲謝回來與屈婦定言阿大亦願意去次日仍託張嫗領到何家屈婦又叮囑阿大道娘設法叫你暫時出去幸而路近時常來瞧瞧

你冷熱千要當心在別人家不比在自己家內須要聽他們的話說到這裏眼圈兒又紅了母子天性阿大亦覺傷心依依不捨張嫗道你們不容如此橫豎沒有許多路不時可以歸來何必如此呢張嫗隨携了阿大往何家屈婦眼見阿大瞧不見了只得進去想到丈夫死後兒子又依靠他家眼前剩的龍鐘老姑無知弱女想到這裏眼淚像珠子斷了線一般滾下不表屈婦悲傷且說張嫗領了阿大到何吉人家內吉人就叫他坐下阿大不敢坐吉人道不妨坐下好講話你在我們家內不必害懼我不當你傭人看待你在這裏除了早晨收拾書房揩抹掃地之外我教你識些字讀些淺近教科書將來我尙要指望你成個有用之材哩吉人的妻室心腸甚軟隨道張姥姥你歸去對屈大嫂講叫他別掛念這裏像他家內一般那孩子怪可憐的我們像子姪輩一般看待我不教他與僕人隊內吃飯與我們一桌兒喫至於衣服我們幼吉的衣服狠多任他穿呢張嫗道難得何先生何奶奶這樣好心世間少有的阿大你叩個頭謝謝何先生奶奶阿大就跪倒恭恭敬敬叩了幾個頭張嫗走到阿大耳邊叮囑了許多話辭別何家夫婦歸家與屈婦說明何家如何優待阿大

屈大娘自然感激十分安心隔了二日阿大回來手內捧的食物之外尚有銅元百枚道自何奶奶叫他携歸來的屈大娘略展愁眉對阿大道你坐一回就去這樣雪中送炭的好人世間鮮有你回去替我謝謝家內沒事不必回來你留心做事倘如教你讀書要當心記着別忘記了你與他家少爺一塊兒言語必須順他讓些他別與他們伴嘴大娘說一句阿大答應一聲及至屈大娘說畢阿大叫娘呀兒去了大娘道且漫你婆婆記念你進去瞧瞧阿大遂進去一回之後出來告辭母親大娘含淚道阿大你年紀說小是不小了要記得家內苦楚我們將來不靠你靠誰呢說到這裏咽嗚得不成聲了半响方說道你去罷路上仔細別跌汚了衣服阿大別了娘仍往何家嗣後屈大娘時往何家阿大亦不時歸家何家常有錢米週濟後來阿大讀了四年書吉人薦到上海布店學業虧他能彀耐勞忍苦東家狠器重他十年之後做到店內管事所以娶妻嫁妹家內也漸漸興旺起來較之阿施在日尚還興隆此是全仗屈大娘守節撫孤何吉人培植提拔之功一言表過不提但是包醫生敷衍騙錢桑天良的以僞亂眞都是殺人不見血的盜賊在下不能雙管齊下且將庸

醫的歷史一一道來

且說上回書中看屈阿施病的包宋忠祖籍無錫城內幼年時候本在近地一家小小南貨店鋪學業那家卻帶家眷的所以每日除作店事之外又要抱小孩一天到晚沒有空閑况包宋忠的家世尙可溫飽從小被爹娘溺愛任他遊蕩慣的如何肯耐苦爲此進去不到拾幾天就逃了出來後來又曾習過幾種行業都沒有成沒奈何坐在家內吃閑飯流光如駛宋忠年已二十餘歲早娶了一房妻室當年產下一兒他的爹娘眼見宋忠不務正業專喜歡鬪鷄走狗喫酒賭錢不到一年那二老被宋忠活活的氣得先後逝世宋忠自爹娘去世後如去了眼中之釘無拘無束的格外游蕩比前又加了烟癖除了喫酒賭錢終日但藏身黑籍之中又過了二年不覺吃盡當光無可設法他妻室李氏又不甘苦守屢次下堂求去卻不過宋忠再三苦勸李氏看了白胖胖活潑潑地兒子就罷了此念惟日常指桑罵槐拍擡打櫈的吵鬧不休宋忠呑聲下氣只是不敢响那一天宋忠翻箱倒櫃尋着一件舊棉袍携到押當內變了二百銅錢挑了洋煙正在榻上呑雲吐霧的過隱忽地裏砰的一聲板

壁響聽得李氏罵兒子道你爲什麼投胎到這裏來你比沒有爹的還苦哩家內柴米都沒有了他只管自己黑飯喫飽不管別人家沒有白飯吃你不要臉的爹爹三分像人七分像鬼虧他是个男子漢連妻子也養不活害得我們娘兒們受苦自古道柴米夫妻現在到這個地位還要顧體面不肯放手要我們活活的餓死大家守着仔死罷隔壁人家也是夫妻二口兒也是一个兒子好不受用嗎喫的都是魚肉葷腥穿的都是洋緞子綢綾哩帶的都是白亮銀子黃潤潤金子哩他又有老婆子服侍好不受用他是前生修來的這樣享福你的娘想必是前世裏燒了斷頭香所以這樣受苦陷落在活地獄受罪哩嘮騷了好一回越發的號淘大哭起來那宋忠正在有煙萬事足一心一意的喫煙起勁時候忽叮見彭的一響不覺嚇了一跳及至聽見李氏罵他不要臉三分像人七分像鬼就忍耐不住立起了身想同他老婆拚個你死我活隨轉念到妻子的苦楚那心就軟了冷了半截身子張開了口一時說不出話來心內又是羞又是鬱沒奈何仍舊睡了下去隔了好一回李氏哭也停了又嘆了聲氣領了兒子走到灶間喫了一碗冷粥哭喪着臉同他兒子胡亂睡了

宋忠受了李氏一肚子氣又不睬他宋忠氣也受飽子也不思飲食悶悶的只是出神呆想李氏雖是這樣一个撥辣貨然而莫怪他吵鬧畢竟我自己忒下流了自覺漸愧想我爹娘死後尙剩幾頃田五間高平屋六百元的存摺屈指二年光景弄得現在一个精光身子連茶飯都不齊還有一天不可少的可恨東西我本想拚命戒去沒奈何不喫就鼻涕眼淚都流了出來睡在床上動也不會動爬又爬不起好像死去一般比生病還難過十分哩想了一回又嘆了口氣自言自語嘆道難道眞個餓死不成要尋飯喫的但是往那一處尋飯喫呢木匠泥司我是不會的况且沒有力量不能做小本經紀須資本的教蒙童我自己曉得不大通文的連熟讀的千字文上字義不懂的多不識的亦不少擺測字攤也沒有這樣機變才幹的江湖本嶺我此刻自己痛恨小時候時常粧病逃學貪着游戲哩現下悔也不及了聽見人家說上海推東洋車到還容易每天可賺幾角小洋聞說都是一般抽鴉片人沒有飯吃去推車的只是要跑斷了腿如何好呢而且冲風冒雨日炙露餐我這个有病身體羸過半死人這麼受得過這樣苦嗎眞眞死又死不成活又活不得想到這裏心

神州醫藥學報 第二年第八期

又灰了隨伸了個懶腰打了个呵欠緩緩立了起來踱到一只舊厨邊開了厨門翻了一回尋不出變錢的物件嘆道明日如何過去呢又見厨角邊有幾本舊書隨取了出來在瓦燈盞一看或者可以換二三角錢誰知道都是殘缺不齊小書什麼花名寶卷咧三國演義咧岳傳咧底下一本却霉爛不堪大半本蠹融了他看看面上寫湯頭歌訣他悞讀作傷頭歌快意爲內中必定唱山歌的所以有歌快兩字攤開來一看什麼四君子湯六君子湯講的是藥方他心內喜歡起來自己打算道橫豎我目下落魄時不若將這歌讀熟幾句也可以出去混混騙口飯吃況且黃葉村沒有好郎中他主意已定就提精神剔亮了燈火在燈下讀了又讀他想寫字却日久不寫了尋了一副破筆硯抄寫起來又可學字又容易記得耳聽得敲四鼓他力疲神倦和衣倒在床上朦朧的睡着了次日停午纔起來和亂吃了些泡冷飯幸虧昨日尚剩下些洋煙在蹋床上吃了一回趕緊携了昨晚看的本醫書讀了數遍抄寫了幾句李氏只管和兒子話仍不睬他宋忠也不敢惹他獨自一個冷凄凄看這本湯頭歌訣那時侯正值七月天氣午後是狠熱的那一輪紅日照着矮屋內好似火

炙一般房內蠅蚊飛來飛去他妻子都在沿門口樹陰裏納涼宋忠心內煩躁起來隨手取把舊摺扇緩緩的踱出門口想走到市街上找個朋友談天散悶恰巧碰着了從前貼隣住過的錢阿貴他二人招呼了都問了聲好宋忠問道阿貴哥瞧你臉上狠露不快意未知有甚麼心事嗎阿貴嘆了口氣道不要說起我們家內五個人到有三個睡倒了宋忠急問道生了甚麼痛阿貴答道三天前我們大女兒發了一斑寒筋骨都酸疼不得了昨天臉上和滿身體發出許多紅斑也有紅粒的好像痞子一般昨日晚上我的母親也有了寒熱滿身叫痛呻吟一夜哩我們妻室忙的有前沒後仗他一個人服侍哩誰知道午飯前後他也身上發燒起來支撑不住竟睡倒了最奇怪是三個人的病一般情形哩你想大悔氣嗎現在家內沒有人只有九歲的女孩兒看守着門戶我此刻到岳家叫了丈母來家照料我想城內去請個郎中家內又沒有人今湊巧遇着了你吾們一輩子好兄弟託你城內跑一遭請個醫生來瞧好了將來我請你喫酒哩宋忠答道自己弟兄一般客氣甚麼不過此刻時候不早了路途遙遠醫生今日請不到你也不用慌近來這樣病狠多沒有甚麼危

險的吾們對過孫家聞得亦有幾個人睡倒據說也是這樣的不瞞貴哥說我現在也懂些醫道阿貴聽後大爲詫異只管兩眼對着宋忠打量了一回道你素來最聰明絲弦家伙都會弄的但是醫生沒有聽見你學過宋忠撒謊道我小時候就讀過醫書現在閒居沒有事天天用功所以多懂些只是不大精明阿貴道妙極了不用另請醫生就請你去瞧瞧宋忠讀了二天湯頭歌訣未免技癢隨謙了數語跟到阿貴家裏去了正是

此君今日出茅蘆　害盡蒼生痛若何

畢竟宋忠沖假內行看病如何且聽下回分解

花太醫異記

衛鶴儔

前淸康熙年間湖墅西偏有沈氏園茂才衡玉之別業也茂才素愛花自號花遯園內多植古桂老梅澤蘭芍藥紫苑白薇靑蓮黃菊之屬而尤以牡丹爲最盛疊石爲山高下互映開時熒熒如列星又如日中張五色錦光彩奪目遠近士女遊觀者日

以百數時有武林王丹麓者亦往觀焉徘徊樹下日暮不忍歸主人留飲飲竟月已上東墻矣主人別去王就宿廊側靜夜獨坐清風徐來起步階前花影零亂芳香襲入衣裾幾不復知身在人世俄見女子自滑石畔出年可十五六衣服娟楚王驚問女曰妾乃魏夫人弟子黃令徵以善種花謂之花姑夫人雅重君特遣相迓王隨問夫人隸何事曰隸春工凡天下草木花卉數之多寡色之靑白紅紫莫不於此賦形焉然則何爲見重也曰君至當自知因促王行王不得已隨之去移步從太湖浮海石後便非復向路清溪夾岸槐花映水淡竹參天蕎麥交加葦莖皎潔沿溪行里許但覺煙霧溟濛芳菲滿目人間四季花同時開放略盡行至一山巖壑爭秀紫草媗妍紅花綺麗迴與常異側聽枝上鳥語如鼓笙簧漸見朱甍碧瓦殿閣參差兩度石橋乃抵其處相厥棟宇侈於王者傍有一司如宮署榜曰太醫院王大驚訝問花姑曰此處亦須太醫耶花姑笑曰乃蘇直耳善治花瘠者能腴仆者能起故命爲花太醫（後略）行百步餘頗覺崎嶇回頭忽失花姑所在但見明星有爛斜月橫窗花影翻階嫣然若顧王而笑欲於石上憶所見聞恍然如隔世因爲之記

柏仁曰愚謂以愛花之心愛美人則領略定饒逸趣以美人之心愛花則護惜別具深情丹麓惜花如命固應有此奇遇不數文成將軍之於李夫人臨邛道士之於楊玉環矣

醫零藥碎

蓮子

明明不可解一打

明明服藥求其性能治病。他偏偏講形色求美觀。不可解。

明明將賤充貴以僞亂眞。他偏說親自採辦道地藥材。不可解。

明明主顧上門。理宜溫顏接待。他偏偏擺起架子怒容呼喝。不可解。

明明是沒字碑。他偏偏稱儒醫。不可解。

明明懸牌濟世。無人請敎。他偏偏快轎如飛。耀耳人目。不可解。

明明危險時症。刻不容緩。醫金加倍。病家盼望如救兵火。他偏偏在家閑談妻妾笑語。紅日依山。命駕蒞臨。不可解。

明明病家盼到醫生。家屬欣喜。互相告慰。救星已到。諒可挽回。含淚苦求。崇拜醫生。如敬天神。他偏偏淡寫輕描。不用重劑。養癰成患。死而後已。不可解。

明明稍染傷風。略患寒熱。他偏偏說此症篤極。恐難保全。不可解。

醫零藥碎 二

明明舌上生蓮。口角春風。無賴涙子。他偏偏自尊謂名醫時醫。不可解。

明明醫生有割股之心。生死之權。既操醫手。得人錢財。與人消灾。他偏偏隔岸觀火。不負責任。天良何在。不可解。

明明樂善好施。敬送暑藥。他偏偏貪廉。購一元數十瓶之廣東痧藥。以致反躭誤了人性命。不可解。

明明蓮子。胸無點墨。他偏偏喜歡胡說幾句。不可解。

我希望

蓮子

我希望嗣後之投稿諸君。多作淺顯之文字。使一般人容易解釋。少著咬文嚼字。無謂之周旋。免耗可貴之光陰。

我希望各埠之大藥鋪。將素著名之丸散膏丹。最驗治何經病。有何等效。文宣列於神州醫藥學報。及他種之新聞紙。使一般人有疾病時。可以按圖索驥。

我希望吾國醫學名人。秘方絕技。埋沒失傳。不可者勝計。海內諸君。將實有效力之方公之世間。輾轉相傳。不致於草木同朽。

我希望時至夏令。時疫流行。朝發夕死。在在皆是延醫服藥。湯藥力緩。或病家離藥店。甚遠際此一髮千鈞出生入死之時。醫界出診之時。隨帶各種時疫暑藥救急之品。至此對症發藥。化險爲夷。不致坐而待斃。束手無策。

我希望新開幕之飲片公會。極力進行。保存藥界危局。挽狂瀾於既倒。使此諸公。勿作言行相違口是心非。致局外人譏笑也。

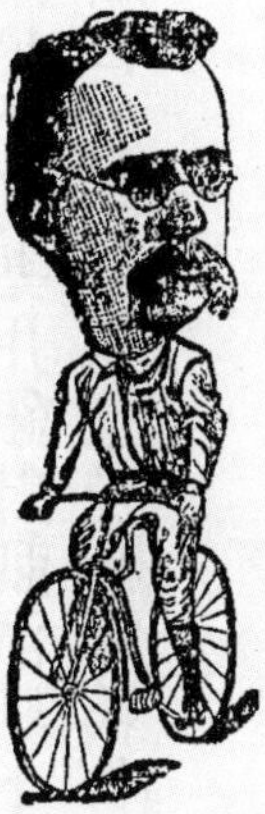

上海童葆元堂

觀音大士救苦靈膏

一治無名腫毒癰疽發背單蛾雙蛾喉痛風痰風痛腹中血塊痞塊以及跌打傷損均貼患處惟頭風痛者貼印堂穴太陽穴疔毒外貼內服腸癰貼肺俞穴

一治鼓脹傷寒病瘧疾時疫腸胃作痛便瀉便閉夢遺白濁以及婦人赤白帶下等症均貼肚臍丹田穴卽愈

一治癆癆瘵等病貼夾脊穴尾閭穴肚臍咳嗽吐血貼前後心窠處痰盛氣壅以膏藥捲收塞鼻孔惟癱瘡將膏藥用銀針刺洞數十個貼患處卽愈

一治小兒疳症貼　臍口疳貼牙牀急慢驚風氣喘痰涎貼肚臍上再以膏藥捲塞鼻孔卽愈

一治膈病痢疾貼胃口穴肚臍目疾貼太陽穴牙痛貼牙牀卽愈

此膏靈應非常萬病可治然病難盡述貼者自爲斟酌用之用此膏者能齋戒尤效

人身背脊骨長三尺分作二十一節又上三節係頭頸骨不在其內　肺俞左右兩穴在背脊骨第三節下橫量開一寸五分　後心窠穴在背脊骨第五節夾脊穴在背脊骨第十一節　尾閭穴在背脊骨第二十一節　印堂穴在山根之上兩肩中間　太陽穴在兩額角眉稍尖頭　胃口穴在肚臍上五寸　丹田穴在肚臍下一寸三分　孕婦不必忌貼

文苑

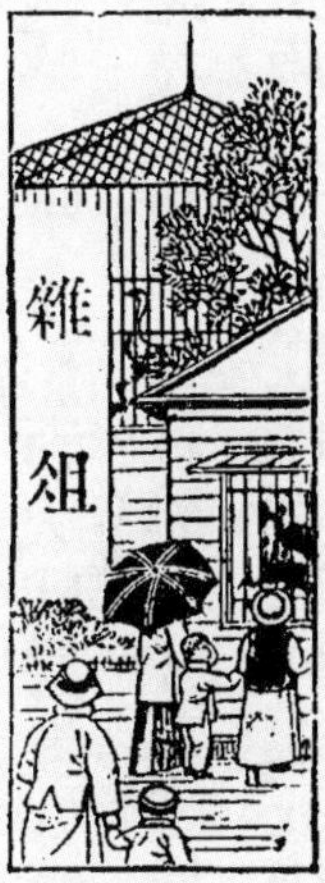

勉勵神州藥藥會同人駢文

黃屑孫

噫嘻乎七曜光霾五胡雲擾塵昏四極鼎沸八荒丹竈無煙青囊失術麒驥伏櫪狐兎爭鳴炎農不作盧扁稱寃日月沉埋地天昏濁悵秦醫之既邈莫辨膏肓慨俞跗之不生難湔腸胃運悲龍蛇之年厄應魚羊之讖歧伯雷公之業刼付殘灰資生神應之經鞠爲茂草江流不轉捲天荒地老之悲珠落難圓洒亞雨美風之淚、歐洲學術波漲潮飛祖國心源煙消灰滅此長沙所以傷心君山所以流涕長江擊楫祖逖所以誓清中原秦帝若稱魯連所以願蹈滄海者也奈何政府諸公渾忘國粹警察有取消之議教科無專習之書味中西之學說互有短長取賢聖之薪傳傳同歸洵汰棄天然之物產蹙生計于同胞失愛國之心理闢西藥之商場謂剖解未工疵吹毛而獲罪謂系統無著石下穽而呼冤睡政界、于華胥黑酣入夢喪利源於民國黃種灰心況我國之習西醫者或卒業于教堂或給憑于留學盡爲聰穎之才俱是後來之秀歐風東至絕技西來方且私心竊喜期衆美之兼收新學同參振我華之醫界長並擅夫中西術當冠夫歐美胡爲乎習碧服虬髯之術昧靈樞素問之精肆蛙鼓與蚊雷逞吹牛與吠犬詆中醫之腐敗欲封縣而滅陳得西法之皮毛將射天而學羿始類鼉黽之爭穴終同鷸蚌之相持不知取彼精華棄其糟粕乃欲掃除一切并吞八方陰陽表裏之書裂冠毀冕內經外台之秘銷骨爍金斯誠軒轅巫彭所不及料伊尹和緩所最傷心者也且不但此也更有求醫之人士無識之病家舍故圖新好奇炫異方揚西而抑中肆盲詞與瞽說蜉蝣撼樹時來荒謬之談蝸角爭雄頓失主賓之勢一犬吠影百犬吠聲豈知平心論事華夷有各擅之長細意研求中外有專精之技試攷中醫經驗內症羣推倫逢西術不精鬼門將入郤克之流血及屨或致傷生愚人之剖腹藏珠迭聞速死中醫非盡無能西醫非盡可恃而乃冥頑不靈靈醒悟雖下西藥漲銷中藥減縮漏卮莫塞瘠民國以肥外夷睡漢何知疎同胞而親異族昧利權之危險瞎馬盲人恨謬種之流傳觀天坐井嗟乎嗟乎使天下盡如斯人將舉數萬里之物產四千年之心傳付之煙消灰滅電掃風馳川廣藥材廢棄深山之內滇黔草木銷沉大海之中嗚呼痛哉願我同人爲醫道干城作國民保障揮魯陽指日之戈掃蚩尤滿天之霧醫國稱上工英雄造時勢矢保存之志石爛海枯誓進行之心沉舟破釜攀龍髯於已逝弓墜烏號感獅睡之未醒山眞、蟻負休妒忌爲懷鬭爭同室休意氣用事隱秘眞傳萬里風霜赴北京而請願一爐陶冶更西法之兼收將見醫會遍天下學術吸全球合五大部洲研磨進化光萬年醫學、兼幷陶鎔石室蘭台春滿杏林之樹銀丸玉液香浮橘井之泉中西有貫通之美丸藥成共進之功壺中靈草輸出全歐域內醫生道行鄰國昔日摧殘之藥劑復現光芒當年唾棄之華醫更收利益則我同人之福吾國而利吾民保中醫以存中藥奮滿腔之熱血蘇全國之靈、魂其豐功偉烈震古爍今豈有涯哉豈有涯哉

海外醫談

星加坡醫院記

黃眉孫

星洲爲南洋門戶。各省華胞來此經商者日新月盛。尤以廣福二省人爲最多。創設同濟醫院。其中廣州醫生二人。福州醫生二人。每上下午。華人患病者至醫院診看。誠爲慈善事業。若眞實貧苦。并有藥劑施送。唯未設病院。不能至其處住宿也。其次爲善濟醫社。中醫生二人上下午診看。與同濟醫院無異。惟規模較小。故不稱醫院而曰醫社耳。又其次爲方便留醫院。或稱廣肇惠醫院。設有病院爲病人住宿之所。規模頗大。僱用中醫外。并僱有洋醫。每日照點鐘診看。但限于廣肇惠三處人。方能入病院。因經費有定。故不能擴充耳。吾謂我華人苟無此疆彼界之分。合廣福及各省華僑。建一偉大醫院。亦非難事。無如各存意見。不能統一。致近年來中醫中藥日形減色。欲望振興之日。未知長夜漫漫。何時旦也。

口中出屎

予鄉人袁洋岡在星洲大坡客棧中司理簿書。本月患瘧燒症。神思昏迷。急送至西人醫院。西醫診時。口中嘔出屎甚臭。西醫言從來未見此症。諒卜腸胃腐壞。剖腹視之見腸胃已朽矣。剖畢。病者尚能言。問病可救否。西醫答以腸胃已腐。難以救治。又後一點鐘方死。足見痺燒一症。熱氣薰蒸。腐人腸胃。當速速治之。切勿遷延貽誤也。憶予前治一痺燒症。口中氣臭。與屎無異。兼下腹堅硬。知是熱極。用大承氣湯治之而愈。以理卜之。若非急行推蕩。或成口中出屎之症。亦未可知也。但屎在腸胃中。何能逆行由口而出。我同道中有能明其理由者。乞爲研究詳示。以匡不逮。實爲幸甚耳。

交合出氣

予友陳君。與予訂交十餘年。極蒙信愛。自言生平患一奇症。與女人交合。平常出陽之際。全無精液。但出氣而已。氣出後陽物卽痿。痿後則出黃水數點。此蓋因年少時女色過度。廿歲左右。始得此症。迄今十餘年。中西醫調治。何止百數。皆不見效。娶三妻不育。至今乏嗣。予勸服參茸大補元氣幷生津壯陽諸品。亦無效驗。又常手淫以試驗之。覺出氣之時。微有溫煖之氣噴出。問之女人亦然。此等症。倘非親見者。斷不相信。然身又無病。脈同常人。已無精液。何陽物尚能堅挺。足見有氣無精。不能生育。

神州醫藥學報 第二年第八期

與西人精蟲與卵合而成胎之說相符耳。

腹內皮毬

吒埠有善爲魔魅術者。名做瘴頭。皆土番爲之。華人廖某。夜出遇一犬。聲猖猖然。眼閃閃有光。心中寒戰。歸卽神識痴呆。腹內脹大。蓋是犬爲瘴頭所化也。請醫調治無效。乃轉請一能做瘴頭者以解之。其人至。索謝五十金。幷備雄鷄加非麪包等項。諸物已具。乃念呪跳舞。其聲悽慘。一手執銅盤。一手執刀擊之。又斬鷄頭取血四瀝。復用麪包加非等。送鬼出門。然後手按病者之腹。由下按上。按至喉邊。病者嘔出一小皮球。如杯大。其病若失。可謂奇矣。予常爲廖某診治。故得其詳如此。

醫藥雜俎 續五期

孫思邈治目

周伯華

孫思邈在仁廟朝治衞才人患眼疼。衆醫或凉或補加之藏府不安。上召孫。孫曰臣非眼科。罪不全責在臣。降旨有功無過。孫乃診之肝脈弦滑。非壅熱也。乃才人年少

血盛肝血併不相通遂問宮人云月經已三月不通矣遂用通經藥經既通不日疾愈

張萬福

柳芳爲郎中子登疾重時名醫張萬福初除泗州與芳故舊芳賀之具言子病惟恃故人一顧也張詰旦候芳遙見登頂骨曰有此頂骨何憂也因診脈五六息復曰不錯壽且踰八十乃留一方曰不服亦得後登爲庶子年至九十（酉陽雜俎）

鍼博士

鍼博士掌教鍼生以經脈孔穴使識浮澁沈滑之候又以九鍼爲補瀉之法凡鍼疾先察五藏有餘不足而補瀉之　（唐六典）（舊唐書職官志）

按摩博士

按摩博士掌按摩生以消息導引之法以除人八疾一風二寒三暑四濕五饑六飽七勞八逸凡人支節府藏積而疾生導而宣之使內疾不留外邪不入若損傷折跌者以法正之

●神州醫藥學報校勘記第二年第六期

錢縉甫

八習慣之不便 云西人男女之間無授受不親之禮故褫袴驗陰不以爲異余按今之以西法行醫者動輒爲婦人女子打皮條通大便是明明以西國之風俗行於吾國也可歎可恨

九風土之不宜 第四行伐字誤作代

經學家之醫學 第八行徹字誤作徹

內經晰疑 斷內經有後人羼人之言是也引尙書今古文爲證似於經學少研究工夫

肝臟 皆臟之之義也臟字應用藏字

醫藥雜俎 竹筵導脈之筵字乃莛字之訛莛音庭草類也今漢書明作莛

中華民國郵政局掛號認為新聞紙類

神州醫藥學報

第二年第九期

月出一册准陽歷十六日發行

民國三年九月十五日出版

●本報第九期目次

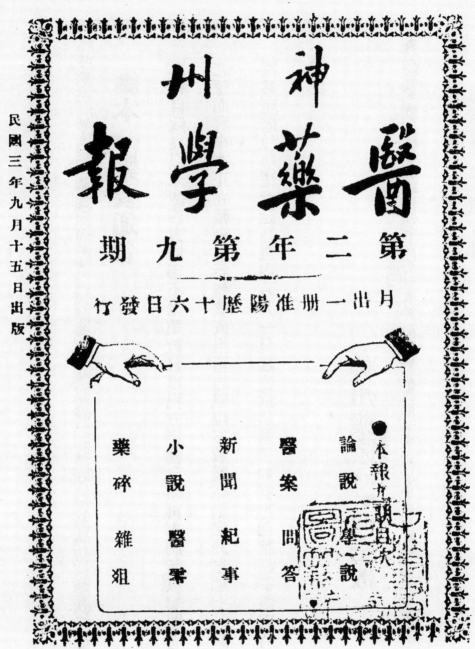

●本社會緊要通告

本報自改良以來蒙四方同志不棄銷數日增現方購機自印再事刷新以饜閱者之望而會事亦正在積極進行惟寶安里舊居湫隘不敷展布刻定於陰歷七月底遷移至老垃圾橋北延昌里內八月一日起遠近諸君子如有惠函請逕寄該處爲禱

神州藥醫總會書報社全啟

（介紹新著）

仲景傷寒論自經王叔和編次後眞傳遂失聖道晦蒙千餘年來陷我醫界於黑暗地獄而徒開各家聚訟之門可痛孰甚今　包識生先生繼承家學以二十年伏案之勞著有傷寒章節傷寒表傷寒方歌傷寒講義等力正各家之訛謬直接仲聖之薪傳章旨詳明開卷了然不啻爲神州醫藥界闢一新紀元刻經同人慫恿已付諸剞劂十月間准可出版定價極廉預約減半世有崇拜仲景傷寒論而欲求眞詮者定以先覩爲快也

張仲景傷寒論眞本再世

價目

傷寒章節四角

傷寒表（圖序附）四角　預約半價　空函恕寄

傷寒方歌四角

傷寒講義二元

神州醫藥書報社露布

神州醫藥學報第二年第九期目錄

目錄 二

第二年第九期

目錄 四

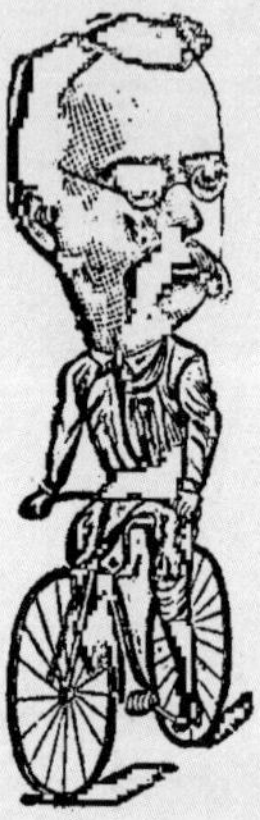

神州醫藥學報　第二年第九期

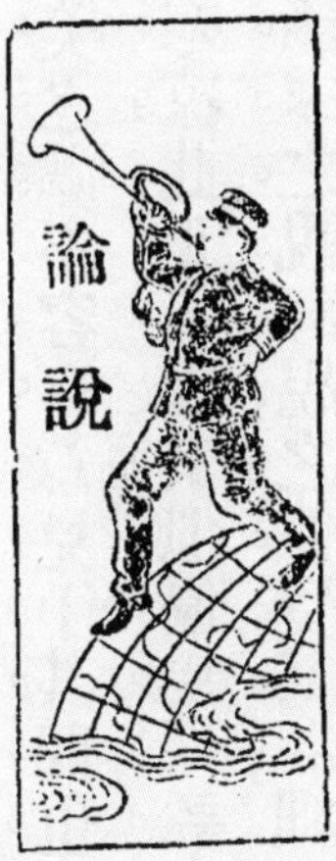

廣藥物當明製劑論

黃眉孫

余以爲醫藥之道無分乎中西也辨症明而已用藥確而已症與藥相反則中醫能殺人西醫亦能殺人症與藥各當則中藥能生人西藥亦能生人而分門別戶胡爲者揚西抑中胡爲者相爭相訴又胡爲者予自幼承先業習中醫于內難二經及傷寒金匱皆潛心考究弱冠後因風會所趨更取東西洋醫書而熟讀之見其分別神經動靜脈微絲血管并各種系統至詳至細其解剖學生理學病理學確能指出實在形質非若中學之廣大宏深耐人思索儼如陳相見許行欲盡棄其學而學爲當日不滿意仲景之情形與李君不謀而合也及後數年臨症日久方知有不盡然者蓋中醫之勝西醫者固多而西醫之勝中醫者亦不少參觀互考因應咸宜自有得

心應手之樂乃再取仲景書而研究之轉輕鄙心爲崇拜心方悔從前之謬此有一定經過之階級凡由中學習西學者比比皆然蓋未知中西醫學同源而異流也蓋徵於丁君福寶所譯西書分別十六種皆不出仲景範圍故西人之吐劑無殊仲景之用瓜蒂散也西人之利尿劑無殊仲景之用五苓散也西人之清凉劑無殊仲景之用白虎湯也西人之驅虫劑無殊仲景之用烏梅丸也西人之發表劑無殊仲景之用麻黃桂枝湯也西人之芳香下劑鹽類下劑無殊仲景之用大小承氣湯也且其緩和劑與仲景之用甘草蜂蜜甘蔗同意也其解熱劑與仲景之用竹葉石膏及滋陰諸品同意也其强壯劑與仲景之用參蓍术附大補氣血同意也至于麻醉劑興奮劑變質劑收斂劑防腐消毒劑仲景雖無其名而有其藥且有其治法將仲景書深細研究便能領悉故中國之七方十劑與西人之十六劑大致相同兩方面中各有盡善盡美之處不容存意見于其間也以及子和之瀉實丹溪之補陰南局之香燥完素之寒凉此正可因其似偏處聚訟處由自己裁判以廣學識實大有造于我醫界耳況諸家之說驟覩、之似覺其非、細讀之不覺其謬論者多以耳爲目不將四家之書平心靜氣察究理由未思古今形質强弱或有不同南北天時寒熱又且互異於千載後討論古人安知千載前因時制宜因地制宜必當偏於瀉實補陰香燥寒涼方可收藥到病除之益我非與彼同時何從懸考哉更徵之坡中近日發生之大陽症外似傷寒內同溫病余見重用麻黃湯汗出而熱不解重用桂枝湯或致蒸燒煩渴熱極發厥予用清涼和解法治愈甚多蓋因中歷五月以來大熱少雨濕暑內伏外受風寒爲致病之原因作大陽傷寒治之誤矣且據此法若遇正式傷寒下以麻桂治之又誤矣更執此清涼和解之法治千百載後其時其地之不同者又誤矣故爲醫者必上知天時下識地理方無泥古不化之弊也若因今世醫者辨症不明用藥不確遂詆仲景之法今不可用得毋類因劣衿喪檢而詆孔子因和尚奸淫而詈釋迦因道士梟惡而詈老君嗟彼何辜池魚殃及豈不寃哉況傷寒論一書謂不及西人之物質詳細則可謂祗論六經無形之外候未詳六經有象之內容則不可試問大陽之頭痛項强發熱惡寒陽明之目痛鼻干唇焦口燥少陽之胸滿耳聾目眩口苦有形乎無形乎乃謂無形之外候乎大陽之煩渴溺赤蓄血蓄水陽明

之燥屎痞滿繞臍脹痛少陽之嘔吐脇痛癥瘕痞塊有象乎無象乎乃謂未詳有象
之內容乎至仲景書中言夜半得病明日日中愈日中得病夜半愈此言標病而非
本病陰陽有互解之理也細思此言極爲深奧吾人日中身體不快昏昏沉睡及至
夜半其疾若失未用藥物亦常有之事與西醫學說人身血液有拒病之能力中西
合參可證此言之非謬、若舉此一端謂病必自愈則仲景傷寒論可不作矣有是理
哉予初習中醫繼習西醫覺西人學說詳細明贍崇拜之心與年俱長臨症治病一
以之憶予前治一下消症尿起泡如豆腐臭穢難堪上部熱極下部寒極中西醫
調治未見有效余乃檢查方書見西醫有言下消治蟲之法恍然有得用元參麥冬
煎水和黑錫丹三分服之日服二次因黑錫丹多治蟲之品也垂危之症服此全愈
矣此取西人之說服中國之藥效驗有如此者然遂謂此藥執以統治下消症恐又
不可蓋人有强弱地有南北或偏于寒或偏于熱或新得之病或久遠之疾此在臨
症時斟酌用之予所云辨症明用藥確六字實握其要無一定規則正是活法此在
明醫雖無一定之規則而有一定之治法非若庸醫之誤看症候呆執湯頭也故後

世有執仲景書以殺人者。亦因辨症不明。用藥不確之故耳。顧或謂李君此論。實有所指而發。見近日有誤服麻桂諸湯以誤事者。故大聲疾呼。以指其失。所謂心有所好惡。則不得其正也。予診事忙忙。日無暇晷。所以犧牲半日工夫。不辭醜拙者。因慕李君博觀中西各書。爲當今醫界開通人物。非頑固者可比。私心竊喜吾道不孤。乃作此掎牛之論。未知有當于大雅否也。

此論之作。因本坡李君鈞雲著藥物當明製劑論。登于振南日報。論中盛譽西人、之十六劑。未免有揚西抑中之失。甚至將仲景傷寒論詆爲荒謬。謂祗論六經無形之外候。未詳六經有象之内容。所言不無過當。其斥子和丹溪南局完素諸書之莫衷一是者。猶其小焉者也。予故逐層查勘。一一辨明之。作廣藥物當明製劑論。并將李君原論。附陳備覽。

廣藥物當明製劑論

李鈞雲

百川派別。咸歸於海。羣言淆亂。折宗諸聖。我國醫學之淆亂。可勿求其所宗乎。不然從子和則務瀉實遵丹溪更持補陰甚至紹興南局香燥偏多完素北人寒凉彌僻讀其書則宗其說斗火盤冰莫衷一是而入主出奴醫各拘執然欲求其所宗將遵何道乎前亦先求疾病之原理再求藥物之製劑而已矣蓋病變不測用藥自異既能洞悉病原復能辯別製劑則雖瀉實補陰燥香寒凉任所用而曲當矣奚論其此是而彼非耶且歷代遺傳方書雖如汗牛充棟約而分之要不能出乎十六劑之範圍也若能按方歸類因病用方自無差忒之慮所謂十六劑者可得而言也一曰痲醉劑用以鎭靜神經機能鈍痲全身知覺及鎭痛鎭疼之醫治作用人有痛苦則非此等藥品不能爲功也二曰興奮劑用以强壯心臟刺戟神經快利呼吸催進血液振起春情而知睡眠之效凡因全身之力幾蹶而生命幾滅亦非此等藥品不能爲功也三曰解熱劑而解熱之理不止一端有減退調節體溫之神經中樞之官能者有減退組織細胞之酸化機及體溫之發生者有增多體溫之放散者有減少體溫之發生幷增多其放散者有撲滅發熱原因之有機發酵素者蓋體溫過於常度則曰發熱此中之原因殊甚複雜有炎症熱者有菌毒熱者有膿毒熱者故有以上諸

法予觀世上有自命名醫者凡遇發熱之症非曰傷寒卽曰傷風無汗則用麻黃湯有汗則用桂枝湯恃此兩法我見其殺人多矣四曰清涼劑凡因血熱之作用致神經受其障害而此等藥品能鎮靜血行之亢進減退發溫而使之輕快者也五曰變質劑以其能改良新陳代謝器溶散病的之沉着物撲滅各種之毒質之能力也六曰强壯劑凡病體之不振者用之則能變虛弱而爲强壯也七曰收斂劑功能收斂組織狹小血管而止出血也八曰刺戟劑能奏引赤發泡腐蝕三種之効以引病外出也九曰下劑而下劑有二種一曰芳香下劑一曰鹽類下劑芳香如大黃鹽類如元明粉一則刺戟腸內粘膜而催進大腸之蠕動機一則混入糞便以固其水分不易被吸收於血中功用雖殊而逐去其內容物則一也然用之亦各有其道焉十曰吐劑其藥之功用能刺戟延髓中樞利用胸壁腹筋胸筋之收縮則胸之內容物不容不吐而出之且有祛痰之效也十一曰利尿劑凡能利尿者皆能感動內腎而使分泌增多也然身體中之無用物質欲使從小便流出雖須應用利尿劑始克奏其効而心臟强壯藥對於利尿劑亦有補助之功蓋心爲血液之源泉與尿關係甚大

以血行盛則血壓强諸分泌亦因之而疏通故也是心臟强壯藥亦可視爲利尿劑也十三曰發表劑用以感動皮膚而令汗管發力血行加速則汗生焉十四曰防腐消毒劑以其能止物質之腐敗及能直接殺滅傳染病之細菌毒也十五曰驅蟲劑所以驅除寄生於腸內及皮膚之虫也十六曰緩和劑所以潤內皮而防物質之刺戟如甘草蜜糖阿膠等類以之配合各劑而減其刺戟之力也以上所述用藥之道略盡于是矣夫凡病雖各有特効之藥然當病變之秋於十六劑中固可擇其與病適宜者而用之原未嘗有拘也知乎此義則各家之藥方正可資我應用而無窮奚論其此是而彼非耶噫中國醫學之混淆豈獨用藥無一定之規則而已哉卽一病當前議論亦覺不一推却其故殆亦昔賢有以貽誤後人也以凡病不求實際惟以陰陽氣化之無形武斷各病之過也夫有形則易認識無形固難捉摩此卽一病當前而議論不一之原因也他書固無足怪而稱醫聖之仲景所著傷寒論一書亦祗論六經無形之外候而未詳及六經有象之內容況其謊謬之處尤難指屈最不可解者如凡病欲知何時得何時愈一章以爲夜半得病者明日日中愈日中得病者

夜半愈所以然者以陰得陽陽得陰則解也果爾則凡病可無須用藥以待陰陽相得可也詎得謂有其理哉乃註解者以其爲醫中之聖雖明知謊謬亦不敢直議其非以侮聖也率多隨文敷衍無有異詞予向惑各家崇拜之篤僉謂學醫必讀傷寒論而半生研究終竟不能有所得雖質性椎魯竊恰學力不及要之心不能無疑厥後轉而求之剖解學生理學衛生學以及內科學藥物學於東西洋之典籍而專注意於病理學冀得證明六經之義陰陽氣化之說或得其會通焉讀之既久覺此之所言者皆有足徵而彼之所論者悉屬無據其相差之點不可以道里計向之疑其謬者今始見其眞謬如入山得徑蓁蕪豁然又如掘井逢源溢然自出每欲著論以闢其謬其奈居空谷未聞足音且世以聖稱之而我獨以謬闢之必難免於信奉者之誅茲敢直言侮聖者因見其書近益肆毒不得不大聲疾呼告我同儕知所遠避罪我誅我概置不計也

●論運氣不足爲治病之眞諦

廣德錢存濟

論說

諺云。不讀五運六氣。檢遍方書何濟。吾向深信其言。故自業醫以來。窮心研究。殫了多少體認工夫。及臨證之時。始信爲不然。何也。蓋天元紀等篇。本非素問原文。王氏取陰陽大論補入經中。所云五運六氣。司天在泉。加臨主間氣。主時主歲之說。諄諄詳論。不過窮究其理而已。其實無關於醫道。後世以爲先聖格言。孰敢非之。謂某運司天。某運在泉。民必生某病。爲千古不易之法。夫四方有高下之殊。四序有非時之化。百步之內。晴雨不同。千里之外。寒暄各異。不但天時之變動無常。及人事之秉賦亦有強弱不等。豈可以一定之法。而測非常之變耶。約而言之。業醫之道。當宗仲景。夫仲景爲醫中之祖。集羣聖之大成。其自序云。撰用素問九卷。八十一難。陰陽大論。胎臚藥錄。並平脈辨證。爲傷寒雜病合十六卷。雖未明言五運六氣。司天在泉。而陰陽氣運。皆包括其中。闡發無遺。如不以仲景之書爲主。專以運氣爲主。吾恐墮入景岳一流。以陰陽二字。說到周易。說到音律。及臨證之時。茫然不知病之眞象。毫無下手工夫。遂致聖經反晦。所謂知其要者。一言而終。不知其要者。流散無窮。卽此意也。以吾論之。醫書最繁。總宜實事求是。治病之法。必先認證。認證既確。自無遺誤。而運氣熟之胸中。以資顧問則可。若苟奉爲治病之法。謂某運司天。某運在泉。民必生某證。一定不移。未免矯枉過正。貽害後人。語云。盡信書不如無書。斯言可以鑒矣。此管見所及。未敢爲是。敬求

同志諸君指正爲幸

史學家之醫學

錢縉甫

後漢書郭玉傳　郭玉精方診之術。嘗言醫之爲言意也。神存於心手之際。可得解而不可得言。和帝試其能。令嬖人美手腕者。與女子雜處帷中。使玉各診一手。玉言左陽右陰。脈有男女。和帝稱善。

縉甫按。醫道莫要于診脈。而脈之神妙。不可言傳。郭玉蓋神而明者也。故男女異脈。着指便知。否則未有不爲之蒙矣。詩曰。醫之言意。巧難名。辨證全憑脈理精。表裏陰陽胸了了。詎憂男女不分明。

三國志華佗傳　佗精方藥。遇病結積在內。針藥不能及。當須刳割者。便飲以麻沸

散、須臾便如醉死、無所知、因刳破腹背、抽割結聚、若在腸胃、則斷截湔洗、除去疾穢、既縫合。傅以神膏。四五日差不痛。一月之間卽平復。

縉甫按。佗之術神妙極矣。然今之西醫多能之。而中醫久不傳。何也。蓋中國人素戒冒險。漢時純良之醫。自有仲景。學佗險。學仲景穩。則相率而讀傷寒金匱。佗之法不廢自廢矣。詩曰。華佗方術最精奇。鍼藥難施便割之。爲甚此風今不競。殺人容易莫輕施。

傅又云。廣陵吳普從佗學。佗語普曰。人體欲得勞動。但不當使極耳。動搖則穀氣得消。血脈流通。病不得生。譬猶戶樞不朽也。是以古之仙者爲導引之事。熊經鴟顧。引輓腰體。動諸關節。以求難老。普施行之。年九十餘。

縉甫按此法大可倣行。詩曰。人身勞動最相宜。血脈流通穀氣滋。養靜愼防終日坐。戶樞不蠹理堪思。

傅又云。故督郵子得病已差。詣佗視脈。曰尙虛未得復。勿勞。若御內卽死。死當吐舌數寸。其妻聞其病除。從百餘里來省之。止宿交接。間三日病發。一如佗言。

緍甫按。此所謂女勞復也。錄之足以儆病後不謹者。詩曰。少年劇病幸而瘥。脈象虛微。氣未和。御內竟成女勞復。舌䑛應自悔蹉跎。

唐書職官志。太醫令掌醫療之法。丞爲之貳。其屬有四。曰醫師。針師。按摩師。禁呪師。皆有博士以敎之。其考試登用。如國子之法。凡醫師醫工醫正療人疾病。以其全多少而書之以爲考證。

緍甫按。有唐一代之君。多喜服金丹。以求長生。故醫術特重。既設博士官。以爲敎授。復勤考課。以鼓舞士氣。一時人才蔚起。如王燾孫思邈輩。尤大彰明較著者也。詩曰。爲求不老覓金丹。持重醫家廣設官。敎授有方才蔚起。如燾如邈得來難。又曰。按摩禁呪各分科。醫正醫工治驗多。考試登庸如國子。十全爲上法無頗。

唐書甄權傳。許胤宗以醫顯。或勸其著書詒後世。答曰。醫特意耳。思慮精則得之。脈之候幽而難明。吾意所解。口莫能宣也。古之上醫。要在視脈。病乃可識。病與藥値。唯用一物攻之。氣純而愈速。今之人不善爲脈。以情度病。多其物以幸有功。譬獵不知兎。廣絡原野。冀一獲之術亦疏矣。

緡甫按。許說上醫要在視脈病乃可識。此最可信。又云。病與藥値。惟用一物攻之則今人所謂單方也。此不可以爲定法。古方有君臣佐使說在內經。其中大有妙處。若每一病。祇用一藥爲治。則走方郎中優爲之。今之習西法而襲皮毛者亦能之。雖有奇效。吾無取焉。詩曰。祗憑一物急攻疵。藥病相當效亦奇。究遜經方合同化。君臣佐使措咸宜。又曰。脈之神妙說難傳。思慮精時悟自然。何事著書貽後世。洞垣識病此爲先。

醫藥危言（續八期）

包識生

吾國醫藥自漢迄今素無統一之辦法。寒熱地之醫俗各殊。南北方之藥材有異。而同是一邑。古派與時派之學說丙丁。同是一行。粵貨與吳貨之低昂氷炭。茲値振興醫藥之時。若不從實驗是求。同道中將來必大起冲突。若以博覽會實地試驗之辦法評定之。則僞說自然失敗。劣品自然消滅。於是選出一班眞學說眞功效。醫藥不振興而自興矣。此爲博覽會之功効。能使學說藥品之眞僞立分。一班眞人才造出

一班醫藥新世界將來可以推廣地球中華醫藥之榮譽無限其利二也
親夫右上所論有此二大利則後來之利更不可限量其他醫藥界之營業發達也中華國產之暢銷地球也人民無夭折之枉死也種强也國强也無不在此醫藥博覽會之搜求眞學說眞藥品也

博覽會之手續

博覽會之手續雖繁要而言之可分爲五一籌備二徵集三評論四試驗五獎勵今就其各種手續詳爲說明之

一籌備　籌備博覽會之手續第一須先擇地就今現勢而論上海爲交通最便可於上海建築宏麗之會場(或借公地或就本會將來建築學堂之地亦可)次則當籌經濟經濟必要求政府允撥開辦費若干不足者再由醫藥界諒力担認約須籌五萬金之譜經費已足則當設立機關於會場內設一總機關各省縣設立分機關各機關辦事之人可於總分會人員担任之以省經費會場經費機關三者已備然後宣佈徵集手續也

(未完)

上海童葆元堂

觀音大士救苦靈膏

一治無名腫毒癰疽發背單蛾雙蛾喉痛風痰風痛腹中血塊痞塊以及跌打傷損均貼患處惟頭風痛者貼印堂穴太陽穴疔毒外貼內服腸癰貼肺俞穴

一治鼓脹傷寒病瘧疾時疫腸胃作痛便瀉便閉夢遺白濁以及婦人赤白帶下等症均貼肚臍丹田穴卽愈

一治癆癆瘵等病貼夾脊穴尾閭穴肚臍咳嗽吐血貼前後心窠處痰盛氣壅以膏藥捲收塞鼻孔惟廉瘡將膏藥用銀針刺洞數十個貼患處卽愈

一治小兒疳症貼肚臍口疳貼牙牀急慢驚風氣喘痰涎貼肚臍上再以膏藥捲塞鼻孔卽愈

一治膈病痢疾貼胃口穴肚臍目疾貼太陽穴牙痛貼牙牀卽愈

此膏靈應非常萬病可治然病難盡述貼者自爲斟酌用之用此膏者能齋戒尤效

人身背脊骨長三尺分作二十一節又上三節係頭頸骨不在其內　肺兪左右兩穴在背脊骨第三節下橫量開一寸五分　後心窠穴在背脊骨第五節夾脊穴在背脊骨第十一節　尾閭穴在背脊骨第二十一節　印堂穴在山根之上兩肩中間　太陽穴在兩額角眉稍尖頭　胃口穴在肚臍上五寸　丹田穴在肚臍下一寸三分　孕婦不必忌貼

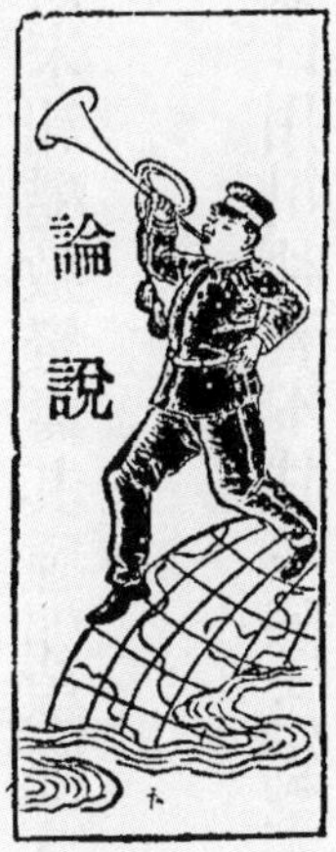

●病理學

●內科用外治說

黃眉孫

病狀萬殊治法各判腸胃虧損攻補難施症候久頑膏肓莫及則外治之法尙焉外科諸症之敷藥法提藥法蒸藥法湔洗法放藥線法神火照法圍藥鐵井欄法開口放膿剖割法人人知之茲不具論第內科用外治藥有絕大功效未必人人知之也古今醫書言外治者不過東雲一鱗西雲一爪並少專書醫家又全以湯液主治不過以備一格茲故表而出之爲同人研究之資非敢自以爲是也蓋由內發外之疾在皮膚腠理肌肉之間唯外治之法可直抵患處而毛管血管復有吸取藥味之能力嗟彼二豎將安逃哉所最要者在寒熱虛實表裏陰陽審症的確自無錯誤粗舉大端不尙深奧明晰顯豁舉目了然爲中上人說法其理至常其用至廣神而明之

變而通之存乎其人未嘗無益于醫學世界也茲將前人之成法及余數十年所經驗約舉十則于左

一曰凡卒然昏倒不省人事要分閉脫二症有中風中暑中氣中痰之別可用搐鼻法如通關散紅靈丹之類以開其竅更隨症用藥若體虛卒倒大汗淋漓則宜獨參湯或回陽湯灌之或用鞋底燒熱以熨腹之上下或取灶心土炒熱熨臍下關元氣海以溫煖取氣不宜用搐鼻藥以耗散眞氣此虛實之辨也

二曰疝氣偏墜外腎腫大多是寒症可用吳茱萸乳香沒藥研末和羌汁燒酒敷臍下并擦患處另用貝殼煎水洗之又方用羌搗碎上鋪艾用火點之俟火將過乘熱連火搗碎放茱葉上託腎囊初甚冷後甚熱遍身出汗卽愈又法濕疝陰丸作痛炒灶心土和川椒拌勻絹袋夾腎囊下冷則換去卽愈若係濕熱諸藥不效則用大黃黃連射香研末和醋敷腎囊其腫卽退隨症用藥不可蒙混此寒熱之別也餘俱仿此

三曰痢疾噤口用川朴蒼朮甘草陳皮爲末用布包之鋪臍下熨斗盛火一日熨四

五次。每熨畢。將藥置病人枕下。以受藥氣。卽能飲食。痢亦暫止矣。或用巴豆三粒。黃蠟三錢。搗成膏。貼臍上。可治痢疾。若係噤口。必加射香。用布帕縛定。藥性方不走去。極有經驗。

四曰風濕流注。胸腹腫脹。可以痛處用天麻白附羌蠶乳香沒藥。研末搽患處。若兩足腫痛。痿痺。更用防風荆芥番白草地楡青籐麻黃蒼耳草蒼朮靈仙煎濃湯。先薰後洗。汗出卽愈。其氣血虛弱。變爲腫脹。當另用治法。又色感及縮陽。皆可用老羌搗碎。和熱酒。鋪臍下。使熱氣薰蒸。汗出卽愈。

五曰牙痛難忍。無論風火虫痛。用花椒艾葉馬蜂窩白蒺藜荆芥白芷細辛葱頭。用醋煎。口含良久。漱而吐之。不可吞食。又友人傳一方。取大黑土蜂生者。放玻璃內。每只和三四粒粗鹽。時時搖之。俟蜂死質乾。凡遇喉風危急。雙蛾用兩只。單蛾用壹只。幷玻璃內鹽水數點。用滚水泡小半碗。漱喉。但不可吞。云屢次神效。

六曰發陽黃。用苦丁香末搐鼻。取出黃水。更用枝子黃柏茵陳。並濃湯洗濯。又用草紙以筆捲作筒。封一口。卽取黃蠟。銅器煑熱。醮筒外。但不可醮筒內。醮畢。將麵作餅封臍于封口處緊貼臍心。取紙筒燒之。日燒三四次。每次皆有黃水。水盡卽愈。又傷寒發斑。可用柳枝桑葉茅根竹葉。用生者洗之。或用荆芥防風桃葉浮萍生甘之類洗之。

七日孕婦臨盆血暈。用鐵器火燒紅。焠酸醋中。取烟薰鼻卽醒。凡跌打損傷。拔血昏厥。亦同此法可保復生。又凡鼻血不止。或交合後小便暴下血不止。急取冷水對面噴之卽止。

八日產後腸出不收。用只殼煎湯。浸良久卽愈。脫肛症亦可用此法。至若子宮不收。用荆芥穗藿香葉臭椿皮。煎湯薰洗卽收。凡難產用萆麻三粒。巴豆四粒。搗碎加射香二分。貼產門交骨上。卽產下。死胎亦妙。若胞衣不下。用萆麻十四粒。敷足心。產後腸出。卽敷顖門。愈後當急洗去。遲卽誤事。

九日小兒驚風慢脾風。用蟾蜍剖去腸雜。加射香封臍。幷治瀉泄神效。又小兒瀉泄。用大蒜貼足心。幷臍中。或胡椒大蒜作餅敷。或炒鹽擦肚。俱效。而小兒之受寒發燒。可用葱頭遍擦身上。以疎散風寒。又小兒痲發不起。用芝痲五合。泡水薰頭面。痲症危險。用芫荽菜斤許。煎沸湯。坐小兒于上。薰之。并手巾醮菜水。拭兒頭面。週身。冷則再換。極效。

十日凡刮痧。痱痧手術。并推拿法。按摩法。皆能使氣血流行。經絡舒暢。當面見功。又南洋有痧症。名猪毛痧。或身發癢燒。或腹痛異常。取雄鷄宰割。將布帕包濕鷄毛。遍身擦之。後搓麵作團。擦身上猪毛。粘麵而去。數次卽愈。

凡此十端。不過粗淺之學。已爲社會所公認。吾人所經驗。其利益有如此者。如治水。然內治則治上流。外治則治下流也。如用兵焉。內治爲攻擊之兵。外治爲接應之師也。蓋疾已由內達外。用湯液則由內攻而出。用敷洗則由外攻而入。兩路夾攻。病有不潰逃者哉。顧或謂子言外治之法。亦有時不效者何哉。余曰。審症用藥。斷無不效之理。其不效者。則因不審寒熱虛實表裏陰陽。含混而用也。況外治。卽無大效。亦無大害。不過皮毛受其傷。而與臟腑受傷者有別。况神而化之。變而通之。業以講究而益精。道以研求而愈善。願我同人。勿視爲無足重輕之治法可耳。

中西論目異同得失攷

徐石生

我中國醫學最先。黃帝出而內經著。言五臟六腑之精氣。皆上注於目而爲之睛。又云血氣之精而與脈并爲系。上屬於腦。後出於項中。兩目之關係臟腑。內經已言之矣。非後人憑空杜撰欺世以惑人。惟當時未立顓門。迨宋分十三科。而目科乃見。如袁學淵周亮節王協鄧苑諸人。皆宗內經。旨以五臟分爲五輪。以經絡定爲八廓。昭茲後學。如規矩之不可離。繩墨之莫可越。不謂西醫勃伊私起。而喜新厭故之徒。若群蟻附羶而不顧。卽東洋當時。亦確守我中邦醫學。至文政天保間。有普一本庄者。始崇西醫。斥我中邦之論輪廓爲神話。爲詭說。信西學之實測。遂一變其名稱。白睛也而曰白膜。烏睛也而曰角膜。瞳子則爲葡萄膜。（烏睛瞳子實具玻璃體之物質何得云膜此一疑竇。）日係則爲視神經。且白膜之內有剛膜。又內部之有網膜。網膜者而在脈絡膜之後。面此膜可感光。線（既云膜何有光線可感又一疑竇）凡物影之來。先於角膜之部。交叉顚倒而透徹於稀薄之水樣液中。縮入於葡萄膜之小孔。次於凝固隨圓水晶液之部。更再交叉顚倒而入於軟闊硝子液中。竟使來影映寫於網膜。而達於細胞連絡之視神經。論鑒視映徹之官能。可謂備矣。又云硝子液之週圍以塗抹黑稠液。暗昏而無光輝。抵激爲反照之勢。與前云來影交叉顚倒而入於硝子液中者。未免自相矛盾。中醫曰輪。西醫曰球。皆取其圓轉運動之義。合中西各說。同則少而異則多。乃今之西醫。祗論前房後房腦筋脈管眼簾明角罩等諸說。膜與液。略而不詳。西與西又異耳。鄙謂中醫之論目。得其本而失其末。西醫則反是。何則西醫論膜液。似乎勝於中醫。然諸病叢生。標在目而本在臟腑。譬猶製造輪船。其機器非不精良。而所以能使機器之流動者。則在水火之能力。可知水火爲本。機器爲標。管理之人。則有膏油以潤澤之。火表以度量之。不以機器之精良。卽可推行無礙。至機器之如何構造。不得而知也。惟機器壞則可整理。兩目壞無整理之可言。一病之來。不過驗其水火之有餘與不足。以及虛實陰陽表裏。審愈明則效愈速。何使目疾一生。以壞其神靈不測之機器也。而徒沾沾焉講目之生成何爲哉。我更進而論兩目之關係臟腑。有實驗之可憑焉。凡世間形形色色。以及可驚可愕可歌可泣之事。一見之餘。卽與七情相感觸。喜怒憂思悲恐驚。有不禁而自來者。故目不視惡色者。伯夷也。非禮勿視者。孔子也。皆所以保養心神。何觸其怒以自害其身。孟

神州醫藥學報　第二年第九期

子亦曰。胸中正則眸子瞭焉。胸中不正則眸子眊焉。同具此天然兩眼。胸觀眸子而無可逃善惡之形。由是觀之。兩目之於臟腑。猶礦之有苗也。石之蘊玉也。有於中者必形於外。中醫之論輪廓。職是故耳。雖張介賓有言。古稱五輪八廓。皆非切當之論。徒資惑亂。不足憑也。以爲病目。非火有餘。便水不足。豈知輪廓卽臟腑。兩目有水火。發源究屬何經。故不言輪廓。而臟腑在其中。彼張介賓者。非目科專家。姑不必論。第以鴃舌之人。背我先聖之道。凡我同胞。幸勿自欺以欺人也。業是科者。當不河漢斯言。

●肺勞症治說意

沈思誠

肺朝百脈肺而成勞非肺自生之疾有以傷之也傷之者何胃中之毒火此火何自而生好食辛熱質雖去而熱毒留於胃中衝氣上升相火隨之而上與之相併肺受灼矣豈惟受灼督脈不能下降生爲咳嗽脈皆浮大然此乃嗽症非肺勞一清降之嗽卽可止卽有連綿火去自愈其變症惟下及陽明結而不解或爲痔爲腸癰流入

膀胱則爲尿結爲血淋爲惡瘡亦不能成爲肺勞何以不能爲肺勞肺雖被灼或太陰强盛力能禦之終不能萎督氣降而相火不騰勢亦必已或則太陰雖弱被灼而求救於子眞陰不虧腎不受邪返而還之太陰始終受邪惟肺受之此久嗽之症有連綿不已者亦尙不成爲肺勞其成爲肺勞者房室過度眞陰久虧復嗜辛熱煿炙肺被灼而求救於子水不能禦流入腎矣流入於腎水皆成火如今之水火油形尙是水中皆火灸腎不寗而夜中之欬嗽作腎旣受傷木之化原病肝木乏養生機漸息漸枯漸萎倒而橫於土中坎離之交絕心亦不寗矣木橫土中下有相火以焚之上有胃火以引之擾動脾中所生之血咯血之症見矣風火相煽愈肆愈虐骨蒸又見矣是之謂肺勞病勢至此五藏六府無處不傷欲求其愈豈止百不獲一哉古雖有方多以保肺清金爲事不過暫救焚如終飛通盤握算之法此所以雖按方用之亦不能見愈也予於十一年前曾醫過表姪董兆瑞伊嗜酒而好佐以燒辣戒之不聽復有新納之妾未半年而得嗽症晝夜不寗痰有血絲日晡亦時發熱肺勞之症悉見矣診其脈肝腎已屬大虧乃急補其肝兼清肺腎而解熱毒二三帖後肝木漸

有生意日晡之熱不作思此症終非湯劑可以了局乃命伊作瓊玉膏用生地五斤浸搗取汁以羊參一斤枸杞一斤茯苓橘皮各八兩爲末納入生地汁中慢火熬之水氣將盡入煉淨白密一斤膏成取入缸貯露一宿收入瓶中每臥時服三分戒獨宿昧從淸淡或三五日復服一湯劑症漸減輕湯劑亦隨之而減未三月而症愈矣方無定方惟着眼扶肝藥則隨其症之進退出入變幻以應之藥多取質輕之類知母慮其傷腎貝母慮其傷脾皆不用若阿膠五味性屬收斂滯者皆不敢輕投意以此種熱毒只可隨陰陽氣之升降而徐化去之若投以收斂沾滯之味或於經絡組窒於陰陽氣循環之道路有礙反屬於生機有關係古人有用汁乳於此症者予則以之爲忌以乳汁皆有腥氣牛羊乳猶最動風熱若投入胃中與痰涎合而爲一不能消化反爲虫類之媒若再加虫類作祟愈不可爲矣痰有血絲思此乃相火上越所致證之於脈寸則洪大無倫尺則反弱乃於湯劑中投入鍾乳粉二三分以墜之二三貼後脈遂和平血亦無矣愈後年餘復不戒於內尻際生一瘡彼以爲外治之症不事內理他醫雖有所投亦雜亂無紀之方迨臥榻不起始延予診瘡成孔已久

不可爲矣遂殞命肺勞症係屬初成予幸治而愈若爲日己久管見果與之合否方法之能愈與否亦不自知因報中王君有問所治過者如是聊以呈之以待取裁或遇此症亦按方而一試之以資考證更待精奪

此症多得之青年正由色欲之故若不戒於色此症雖愈他症必出若予表姪其亦明而可證者也能免於夭亡得乎

疑西人必多此症以其食物多事燔炙不能無火毒留中之害更祈知西症之君子而有以告我焉

●論濕症

(虞哲夫)

濕之爲病有外因內因之不同有濕熱寒濕之各別苟不辨表裏察虛實而求本施治未有不誤人於反掌間者矣如外因之濕也有感天地之氣者則雨露水土之屬有中陰濕之氣者則臥地濕衣之屬多傷人皮肉筋脈者也內因之濕也有由於飲食者則酒醉炙煿之屬有由於停積者則生冷瓜菓之屬多傷人臟腑腸胃者也其

見症也在肌表則爲發熱爲惡寒爲自汗在經絡則爲痺爲重爲筋骨疼痛爲腰痛不能轉側爲四肢痿弱酸痛在肌內則爲痲木爲胕腫爲黃疸爲按肉如泥不起在臟腑則爲嘔惡爲脹滿爲小水秘澁爲黃赤爲大便泄瀉爲後重癩疝等症然在外者爲輕在內者爲重及其甚也則未有表濕而不達臟者裏濕而不連經者此濕病之變不爲不多也況濕從內生多由氣血之虛水不化氣陰不從陽而然卽濕從外入亦由邪之所湊其氣必虛之故若泥於治濕不利小便非其治之旨而概以濕爲實症豈不誤施而犯虛虛之戒耶夫濕從土化而分王四季故土近東南則火土合氣而濕以化熱如脈滑數小便赤澁大便秘結引飲自汗者方自熱症治法宜清宜利四苓散大小分清飲茵蔯飲之類主之土近西北則水土合德而濕以化寒如脈細遲小便清白大便泄利身痛無汗者方是寒症治法宜溫宜燥五苓散理中湯金匱腎氣湯之類主之大抵濕中有火則濕熱薰蒸而停鬱爲熱濕中無火則濕氣不化而流聚爲寒且內濕之症屬陰虛者因濕生熱而陰愈虛陰虛則精血內耗而濕熱反羈留必不動屬陽虛者因濕化寒而陽愈虛陽虛則眞火內敗而寒濕更積蓄

必不消是以醫家察脈而確知其爲陰虛生濕也須用壯水補陰之品則眞水運行而濕邪必無所容察脈而確知爲陽虛生濕也須用益火補陽之藥則陽氣流通陰濕不攻而自走可見內傷外感之症皆由元氣虛弱致陰邪內而發之外而襲之經曰壯者氣行則已怯者着而爲病彼忘行攻擊喜投推蕩者安可不兢兢自愼哉蓋脾元健運則散精同於肺而膚腠堅固外濕無由而入也腎氣充實則陰陽調和而升降有度內濕何自而生乎不然者徒知表汗燥濕利二便之法而不惜人元氣將見腫脹泄瀉之症變而議論更多臆說矣

駁陳修園傷寒論淺註（續）

沈少卿

太陽篇上第二十三節太陽病得之八九日如瘧狀發熱惡寒熱多寒少其人不嘔圊便欲自可一日二三度發脈微緩者爲欲愈也脈微而惡寒者此陰陽俱虛不可更發汗更下更吐也面色反有熱色者未欲解也不能得小汗出身必癢宜桂枝麻黃各半湯

淺註脈微者爲邪衰。緩者爲正復。皆爲欲愈之症脈也。設脈但見其微而不見其緩。是邪衰而正亦衰也。不見其發熱而但見其惡寒者。是客勝主負也。盖太陽底面卽是少陰。今脈微卽露少陰脈沉細之機。惡寒卽伏少陰厥逆及背寒之兆。此不獨太陽虛。而少陰與太陽俱虛。不可更發汗更下更吐也。雖然。症脈如此。宜其面色無熱色矣。而面色反有熱色者。以諸陽之會在於面。猶幸陽氣未敗。尙能鼓鬱熱之氣而見於面。獨恨陽氣已虛。未能遂其所欲。自作小汗而解也。玆以其不能得小汗出。辨其面色有熱色。而知鬱熱之氣欲達於肌表。又察其肌表之氣未和。而知周身必癢。邪欲出而不能出。宜桂枝麻黃各半湯以助之。修園不通醫理。不明經旨。解陰陽俱虛爲少陰與太陽俱虛。是陰虛耶。陽虛耶。抑陰陽俱虛耶。豈可以不分陰虛陽虛而但以一虛字了之。玆特爲之解曰。脈微而惡寒者。少陰之脈症也。少陰病爲陰陽俱虛。陰陽俱虛者。腎陰腎陽俱虛也。腎陽虛。不能化氣以衞外。故惡寒與太陽無涉。經云營出中焦。衞氣出下焦。此之謂也。解面色反有熱色。承接脈微惡寒少陰陰陽俱虛而言。少陰陰陽俱虛。而見面有熱色。豈非陰竭於下。陽越於上之隔陽症耶。若是則救陽惟恐不及。倘得用麻桂以亡其陽耶。差之毫厘。謬以千里。貽誤後學。莫此爲甚。此論太陽傷寒病得之八九日。爲一經已週。又値陽明傳少陽之期。當見寒熱往來之少陽症。今但如瘧狀之發熱惡寒而無定候。是邪尙在太陽也。傷寒以陽爲主。熱多寒少者。主勝客負也。其人不嘔。無少陽症也。圊便欲自可。無陽明症也。一日二三度發。與少陽之瘧有定候不同也。脈微爲邪衰。緩爲胃脈。胃氣旺。邪氣不能勝穀氣。則汗出而解。故爲欲愈也。若脈微而不緩。惡寒而不發熱者。少陰之脈症也。少陰病爲陰陽俱虛。不可更發汗更下更吐以亡其陰陽也。若脈微緩而面色反有熱色者。風寒兩傷也。寒邪外束。風邪不得外達而上越。故面有熱色。此爲未欲解也。以其不得小汗出。風邪留於肌腠。身必發癢。宜桂枝麻黃各半湯以兩解之。此節文法當分三段解。第一段言太陽傷寒病。熱多寒少。不見陽明少陽症而脈微緩者。爲邪衰正復而欲愈也。第二段言若脈但微而不緩。但惡寒而不發熱者。此非欲愈之脈症。爲少陽陰陽俱虛之脈症也。第三段言若脈微緩而面色反有熱色者。此非欲愈之脈症。爲傷寒而兼中風也。以中風脈本緩。故爲未欲解也。淺註不知面色反有熱色承脈微緩而言。故與桂枝麻黃各半湯不合。

太陽篇上第三十二節太陽與陽明合病者必自下利葛根湯主之

淺註太陽之惡寒發熱頭項强痛等症。與陽明之熱渴目疼鼻乾等症。同時均發。無有先後。名曰合病。合病者。兩經之熱邪並盛。不待內陷而胃中之津液爲其所逼而不守。必自下利。雖然下利。而邪猶在表。未可責之於裏。既非誤下邪陷之裏虛。斷不可以協熱下利之法治之。仍將以兩經之表症爲急。故以葛根湯主之。修園謂太陽陽明兩經見症同時均發。無有先後。名曰合病。試問太陽傷寒。既見陽明熱渴等症。尙能服麻黃桂枝否。序例云。桂枝下咽。陽盛則斃。豈陽明熱渴。非陽盛耶。抑加麻葛而能清熱乎。陽明熱渴不必下利。其或因熱結旁流而下利者。乃調胃承氣症。非麻桂症也。其謂兩經之熱邪並盛。不待內陷而胃中之津液爲其所逼而不守。必自下利。試問胃中津液。既被熱邪逼迫下泄。復用麻桂之辛溫。以逼津液外泄。是何治法耶。其謂雖然下利。而邪猶在表。未可責之於裏。試問下利症。裏症耶。表症耶。邪未入裏。何以下利。何以太陽經病不下利。陽明經病不下利。而太陽與陽明合病必自下利耶。其謂既非誤下邪陷之裏虛。斷不可以協熱下利之法治之。試問協熱下利。虛症耶。實症耶。若云裏虛。何以不用四君理中等湯。而用葛根黃芩黃連湯。豈葛根芩連能補虛耶。蓋邪陷於裏。卽爲裏實。不得謂之裏虛。若以邪陷於裏爲裏虛。則太陽誤下之胃實結胸等症。皆可謂之裏虛。有是理乎。此節論太陽傷寒與陽明中寒。兩寒相合爲病也。脾胃以膜相連。胃寒及脾。必自下利。用葛根湯者。兩解太陽陽明之寒邪也。修園未明經旨。以寒爲熱。以實爲虛。其於傷寒論。蓋未得其門徑。

太陽篇中第五十二節病發熱頭痛脈反沉若不差身體疼痛當救其裏宜四逆湯

淺註太陽病發熱頭痛。痛在表。則脈宜浮。而反沉。此正氣內虛也。若既汗之不差。其身體疼痛。仍然不罷者。須知其表熱爲外發之假陽。脈沉爲內伏之裏陰。當憑脈以救其裏。宜四逆湯。修園以發熱頭痛爲太陽表症。脈沉爲正氣內虛。試問正氣內虛。果何虛耶。脈沉屬裏。不屬虛。若以沉脈爲內虛。則浮脈當謂之表虛。有是理乎。又謂若既汗之不差。其身體疼痛。仍然不罷。試問脈沉而正氣內虛者。尚可發汗耶。噫若修園者眞可謂不通醫理。不明脈法者矣。此節論病人發熱頭痛。脈不浮而反沉者太陽之寒邪已傳少陰也。寒邪旣傳少陰。則發熱頭痛當差。若不差而又身體疼痛者。此非太陽表病。乃少陰陰盛於內。格陽於外之發熱。陰寒上逆之頭痛。陽氣不週於身之身體疼痛也。當救其裏宜四逆湯。（未完）

●藥物學

鄭肖巖

中西藥物匯參

草類

牡丹皮

中國學說

本經云。氣味辛寒無毒。治寒熱。中風瘈瘲。驚癇。邪氣。除癥瘕瘀血留舍腸胃。安五臟。療癰瘡。別錄云。除時氣頭痛。客熱五勞。勞氣頭腰痛。風噤癲疾。吳普云。久服輕身益壽。甄權云。治冷氣。散諸痛。女子經脈不通。血瀝腰痛。大明云通關腠血脈。排膿。消撲損瘀血。續筋骨。除風痺。治胎下胞。產後一切冷熱血氣。元素云治神志不足。無汗之骨蒸。衄血。吐血。時珍云和血。生血。涼血。治血中伏火。除煩熱。

日本學說

牡丹皮之產地。爲日本長野巖手千葉香川鳥取大阪之諸府縣。而輸出於海外者甚多。漢醫書牡丹皮。謂有活血涼血。清熱之功。殆不過一種清涼劑歟。

鄭肖巖案牡丹皮本經名鼠姑。一名鹿韭。唐本一名百兩金。唐人又稱爲木芍藥。惟山中單瓣花紅者。根皮入藥最佳。以色紅者利血也。市人或以枝梗之皮充之尤謬。若千葉異品。皆人巧所致。氣味不純。不可用也。考玉楸子長沙藥解有云。牡丹皮氣苦味辛微寒。金匱腎氣丸用之治消渴小便反多。以肝本藏血而性疏泄。木鬱血凝。不能疏泄水道。風生而燥盛。故上爲消渴。下爲淋漓。及其積鬱怒發。一泄而不藏。則膀胱失約而小便不禁。丹皮行血清風。調通塞之宜也。鼈甲煎丸用之。治久瘧而爲癥瘕。桂枝茯苓丸用之。治妊娠宿有癥病。溫經湯用之治帶下瘀血在腹。大黃牡丹皮湯用之。治腸癰膿成。其脈洪數。以其消癥瘀而排膿血也。可見牡丹皮達木鬱而清風。行瘀血而泄熱。排癰疽之膿血。化臟腑之癥瘕。其為足厥陰血分之要藥明矣。故昔賢有言。胃氣虛寒。經行過期不淨者。勿服。恐寒中而傷血也。至於胎前亦宜愼用者。蓋妨行瘀而墜胎也。日本學說。謂牡丹皮殆不過一種淸凉劑。是經驗尙未精到。唯所云此藥於月經不順。及痔疾用之。與中學之說。窺見一斑。惜夫長井博士之實驗報告(見藥學雜誌第七十七號)以爲無特殊之作用。故在治療上爲無效。又云果有有效之成分與否。現今尙屬疑問。又云要之牡丹皮者。實地上之價値甚少。無他。彼氏第從化學而驗其性質。故未能精知丹皮之功用。爲治療上最有價値之品也。

傷寒講義

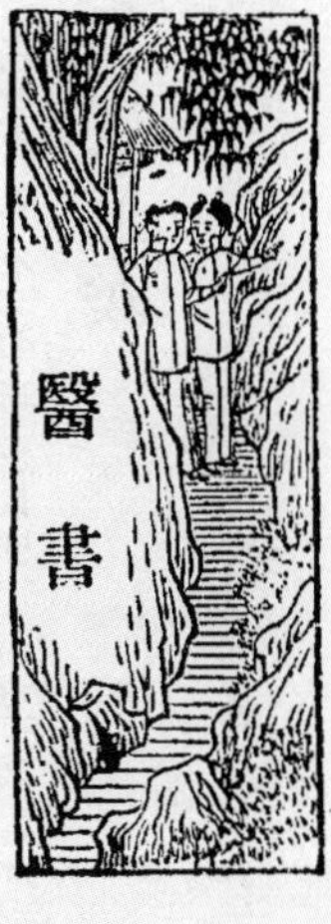

包一虛識生氏著

傷寒原本之辯正

嗚呼。傷寒論淪胥於註解也久矣。古今註傷寒論者。不下數百家。始於王氏叔和。附入傷寒例。及可汗不可汗等篇。殆屬講義之意。非註解也。自晉及宋。不知因何訛誤。遂疑爲兵燹殘篇。已經叔和編次。而叔和之所附者。竟爲仲景之所作也。成氏無已。爲註傷寒者開宗第一人。而竟不分玉石。特書叔和編次。噫傷寒論與傷寒例之文。稍有學識者。皆能辨別爲二人之筆法。其理論亦優劣懸殊。無怪後起諸賢。俱目爲叔和編次之誤。而疵叔和者。更將傷寒論與傷寒例。互相增刪。而復編次。以至今日傷寒論天下不同文。良可慨也。幸陳氏修園。頗具眼力。遵成氏創註之本。刪去王氏前後所附八篇。指出太陽至陰陽易爲仲景之眞論。然陳氏淺註。雖多牽强。遺背經旨。而闢去傷寒例。指出仲景原文。未曾增删一字。此則陳氏之功。不可磨滅也。而成氏作註時。依上古流傳原本。未加更易。使今日聖經復燦。亦大有功於世道。所可痛者。王氏叔和。獵名之手段耳。王氏已欲發揮聖經。則當書明何者爲仲聖原文。何者爲已所附。亦不可書編次二字。按晋與漢季。年代相去未遠。漢時文化大盛。傷寒論必有刋本。不致兵燹之後。卽剩一卷殘篇也。况五經四書。及其他漢以前之書。古于傷寒論者。未見其受兵燹之刼也。是則王氏有心獵名。明眼人自能識破也。夫傷寒論三百九十七法。載在傳集。班班可考。王氏併入八篇。而誤爲仲景原文。則不止三百九十七法明矣。識牛刻遵成氏創註之本。八篇分爲二十四例。五十章。共三百九十七法。亦未敢妄易一條。層次炳然。前已著傷寒雜病章節。傷寒序。傷寒表文。簡意深。仍恐閱者未易窺測。今復著傷寒講義。詳爲說明之。猶言不厭細之意也。

傷寒命名之意義

傷寒者。邪傷寒水之經也。傷寒論者。邪傷寒水之經之論也。此寒字。爲寒水之寒。非風寒之寒也。古今註家皆誤爲風寒之寒。以傷寒論論感冒傷寒治病之書也。讀傷寒者。卽可以醫傷寒病。其他非其所知也。又言祗宜于北地。不宜于南方。宜于冬日。不宜於春夏秋。悲乎此說一出。遺害千秋。不但醫界中人作此說。卽能識傷寒二字者。亦必作是說。痛乎名義已錯。宗旨遂乖。故後世有所謂溫病之書出。能治春夏秋冬之熱病。學理易曉。藥方合時。於是乎傷寒之道。大受打擊矣。夫六淫傷人。必先感于太陽。太陽主皮毛。爲百邪病人必經之路。皮毛傷邪。則寒水之病作矣。故曰傷寒。傷寒論卽包括一切外感病而言。表示其六淫六經之病。必由太陽寒水之經先受邪者也。所以太陽列作首篇。列爲首法。是其明證。若傷寒二字。是中風傷寒之傷寒。則當改傷寒論爲中風論。且傷寒論中。亦不應有風暑濕燥火等症之方法。今先師列太陽爲第一篇第一法。而論中統治六淫之方法俱全者。非專治傷寒症之書明矣。吾言爲百邪外感必先傷太陽寒水之經。傷寒論卽統治百病之書。確無疑貳。古人云。太陽爲六經之長。信也。

六經八篇之說明

神州醫藥學報 第二年第九期

傷寒論祇論六經之傳變。而有八篇者。因其外邪來路。有三條也。何謂三條來路。卽上竅下竅與中竅是也。中竅卽汗孔。汗孔卽太陽所主之皮毛。汗由皮毛而入者。曰傷寒。傷寒有六經之變化。故有六篇。曰太陽篇。陽明篇。少陽篇。太陰篇。少陰篇。厥陰篇是也。其另增霍亂與陰陽易差後勞後者。以其六經之傳變雖同。而其邪之傳入則異也。霍亂邪由上竅口鼻而入。直中後天也。陰陽易邪由下竅陰門而入。直中先天也。傷寒論有八篇者。卽六經六篇。後天一篇。先天一篇。一上入。一下入。一中入。何等明白。何等詳細。夫後天胃也。先天腎也。六經之後。加以先後天。則上中下以及軀殼臟腑。包括無遺矣。但後世有疑少陽太陰二篇不全者。未知傷寒之奧也。按少陽爲半表裏病。柴胡証在太陽中篇已詳論盡矣。太陰亦在陽明表裏相傳例論過。故正篇不復論者。以免重複也。

二十四例之大意

傷寒二十四例。識生所分也。二十四例者。六經與霍亂陰陽易差後勞復。各有總論一段。名爲總論例。總論一篇之大法也。太陽篇凡十例。除總論外。仍有九例。九例者者曰表病風寒五規例。此例論表病風寒之邪有五種方法之規矩也。五種方法之規矩。卽表裏傳經。氣傳陰陽。邪化虛從實。受脈證相似。假眞是也。曰表病投誤救禁誤治法例。表病方法。上例已詳。此例特論表病誤治者救其所誤。未誤者禁其勿誤。治法亦有汗吐下先後名不同也。曰半表裏病例。表病未愈必入於半表裏。半表裏例。卽論少陽半表裏邪也。曰半表裏病救誤禁誤例。卽半表裏病已誤者救其所誤也。未誤者禁其勿誤也。曰裏病例。卽論胸腹之裏病也。因裏病邪入已深。死生頃刻不能再誤。故裏病無救誤例也。禁誤詳於陽明。故亦不贅也。曰暑病例。論暑邪也。曰火病例。論火邪也。曰濕病例。論濕邪也。曰燥病例。論燥邪也。由是觀之。太陽篇十例。分得明明白白。先爲總論。次爲表病。次爲半表裏病。次爲裏病。先論風寒。次論暑火濕燥。絲毫不亂。次序井然。有言爲叔和編次遺亂。及兵燹殘篇者。門外漢也。陽明篇凡四例。曰總論例。論陽明之總綱也。曰燥金表病虛實例。論陽明在表之症有虛有實者也。曰燥金裏症虛實例。論陽明裏症之虛實者也。曰燥病表裏相傳濕病例。論陽明之邪傳入太陰。爲表裏相傳者也。觀此陽明四例。先言總論。次言表症。次言裏症。次言表裏相傳。亦一目了然也。少陽凡一例。因其方法。在太陽篇已說明。故祇論總論而已。太陰一例亦然。少陰則有二例。曰總論例。論少陰之總法也。曰少陰水火虛實例。　少陰上火下水。一虛一實也。厥陰凡三例。曰總論例。論厥陰之總論也。曰厥病出入熱厥例。論厥陰之氣。出則爲熱。入則爲厥者也。曰厥病下利上嘔例。論厥陰病下爲利。上爲嘔也。一爲熱厥出入。一爲上下嘔利。兩相對偶也。霍亂陰陽易差後勞復三者。亦祇各有總論一例而已。然此諸例。毫無遺背經旨。閱者若能將傷寒章節三復讀之。自知余言之不謬也。

（未完）

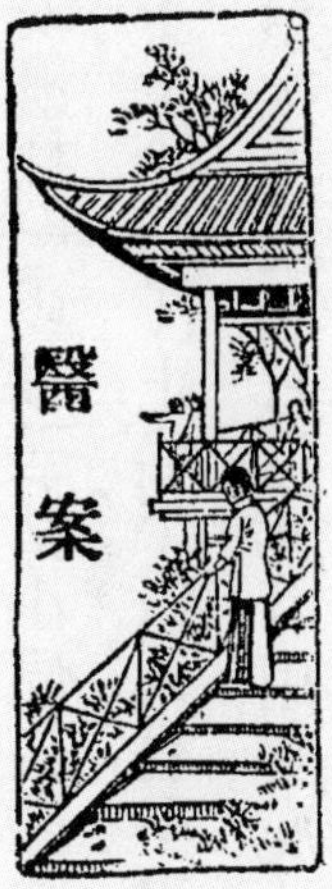

痰飲腫脹治驗

顏伯卿

甬鉅康錢莊執事屠鴻規君素患欬嗽唾血氣緊戊申秋三氣暑濕熱失治延至冬孟欬喘氣急身面浮腫諸醫罔效束手適余應中鄭洽記之聘電請回甬病者煩寃不能俛仰診得右三部脈濡濇左關尺沉細而弦寸沉微舌白滑灰苔屬痰飲素盛脾腎兩虛新受之邪失治陷入足三陰脾虛則浮腫腎虛則喘急日久外邪與正氣渾淆如土匪盤踞城池良民從匪聚殲之則玉石不分撫恤之又資盜糧製方維谷古人開鬼門潔淨二法分先後以五皮飲合二陳三帖膚腫略退以薑附六君子湯五帖漸就緒長至前三日欬喘腫脹益甚舉家惶駭將理後事病人詢余云究竟此症能否挽救余曰聲出丹田元海有根脈雖沉澁冬令悠緩尚非不治之候所以病

劇者寒水當令正虛不能勝邪若靜養善治至丙戌長生之月定可轉危爲安屠君然之顧以生命相托擬導滯宣肺平肝扶脾用陳皮三錢白术三錢桑白皮三錢帶皮苓八分澤瀉三錢製半夏三錢木香一錢連服三帖上部浮腫稍退小便點滴不通大便鶩溏脈沉遲而細擬附子麻黃湯合眞武法附子四錢麻黃一錢五帶皮苓八錢炒冬术四錢白芍三錢生薑三錢二小帖得微似汗便通氣喘欬逆稍平惟腎囊腿足腫更甚胸脘痞脹如旋杯身痛惡寒擬桂枝去芍藥加麻黃附子細辛法桂枝三錢生薑三錢麻黃二錢細辛一錢炙甘草一錢附子三錢紅棗三枚服二帖胸痞惡寒已減下部仍腫甚脈沉細而遲尺有神蓋水飲寒濕已有下行之勢膀胱州都失職用小品辛淡內消水濕使氣化通則小便自利下部之腫可退用燈心壹百根春砂仁二錢打川通草三錢赤小豆六錢廣陳皮三錢蘿蔔子三錢炒研炙草木香各一錢安邊桂一錢服三帖小便長浮腫退至上腿動則喘急自汗以眞武湯加人參五味子十餘帖汗止喘平以六君子湯加參茸附桂干薑五味子歸芍三十餘帖諸候悉愈次年夏四月復元計用麋鹿茸各一對人參高麗參附薑各斤餘是歲

其如君舉一男今入小學校矣

●喉症治驗醫案二則

濮鳳笙

喉症六淫七情均能致病。診察不愼。卽有毫厘千里之失。茲將治驗寒熱各一症方案錄供研究。

韓某年四十許。面黃而蒼。素蘊濕熱。已可概見。因家屬患喉痧。其母與姪均先後而亡。繼韓君亦染疫病。喉身無痧點。服藥四日無效。惶恐萬狀。其戚侯某知醫。素與余知交。乃代邀診治。觀其喉腫到上腭。色不甚紅。亦不甚痛。惡寒發熱。頭痛煩躁。不渴。苔粗白。脈細緊。擬以梔豉甘桔桑荷蟬衣紫背浮萍等類治之。一服得微汗。寒退。翌日復診。細緊之脈。轉濡濇。似有若無。苔愈白。煩躁雖止。喉腫未見進退。改用二陳加砂仁厚朴藿苡滑石之類。第三日復診。病勢仍無增減。照原方加蒼朮四錢。茯苓澤瀉。野薔薇花。用藥重在温溼。其妻其子俱謂初服涼藥。尚不見効。今服熯藥。豈不火上加油。方不與服。欲延一針科刺喉。出其毒膿。可望向愈。其戚侯某阻之曰。初望涼

神州醫藥學報　第二年第九期

藥氷伏過甚。今以溫藥治之。正所以補偏救弊。且病者素稱溼重。非辛溫之藥不能化。其溼若以針刺之。即使出膿。竊恐上焦溼濁之氣未清。喉腫仍未能消。其妻與弟游移不決。侯某請之者再。乃得照方服下。次晨喉腫已消一半。並知痛楚未消者現深紅色。舌苔轉腐黃而厚。腹痛。肛門頻頻作墜。此中上焦之溼。已化爲熱。陽明必有燥糞。改用調胃承氣加蔞貝芩梔等品。服後得結糞三次。喉腫全消。面黃亦退。調理旬日而安。

游某閩人。遺有側室兩子。長子年十一。次方九齡。同時患喉痧症。長服清化藥數方即愈。次則通體赤如隔宿猪肝。不分顆粒。喉爛口臭。不可嚮邇。上嘔下瀉。神識不清。苔淡黃。脈模糊。余云口臭者。是吸受疫毒。伏於肺胃。不從肌表外達。轉而陷入包絡。肝胆風火。亦因之觸動。上乘則嘔。下凌則瀉。且毒熱深入血分。通體泛紫赤色。喉愈爛。臭味愈重。病之危險。已達熱點。恐不可救藥。家人聞余言。舉室驚惶。不知所措。其母跪請立方。其族某亦懇請以死中求活。余感其誠。勉擬神犀丹一粒。用陳金汁一杯代服。先開包絡之邪。驗其效否。再決進退。(按神犀丹已有金汁因其家藏有二十年之久尤覺妥當）下午六時進藥。十時無動靜。又進一粒金汁化服。次晨得微汗。邀余覆診。神識轉請。餘症依然。改用紫雪丹五分金汁一杯入防風水甘蔗汁各一酒杯和服。午後嘔瀉瘥一半。入暮得止。嘔仍時作。復用金汁及烏梅水一酒杯冲入緩服。是夜臥甚安。並有蒸蒸汁出。嘔瀉全平。診其脈較能鼓指。不似前之模糊。議以珠黃各八分。金汁一杯。葶藶汁半杯。分兩次和服。次晨走診。其膚之紫赤漸見轉紅。囑再服原方。候全體轉成紅活色。再議湯藥未晚。如是者連服三日。俱應余言。斯時險象畢退。惟喉仍腐爛。口臭仍重。脈息數大不倫。明知燎原之火甚熾。非大剖清熱不可。議以竹葉石羔湯加鮮生地兩許。杯水車薪。無濟於事。改用疫痧一得清瘟敗毒飲。原方原分兩。去桔梗。並服五劑。於是內外之火均減。病者屢欲大便而不能下。又進涼膈散兩劑。三日內共得栗子大黑結糞若干枚。繼下醬糞。臭氣逼人。病者自言人軟無力。嘴乾無涎。索梨汁潤口。其母問余曰。連日服大劑涼藥。火猶未熄。余曰非也。疫毒燔灼。及肺腎眞陰耳。曷不觀其舌色乎。絳而有津者。熱也。絳而無津者。陰傷也。今令郎舌色乾絳無苔。肺津胃液。俱形告竭。誠恐餘燼復揚。由少火轉成壯火變成痧厥等症亦未可料耳令以梨汁代茶藥用增液養陰加羚羊石斛鮮竹葉蓮心芩連等味服至八九劑病者不肯再服其母爲愛惜起見謂藥已服念餘劑不免嘈人飲食調養可也余亦不深勸斯時喉爛全退惟膜後已破痛不可耐囑配疫痧草中之十寶丹及錫類散輪流吹入卽可歛口止痛半月後又來邀余診視見其左耳後腫大而硬痛極余曰此肝胆二經有餘毒結聚而成名曰遺毒前藥如肯多服何至如此議以龍胆瀉肝重加芩連銀花藁豆洩其毒熱乃潰膿腥臭異常嗣調理念餘日遂獲全瘳

按以上二症一係寒溼兼時邪一係爛喉疫毒韓某原非不治之症奈入手服寒涼藥過甚上中二焦痰溼閉塞幾釀成伏邪險症余以溫燥獲愈皆由其戚侯君知醫信余最篤故能獲效至游姓之症疫毒發斑通體紫赤兼之喉爛口臭毒火薰蒸書云發斑紫黑者胃爛九死一生無怪望而却走者多此症極險余原不敢操必勝之權見其誠懇且是寡婦之孫兒姑用神犀丹治之作背成一戰之舉由此逐層進治轉危爲安誠意料所不及也至於另加金汁實因游氏藏有念餘年之久且儲以送

。人其祖功宗德。可想而知。諺曰善人必有善報。游氏子獲慶再生。其得先人之餘蔭多矣。

瘍科治驗案二則

湘城周頌堯

小腸癰　（俗名縮脚腸癰）

下圩浦贊棠年五十餘少腹忽然墜痛左足不能伸動先在他醫處診治或云腸癰或云肚癰所服之藥係丹皮桃仁瓜蔞苡仁等品均無效延綿月餘病勢益劇始來余處診治余按其脈細而弦按其腹脹而堅小便短赤舌色白膩面目痿黃形容枯瘦余曰此係小腸癰也蓋腸癰有大小之分大腸癰屈右足宜瀉大便小腸癰屈左足宜瀉小便此乃一定之理此病之原因君素喜茶酒溼熱阻滯州都小溲不暢而成是症也治宜利溼疏化庶可消散否則成膿爲害極難收功方用（製茅朮一錢川萆薢三錢木通一錢赤苓三錢豬苓三錢車前子三錢包赤小豆錢半懷牛膝四錢以利溼炒金鈴三錢延胡索錢半台烏藥二錢炒丹皮錢半桑寄生三錢大腹皮

三錢生甘草四分以疏化）服兩帖墜痛略好足亦稍利但大腿內略有酸痛恐經絡不和轉成流注照方加（宣木瓜二錢絲瓜絡錢半左秦艽三錢蠲痛活絡丹一粒研末化服）又服兩帖少腹已舒左足能伸小便亦暢腿痛亦愈但胸部略有噯氣照方去活絡丹絲瓜絡加（陳香櫞錢半製香附三錢）連服四帖病竟全安

對口疽　（一名玉枕疽俗名落頭瘍）

本街李金山年逾五旬腦後患一對口初如錢大後竟爛去半頸至兩耳爲止頭不能仰又不能臥爛處發生小蟲腐肉色黑臭不堪聞前醫不敢擔負始來余處診治余用剪刀將腐肉小蟲輕輕剪去摻以六合散另攤大號膏藥十數枚囑其日換二次換時用菊花湯頻洗所有腐肉小蟲須輕輕剪去重則出血後照法施行不到半月紅口白滿滿新肉紅盈盈疼痛大減胃納漸旺但左耳邊黑腐仍多自出血盞許余仍付六合散日換二次腐肉漸盡紅肉漸滿改用八寶丹加六合散少許日見收小約計一月均已全瘥以上兩則係上年七月事也餘如歷年治愈之瘰癧水鼓走馬牙疳及內外各科屢試屢效之經驗方甚多容當續登本報

附方

六合散（拔毒兼長肉專治一切癰疽俱有特效）

黃升藥五錢上血竭一錢煨石膏三兩五錢同研細末

八寶丹（專長肉凡一切癰疽諸毒腐肉已盡用以長肉極效）

煅龍骨一錢掃盆一錢煅甘石三錢赤石脂三錢煨石膏一兩五錢上血竭一錢同研細末

按本方加眞珠粉五分大梅片三分名眞珠八寶丹效驗同隨常用去之可也此係師傳秘方與市上成方略異

上洋采芝堂

製監大悲救苦玉雪丹

此丹耑治傷寒天行疫癘時氣傳染一歲之中一方之內男婦大小病患相似謂之瘟疫並治中風中邪癰疽瘡壅熱毒壯盛霍亂絞腸急痧暴症命在呼吸不及延醫服藥及治自縊溺水魅魘卒死心頭尚有微温或癲邪狂走狀類心瘋或誤中食毒藥毒一切跌撲損傷瘀血在裏百虫蛇犬所傷毒氣內攻但用此丹內服外敷應手神效百發百中有起死回生之功又治婦人月閉鬼胎小兒驚癎客忤等症每用一丸重者酌加小兒半丸滚水化開送下本堂揀選道地藥料擇天醫療病良辰於淨室中誦大悲寶懺一永日虔誠修合應驗如神並將療病服法略詳於后惟是藥本昂貴俱皆珍品購者珍藏幸勿穢褻或善良君子施送濟人其功德豈有限量哉

一治傷寒時行瘟疫寒熱頭痛胸悶髀酸一二候身熱不解神昏譫語開水化服一丸如身熱不盡再進一丸立有奇功

一治痰厥不省人事用陳胆星五分冲開水化服一丸

一治肝氣厥逆不省人事用生石決明二兩煎湯一茶盃化服一丸或開水化服亦可

一治小兒痧痘時疹用西河柳五錢煎湯化服一丸未透足再進一丸輕則半丸

一治癰疽發背腦疽疔毒一切無名腫毒外用土牛漆一兩搗汁調藥半丸敷之內用開水或生甘草三錢煎湯化服半丸大症一丸未成即消

一治爛喉痧症痰涎壅塞口禁身熱命在頃刻急用開水化藥一丸徐徐灌下立刻回生再進一丸即愈

一治一切咽喉急症服之立痊或用荷葉三錢煎湯化服亦可

一治小兒急慢驚風身熱嘔乳驚悸抽搐便青用鈎藤一錢煎數沸去渣量兒大小和服半丸或一丸作四次服之立效如月內赤子胎驚不乳用藥一丸分作四塊研極細末安在乳頭上與小兒吃乳同下之立愈

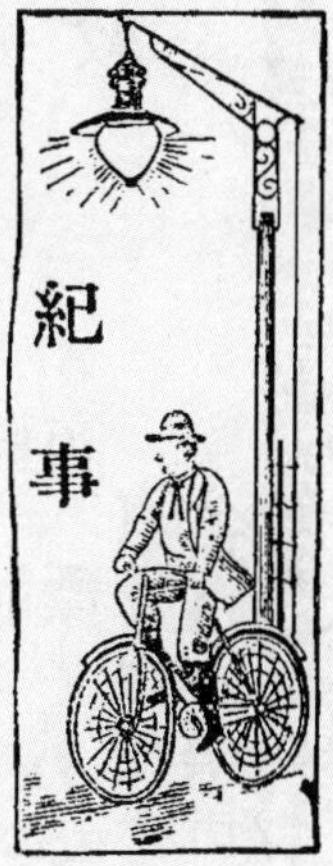

神州醫藥總會紀事

本會前日開會由余君伯陶宣讀福建分會公函內稱本分會現已照章選舉成立當將會員職員分別造册以及分會會章並證書費等一併呈請察核唯祈賞總會准予正式承認卽頒圖記證書以便禀請本省巡按使立案俾得聯絡一致進行等因當場全體通過謂閩省分會既經成立本會自應正式承認合行頒發圖記一方以資信守一面就近禀請該省行政公署立案云云又接常熟龐鳴鐸君來函內開中國醫藥爲我邦國粹歐風東被日見沉淪若不急圖挽救恐散亡磨滅者爲日近矣今幸諸同志奔走呼號上書請願得蒙政府批准我道賴以保存鐸雖不才亦當稍盡天職追隨諸君之後耳茲與張君討論聯絡此間同志發起支會贊助總會發達又漂陽支會報告成立並請頒發圖記俾得禀請縣公署立案以促改良醫藥云

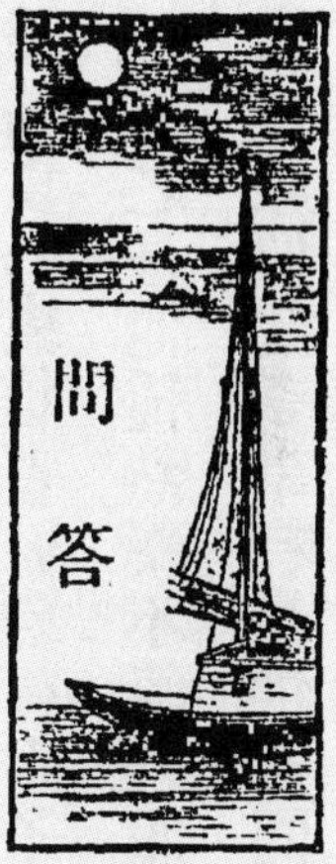

問症兩則

黃眉孫

余族友記之妻年四十餘歲初患氣痛繼即大便下血數月不愈已成癆瘵之疾其失令服洋烟烟癮甚大血症漸次痊愈氣痛則時發時止唯遍身作腫後請閩醫包治服靑草并藥散等月餘外腫已消唯腹中飽悶兩脇緊痛口燥咽乾大便久閉面黑如炭更數醫服附桂皆不效請余診時兩手寸關皆沉微細小兩尺脈如游絲似有似無若將絕者余知難治令取肉桂和參服之方用當歸四錢阿膠二錢黨參三錢正茯神二錢半半夏三錢只壳二錢炙甘二錢沉香錢半炒白芍二錢黑山枝二錢余意以當歸阿膠補血養陰參茯以提神山枝白芍炙甘以和肝半下只亮沉香以寬胸下氣前有患此症者余以此方治愈但其人不服洋烟耳服後病者令人來

問答 二

寓轉方並未診脈因惜錢之故云服後平平唯兩脇如前緊痛余去半下只壳用鬱金錢半蘇子二錢服後仍然無效且日見沉重豈油盡燈滅余藥會逢其適歟嗣聞求大上老君神方並不請醫神方用奇楠降香沉香薏米連服數劑嘔出黑血塊壹條闊五六分長五六寸又後數日方死此症予至今疑之當用何藥調治爲的抑或中藥難治西藥有可治否又或爲必死之症非藥餌可治否祈諸君幸敎導之

星洲森和金店之東主陳君予同鄉人好善樂施之君子也于本年二月患虛寒症心中作痛氣急頭暈面黑無色每時腹中響聲如鼓服寬胸下氣止痛之藥數月不效手足漸冷已近危殆後請中醫蔡君診之蔡君云要多用附子方可見愈用附子四兩雜黑錫丹諸藥服之服後果汗出神爽嗣後附子加重至半斤取煑飯銅器雜諸藥作茶常服又用附子熬水以煑飯充飢每日三餐聞皆如是已服附子三四十斤嗣因南洋附子甚貴乃寫信省城自買附子六十斤每斤四元共弍百六十元今聞又將服盡計一人之身他種熱藥不算外服附子已將百斤又兼服人參白泡疾病雖愈身體尚未復原似此奇事有足供吾同道研究者症似平常何其腸胃可容

附子如此之多在中醫極難索解而西學余止得皮毛願諸君學貫中西者教導之又者讀袁君桂生論說于中西學俱有根抵仰望已久尙蒙不棄懇將此二症緣由參于中西學說以開愚蒙實爲幸甚

●答黃君眉孫質書疑

沈守元

閱黃君質疑書喜醫學中熱心者衆此正吾道昌盛之時日矣感激奚已哉盖氣化之理僕論已詳本無可疑之處黃君獨以人生於氣爲疑究亦囿於西法未諳氣化也今再舉經義爲我黃君釋疑焉經云化生精氣生形以精爲氣所化而形爲精中之氣所生理甚昭明無庸疑也黃君疑之殆亦未察經書之故也黃君又以人病於氣爲偏論觀所舉頭痛項强結胸痞滿等症謂形病非氣病噫黃君何短思淺見若斯之甚耶見痛在頭結在胸便謂形病果如斯言則當以開胸破腦法如割肉瘤然方能除斯疾矣何仲景只以湯劑下咽而二疾各除耶由此觀之則病因於氣理更彰彰如針灸法亦治氣病非治形病何以見之內經論用針當擇日時如天溫日明

氣血淖液行有常度衞氣外浮則可用針若天寒日陰氣血凝滯行無常度衞氣內沉則不可用針以此則知針灸法亦治氣病也究之形病終非湯藥所能療氣病亦非剖割所能瘉据黃君所言肉瘤喉症此正一氣病一形病故一割之而愈一割之而死黃君夢中未能覺悟無怪其疑竇滿腹也而陳氏之病黃君謂氣固有之精則無也觀此更知其泥於形迹不諳氣化何也蓋氣化之理有形不能生無形無形自能生有形氣果有之精萬不能無也陳氏之疾固有至微病理在焉黃君不明見其交媾出氣無精便以有氣無精爲立論足見其氣化工夫全未夢及但陳氏疾僕不診其脈不見其人不敢妄下斷語若爲有氣無精則僕之所敢直斷其非也質諸同道以爲然否

請再詳考金雞納霜之性質

談愚叟

前者鄙人有質疑一條已承包君裁答在包君意以爲金鷄納霜性大寒而竟能與信石同一收治瘧之效故於第一期報內有是何理由之問然較之平日鄙人所聞殊不若是也竊嘗考之西醫用西藥雖專重其主治能力要於寒熱之分亦非漫無

辨別有會見西醫爲人治瘧初用金鷄納一分强作劑隔日不應改用信石數釐治之間其所然則以金鷄納性雖熱不似信石尤熱而毒是以次第用之據此則金鷄納與信石均非寒性可知已惟耳食之學未敢深信吾同社諸君中不乏兼通中西醫學之彥必有能確知二物之性者尙祈詳示以期解決當此溝通中西之際尤不可存而不論俾免盲從之誚亦公益之一端也

再答金鷄納霜之性質

包識生

金鷄納霜之性質前期已略言之茲復蒙談翁重爲辯難正所謂學術愈研究而眞理愈現以符倡明醫藥之宗旨也鄙人不敏謹將平日所用金鷄納之經驗說明於下夫藥性之寒熱雖可於形色氣味辨之然亦必徵諸服後之經驗始可斷言也按鷄納西藥也西藥多以服後之效果爲斷寒熱之性勿論也虛實之症亦勿論也求其能療病而已吾中醫則不然虛症用補實用攻寒用溫熱用清此一定不易之法也若將症已明用藥已確雖云陰陽五行之理想樹根草皮之粗品其愈疾之效力

不亞於西藥然鷄納西醫無辨別寒熱之確論今以中醫之學理說明之味苦者性寒辛者性熱間有大寒不苦大熱不辛如石膏犀角砒霜附子之類是也以苦味辨之金鷄納性寒也然鷄納服後亦現寒象每觀服鷄納之病人病雖愈而面靑白胃口呆滯耳鳴頭暈爲必有之症而弱人服之更見其寒象若素體强而火旺者服之甚宜所以西人以爲補劑以性寒養陰故也况鷄納服後並無熱症出現鄙人前在閩粵內地山高水冷寒體居多所治鷄納症服後病雖愈而體質變現寒症者比比後以香砂六君加姜桂和鷄納爲丸服之卽無寒症之現象可知鷄納性屬寒也若砒霜本草已載大熱多服之亦口破腸爛全體發熱如燒誠大熱藥也由此觀之鷄納之性屬寒益明矣然西法治瘧鷄納不愈而用砒霜者正以寒體服鷄納不宜而當以砒霜熱劑卽愈也未識諸君以爲然否

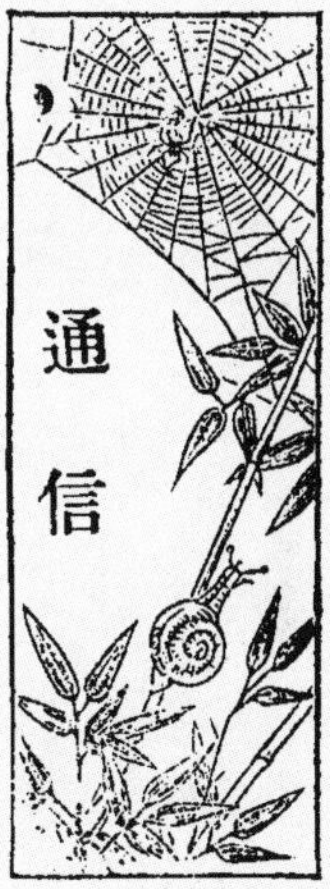

通信

錢存濟

啓者閱本報第七期載有朱君醴泉振興醫學必須先去妒忌論一篇語皆激刺不知由何而作卒讀記者之批評始悉不平之論有由來也使我醫藥界而常生此暗潮而欲獲昌明之效果難矣鄙人見及因忝列醫界一份子應有維持之責乘此意見初萌爲調劑起見並非與朱君有特殊之感情而代出此不平之論聊製俚函懇祈洞鑒　夫醫藥會者合全國醫藥界共同組織而成者也醫藥報者爲醫藥團體之機關報也是會因何組織在昌明醫學是報因何而建設在交換智識似此討論有方自無遺棄他山借助由淺入深務望同化妒忌共相維持將來不特爲醫藥前途增無限之祥光亦可使四萬萬同胞共獲同登壽域之效方不負建設諸同志之初也鄙人主張調劑之方法厥有兩端敬以質之同志諸君以爲然否在記者一方

面言之無論投稿學識之優劣一概刊登登訖在本稿後加以批評使投稿者不致望洋之嘆並可以知其自己之優劣而藉以琢磨在投稿一方面言之無論學問之淺深當化除舊習存一虛懷取彼之長補己之短去己之短學彼之長不能各存自是得批評以增羞如此智識可以交換醫藥可以昌明不數年吾中醫中藥猶不能駕歐美而上為天演之淘汰者吾不信也不然刊登者概係優章不加批評而劣者不知其優者何以為優遂謂沽名釣譽若劣者概不刊登則劣者亦不自知其何以為劣遂謂存有妒忌之心頓生退志於是優者終優劣者終劣又何以能符交換智識之旨也再者我醫藥會建設伊始現當過渡之時望勿故步自封阻礙前途則鄙人幸甚全國幸甚

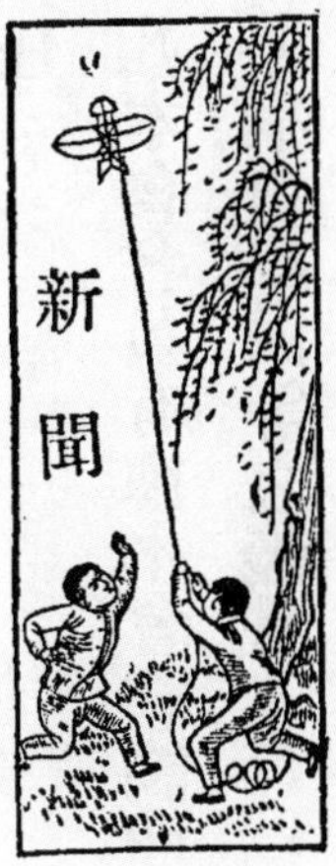

本埠新聞

醫史研究會小啓(簡章附)

陳邦賢

史以紀事政治有史文學有史各科學有史醫學亦何獨不然東西洋醫學昌明之國莫不有醫學史疾病史醫學經驗史實用史批判史等以紀其歷朝醫事之沿革及其進化之理由吾國昔時亦有李濂醫史甘伯宗名醫傳發皇往哲之奧窔然其體裁咸秉傳記謂爲美備竊恐未能蓋吾國醫學上稽太古下迄近世其間雖多支派而脈絡隱然相通傳記體惟紀個人事略不能紀歷朝醫事之沿革及其進化之理由也掌籍有闕貽笑萬邦擁護國體是在我輩邦賢寖饋醫典歷有年所擬輯中國醫學史蒐集羣材閱兩寒暑今大致已就惟念一人學殖有限滄海之珠不無遺

落爰設醫史研究會邀我邦人諸友入會磋磨俾吾國歷朝醫事之沿革及其進化之理由不致湮沒醫史光榮勝於異國想亦海內諸君子所樂襄厥成者也是爲啓

一定名　本會之宗旨在研究歷朝醫事之沿革及其所以進化之理由確定醫史唯一之資料編輯中國醫學史故名醫史研究會

一會員　本會會員以自願研究醫史協助本會進行者爲合格凡願入本會者請將詳細履歷住址寄下本會卽認爲會員其欲出會者可自由出會本會不登報聲明

一會費　本會會員概不收取會費其一切經費及刋中國醫學史經費均由發起人担任

一職員　本會不設會長職員等名目其編輯會計庶務書記等一切職務均歸發起人担任

一義務　凡本會會員有應本會諮詢商搉歷朝醫事得失之義務有協助徵求歷朝醫政傳略病史學派等之義務

一權利　凡本會會員有討論醫史之權利有應徵得贈品之權利有將姓氏刋入醫史研究會會員題名錄附於醫學史後以表紀念之權利

一會期　本會不定會期凡有關於醫史之問題或須徵集者隨時通函商酌

一消息　本會假神州醫藥學報中西醫學報爲交通機關並商該報每期登醫史研究會消息一頁以資靈通

一會址　本會暫假上海鐵馬路圖南里五百四十七號張寓爲通信處如有通信者請寄該處交陳治愚收

一附則　本章程如有未盡善處當隨時删改布告

附本會徵求條例

一徵求前清雍正以後之醫政例如清立太醫院官制設院使及左右院判吏目御醫等官及官醫軍醫警醫法醫校醫等制度以其病院防疫衞生等事無論巨細均所歡迎

一徵求歷朝著名醫學家傳略若太古之神農黃帝周之扁鵲漢之倉公後漢之仲

景華佗晉之王叔和皇甫謐唐之孫思邈王燾宋代之龐錢許陳輩金元之劉張朱李輩以及明清之李時珍吳又可喻嘉言葉天士徐靈胎陳修園尤在涇等事實敝處均已搜集請不必再寄惟缺李士材張隱庵柯韻伯高士宗汪訒庵王孟英吳鞠通沈金鰲陸九芝等數人傳略如蒙抄錄或自撰寄下尤爲感荷

一徵求借貸各省通志災異門之關於疫癘者倘蒙慨借以一月爲期錄後當隨時由郵局保險奉還不誤如不能借出卽請抄錄寄下亦甚歡迎

一徵求前清各醫家之學派例如金元有四派劉河間爲寒涼派張子和爲攻伐派朱丹溪爲滋陰派李東垣爲溫補派明清有三派如薛立齋張景岳張石頑趙養葵爲溫補派徐靈胎黃載坤陳修園爲信古派喻嘉言葉天士吳鞠通爲趨時派乞詳敘各醫家學派之變遷及流弊

一徵求關於醫學上之軼事例如扁鵲見齊侯遇長桑君故事華佗爲關羽刮骨療毒又如葛可久途見一患熱病者狂奔郊外葛執之至河干沐浴浴畢病遂霍然又如葉天士設壽菓葉以醫友貧之類（按此類多見於筆記中亦間或見於各

府縣志）

一茲將所擬目次披露於下其有未盡之處尙希不吝賜教爲幸

●海外新聞

廣惠肇方便留醫院

招考醫師廣告

公啓者茲本院欲添聘中醫師一位經陰歷閏五月初六日開會討論衆議醫以療疾關係匪輕學識經驗兩者須備決定實行招考限選三名照章報効三個月然後核其成績之高下擇尤錄用一位每月修金規定五十大元欲掛號者須在十八日以前准陰歷閏五月三十日上午十一點鐘在本院出題面考想我三屬士夫留神醫藥精究方術既已上療親疾更思下救貧厄汲汲於活人濟世而絕非惟名利是務者大不乏人求經旨以演其所知親閱歷而驗其所學斯亦實事求是之不二法門也孔子曰如有所譽者其有所試矣謹誦斯言虛左以待此佈

謹將入場規則列下

一凡赴考者不得携帶書籍

二先向公事房報名領卷

三出頭後須即日完卷

四凡廢疾及有鴉片癮者不得入場

五由本院總理董事臨場監視以昭愼重

中華民國三年陰歷閏五月初九日　廣惠肇方便留醫院佈告

至期報名考醫者二十七人有二名不到止二十五人而已題爲形不足者温之以氣精不足者補之以味次題係前人醫案共五道有不知題作何解者由出題之人反覆講解斯時也總理董事一齊到場監試之人多于考試之人完卷後將名姓彌封云寄回香港醫院選取次日報紙登載其事云我醫界不顧公益往考者寥寥無幾恐有人才缺乏之嘆不知醫院中界限甚嚴限于廣惠肇人方能與考此三府人不過廣東一部份中之小部份耳他處雖有傑出之才亦望洋興嘆何怪乎考醫人

少也眉孫附識錄南洋新聞

暈船之醫治法　（滬生）

暈船之原因與醫治之法業由德國醫士費超氏攷知茲錄其所報告於醫學星期雜誌之學說經驗如下

費謂大凡海客有暈船病者皆因患紐幕厮司脫利克神經病所致人苟患此種神經病卽乘行於陸地上亦不免頭暈治法惟有施以一種睡劑卽乘風破浪橫行於大洋可保安然無事睡劑爲何阿特路比尼是也從各方面之實驗知用阿特路比尼作注射藥實爲治此種神經病之最靈驗者並考得與此種相似之證侯如反胃嘔吐頭痛等用阿特路比尼亦能發生效力

費氏自發明此法後卽親行歐美二洲取大西洋中之驚風惡浪作實地試驗之資料舟中固不乏患暈船客而暈船客亦無不欲爲之醫治者費氏乃施其回春手段遇男子之患是症者射以一密里格蘭姆（千分之一格蘭姆）阿特路比尼女子則射其四分之三密里格蘭姆藥劑旣射入見效極速凡患反胃與嘔吐之客半小

時內爽然若失患頭痛者亦能止痛於三四小時之內病人之脈跳動均勻苟遇較大之風溼則更施以第二次之注射惟若而人者實無幾也阿特路比尼有特性凡與極重症遇尤能生極敏捷之效力所用之阿特路比尼量既微故於衛生上毫無損害云

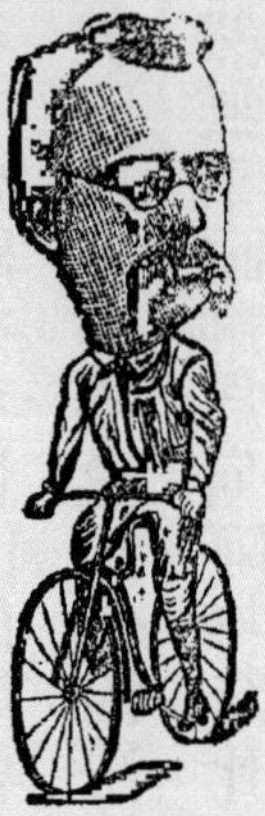

醫零藥碎

●拉雜篇　　蓮子

非天資聰明者不可業醫非秉性仁慈者不可業醫非遇事果敢者不可業醫辨證明確洞燭隔垣醫之智也殫精竭慮起死回生醫之仁也直抉病情不涉游移醫之勇也具此智仁勇三者而後可與言醫

敬告藥業中人方寸中時時存道德心博愛心推己及人心競競留意藥料道地否如逢同業閑談互相勸勉勿以假亂眞斯之謂宅心仁厚反是者徒飾曰存心自有天知此非欺天欺人直自欺耳

吾國之有醫藥自黃帝以來歷數千年代有發明非西醫所能望其肩背維紀籍繁多間有流於偏執者學者須獨具識力不落下乘所治無不應手世人無識好尙新奇竟有崇西抑中毋乃輕棄國粹乎

●續拉雜篇　　遠志

醫零藥碎 二

非天資滑頭者不可爲名醫非秉性要錢者不可爲名醫非遇事卸肩者不可爲名醫辨別貧富洞燭人情名醫之智也巧言令色迎合病家名醫之仁也直謗同道譽已毀人名醫之勇也具此智仁勇三者而後可以言名醫

敬告藥業中人欲求生意發達當以招徠主顧爲第一要務無論行店夥計東家阿大生有老爺面孔金剛面孔者立當換却當效和合仙彌陀佛之笑面迎人則必利市三倍矣凡遇一二文之交易更不可輕視往往有因小故而失大財非營業之道也

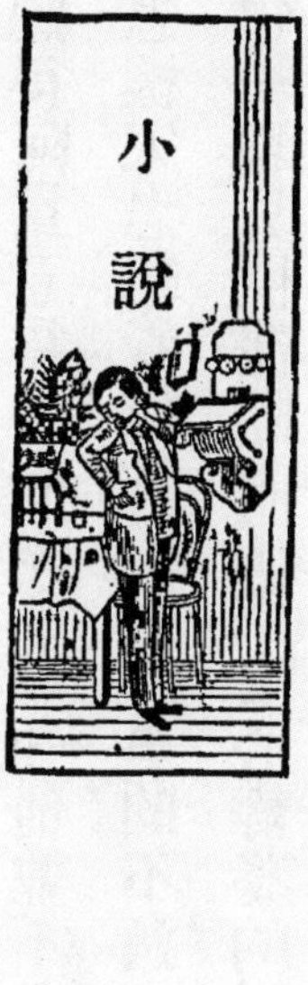

社會小說 燃犀

蓮子

第六回 門外漢依樣畫葫蘆 枕中秘抄胥謀衣食

却說宋忠跟着錢阿貴走了許多路到他家內只見靜悄悄的聲息全無阿貴請宋忠客堂裏坐下隨走進內室與妻房陸氏說道你此刻身體適意些麼醫生我已請來了陸氏呻吟答道我此刻滿身覺着發燒一般你出去了沒有多時候醫生從那裏請來的阿貴答道我本想城內去請剛巧街上碰見六七年前的舊鄰居宋忠哥據他說現今已做郎中所以請來的你想巧不巧陸氏道就是那包家叔叔麼阿貴點頭稱是陸氏半響道吃藥不是兒戲的我沒有聽見過他能看病別吃錯了藥反爲不美阿貴道你的話狠是我却早已問過他說自幼就讀了許多醫書近來閒着

沒有事他天天看醫書他且說這樣病目下患者甚多不妨事的他已醫好幾個人了陸氏道既然這樣你快出去先請到婆婆房內看過後再來看兒子我到不要緊的孩兒們有了病最苦腦他已哭的不得了阿貴應了一聲匆匆步到客堂對着宋忠拱拱手道費神先到家母房內一診然後再看拙荊和小兒愚兄引導了宋忠站了起來道請呀他彷彿像新嫁娘初婚之夕新郎强他入幃一般又如新徵的兵士奉了主帥命令頭次臨陣似的他的心頭突突的跳个不休行到阿貴母親房內在床邊坐下阿貴的母親宋忠自幼認識的不免客套了一回用三指亂按子一回脈又不懂甚麼叫寸關尺模着跳的處按下一回虧他粧着醫生的態度側轉了頭屏心靜氣的默想兩隻眼珠忽而朝上忽而下視他心內想因爲饑寒所迫沒奈何充假內行今日初上場怎樣塘塞呢正在出神時候阿貴站在傍邊連問數聲不妨事的麼他却沒有聽得阿貴意爲留心診脈豈知他並不是凝神默想病症一時看過舌苔問過胃納怎樣宋忠對着阿貴道不妨事的不過有年的人用藥甚難藥方到要細細斟酌稍停一塊兒開罷隨說了聲安心靜養的話站了起來隨了阿貴出房

踱到陸氏房內陸氏早已聽見坐了起來叫了聲包家叔叔宋忠亦稱一聲嫂子阿貴抱了他兒子起來宋忠就照樣診脈思想了一回對阿貴說道這孩子的病與令堂的症相仿的待看過尊嫂一同開方罷阿貴一疊連聲說道好極好極宋忠在床沿坐下陸氏一隻手早擱在一個枕頭上宋忠伸直了三指在腕間一按覺着滾熱非常瞧陸氏臉上以及兩頰間紅潤潤的似胭脂一般宋忠知是發熱未退就順口問道內熱旺盛你覺着發燒麼陸氏答道熱得狠滿身子骨節疼宋忠道還有胸中煩悶口喝想喫茶麼陸氏連連點頭宋忠對阿貴說道嫂子的病是外感內滯相隔而成這病狠重幸而早治再躭下去不得了我開方吃兩帖疏散疏散就可轉輕鬆哩阿貴連連稱謝隨問宋忠道究竟家母和兒子內人的病是一種呢還是兩樣的證宋忠含糊答道看看相仿的其實不同阿貴又問道這病究是什麼證候宋忠扭怩了一回漲紅了臉說道這個都是最重的寒熱哩說罷站了起來阿貴引至客堂裏坐下桌上早擺了筆墨紙硯宋忠道阿貴哥你進去照顧照顧我們自已人不用客氣請便罷阿貴道了歉走開去了宋忠心內想阿貴如果陪着就要坍枱了我看

了一二天的湯頭歌怎樣能夠開藥方呢我僥倖晚上學寫的幾張字紙兒尙藏在身邊不免依樣的抄寫起來就在衣袋內將字紙兒挖了出來磨墨攤紙握了管筆慢慢的橫七豎八偸抄他本來遊蕩慣常久不寫字所以狠覺吃力又恐被阿醮貴着到不好意思寫好一張自已却是看不明白只得團碎再寫湯頭歌上皆是不多幾樣藥味他想平時看見醫生開的藥方必有十餘味故將湯頭歌上的方子兩劑併了攏來足足抄了半個多鐘頭纔算開好一張藥方自己看看到還相像正在暗中欣喜聽得脚步聲響知是阿貴來了慌忙將昨晚學習的紙條兒藏過擱了筆做出思想模樣瞧着阿貴進來緩緩檯一檯身體縐了眉尖胡謅道這種病狠難用藥不能造次所以我格外仔細令堂老太太的方已竟開好了餘者我還要斟酌不敢輕易動筆哩綜須千穩萬妥方佳阿貴信以爲眞心中感激到萬分稍停阿貴到他老母房內宋忠從複拏出紙條兒照着又寫過了許多時候方纔抄好湊巧阿貴走進宋忠道方是都開好了我是嗜弄的阿貴道好說費心費心隨手託着紅紙封好的四角小銀元遞與宋忠道論理我們兄弟不在乎此這些些宋忠忙道何必怎樣

客氣阿貴道吾實在過意不去綜算表我微意若不嫌輕請你收了罷宋忠假意謙讓了一回急將紅帋包兒納入懷中告辭回家阿貴道我本應留你喫晚膳因家內人都有了病所以不虛邀了回去嫂子前代問聲好宋忠道不敢明天上午我再過來問候說罷辭別了阿貴回家行至半途將紅紙封兒拆開買了二角小洋的鴉洋煙稱二觔切麵拿到家中已是金烏西墜玉兎東升了一進門來一見他的妻室靠在桌上手託着臉垂頭打盹兒子坐門檻上啼哭口裏呼着要飯吸宋忠將麪放在桌上雙手推他妻房道你怎麼就睡着我現有切麪買來了趕緊去燒來喫他妻房裝着不聽見宋忠又推了幾下只是不應宋忠覺着自已兩脚酸軟鼻涕眼淚都流出來了乃懶懶的踱到床邊尋着火柴點着烟燈身體倒了下去吞雲吐霧尋他極樂的生涯半榻橫陳一燈對照管甚麼妻啼子號且說李氏泣了一回腹中餓火中燒饑腸轆轆擡頭瞧着桌上放了許多切麪好似珍饈異味一般沒奈何站起來急奔進厨下燒煑熱了自已與兒子吃飽將剩下一碗麪拿至房裏對丈夫高聲道喫罷此時宋忠烟癮已竟過足坐了起來取麪在床邊頭喫完提了一支水烟袋喫烟

一眼瞧見李氏哭喪着臉眼中流下淚來不住聲的長吁短歎宋忠自覺慚愧也歎了聲氣說嗐…你不用這個樣兒我現今想出個尋飯喫的方法了我昨天晚上看的一本書如今用着了從此可以混飯喫度日哩李氏聽了這句話瞟了宋忠一眼恨恨道做夢嗎宋忠道你也忒蹧蹋人了若不是我設法賺錢今天的鴉片烟呀麪呀從那裏來尼遂將出門閑遊這樣碰見錢阿貴到他家內看病一一說與李氏知道李氏聽了半信半疑遂道你想做郎中嗎除非來世哩嘻嘻冷笑幾聲與他兒子倒在床睡了宋忠受了這回沒趣無精打采的蹓下喫烟隨手將昨晚看的湯頭歌翻看硬記一回又尋紙筆來抄寫一回又蹓在床上思想到阿貴家內開的方倘若喫壞如何是好想到這裏就害怕起來聽敲了三鼓朦朧的睡着了忽聽阿貴敲門聲音匆匆奔了進來嘴裏亂喊道宋忠的個狠心賊你將我一家老少都藥死了我與你衙門裏去講恍惚來兩個公差模樣人拿了鐵練條照着宋忠頸上亂套宋忠赫得無路可逃急叫道我原是不懂的可憐爲饑寒所迫沒奈何出此下策阿呀……去不去阿貴哥救…救我正是

不辯寒熱與温凉　三指生涯最濫觴

欲知宋忠究竟能否脫此厄且聽下回分解

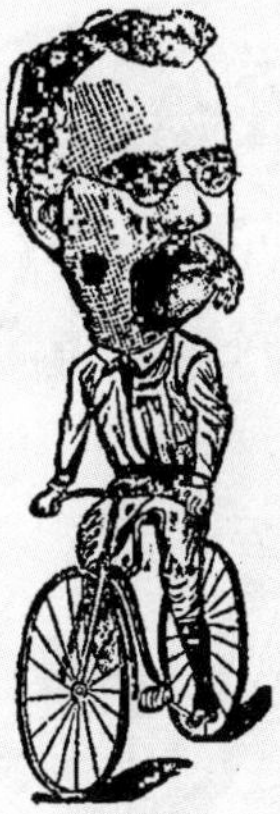

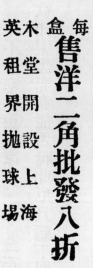

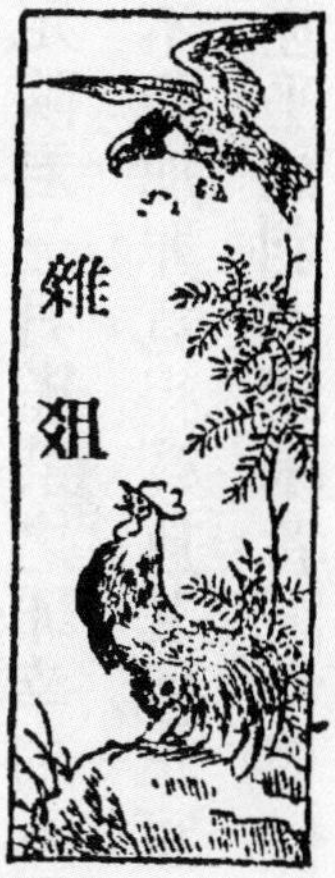

●海外醫談

吒哩時師姑斜八登昧記

斜八登昧何人。英倫敦之女界偉人也。其父曾爲英之印度總督。其兄亦爲有名政治家。年十三四。即入吒哩時師姑庵。行慈善事業焉。夫病院而曰庵者。何爲教堂所設。以利益病人者也。庵必以師姑名者。何因多及笄之女。立志行善。奉事病人。皆名曰師姑也。斜八登昧。以華貴之身。竟爲垂危臭穢之病人。脫衫換褌。拭膿血。洗糞尿一一身親。兼百般安慰。如父母愛子。誠爲人所難能矣。及年巳長。誓不嫁人。將分得家財幾近百萬。充慈善經費。田十餘歲至七八十歲。救濟病人。孜孜不倦。吒埠中無論黃人白人黑人。受其恩者何止萬數。皆呼之爲媽媽。媽媽者。華夷統一呼毋之稱也。後年八十。因返倫敦。浮海而死。尸擲海中。吉人爲善。固如斯耶。而洋人則極羨之。謂至淸至潔。不染凡塵。是其福報。其生也異于人。其死也亦異于人。可爲斜八登昧賀耳。中國夷狄所見不同如此。歿後開哀悼會。華夷人等痛哭失聲者。不知其數。我國僑胞。在公司山園中爲之墳墓。葬以艮牌。歲時祭掃。知恩報德。理固然耳。憶前時吒埠沾鼠疫症。洋醫挨戶查考。凡有疾病。皆强迫入醫院。少得全者。埠中華人咸謂洋醫見病症危重。皆投毒藥。令之速死。以免傳染。此不過揣度之詞。未知是否。適吒埠有葉應開者。廣東梅縣人。患痺燒症。請中醫陳君施治。十愈五六。爲洋醫查得。迫入醫院。葉某無奈。一面求斜八登昧照料。一面行賂院中。每日一點鐘。偸出醫院至陳醫處服藥。三點鐘便回。洋醫所投之藥水。則俟隙倒覆之。或當面服藥。詐作嘔吐。使不得入喉。十餘日全愈。事爲洋醫探悉。往衙門投訴。謂陳某妄行用藥。侵害醫院權務。審斷時定陳君三月監禁之罪。幸斜八登昧不允。言同日入醫院者六人。唯葉姓無恙。陳某不能加罪。竟得釋放。其他事實。非全部書不能詳載。茲特舉其有關于我醫界者耳。嗟乎。如斜八登昧者。誠世界傑出之人哉。是不可以不紀。

醫藥雜組（續八期）

察形色卽知病原　（周伯華）

撒不碗其先本五院之族始置官分隷焉敵魯精於醫察形色卽知病原雖不診候有十全功　（遼史耶律敵魯傳）

回醫奇治

今上之長公主之駙馬剛哈剌咱慶王因墜馬得一奇疾兩眼黑睛俱無而舌出至胸諸醫罔知所措廣惠司聶只兒嘗識此證遂剪去之頃間復生一舌亦剪之復於眞舌兩側各去一指許却塗以藥而愈時元統癸酉也廣惠司者回回之爲醫者隷焉　（陶宗儀輟耕錄）

王彥伯神視

王彥伯天性善醫尤別脈斷人死生壽夭百不一差裴尙書胄有子忽暴病衆醫束手或識彥伯遽迎視之看脈良久曰都無疾乃煮散數味入口而愈裴問其狀彥伯曰中無腮鯉魚毒也其子實因鱠得病裴初不信因鱠鯉魚無腮者令左右食之其

疾悉同始大驚異焉　（國史補）

徐嗣伯用藥之奇

沈僧翼眼又多見鬼物嗣伯曰邪氣入肝可覔死人枕煑服之竟可埋枕於故處如其言卽愈夫邪氣入肝故使眼痛而見魍魎應須邪物以釣其氣因而去之所以令埋於故處也　（南史）

神醫

錢鏐年老一目少明醫曰可無療此當延五七歲壽若決目去內障眼卽復舊但慮損福鏐曰吾得不爲一目鬼于地下足矣醫爲治之復故未幾鏐卒　（談苑）

良言

脈證難明古今所患至處有盛候大實有羸象疑似之間死生反掌

良醫聖人

良醫常治無病之病故無病聖人常治無患之患故無患也　（淮南子）

貝母療鬱

陟彼阿丘言采其蝱女子善懷亦各有行許人尤之衆穉且狂註曰蝱貝母也善療鬱結之疾善懷多憂思也　（毛詩）

車前治產難

采采芣苢薄言采之采采芣苢　薄言有人　註曰其子治產難　（毛詩）

神州醫藥學報校勘記第二年第七期

錢縉甫

醫國　第十二行襄字應作曩　第十六行翅字應作翹　第二十二行厥字應作獗

論針灸宜保存　論甚切實但此事必須得名師傳授再加以研究經驗乃有功而無弊第十四行東之二字有誤否

中西醫藥平論　按時立論多經驗有得之言妙在不激不隨足副平議二字　末一行良驪二字何不用良驥

振興醫學必須先去妬忌論　據作者自信不過獨得運氣眞訣古調雖自愛今人

多不彈似無所用其妬忌也
論學醫宜以中醫爲體西醫爲用　應補刋姓名　末一行政字應作致
醫藥危言　第十七行藥字上脫一醫字
論病原學之邪氣及微生物　末一段第二行以邪氣三字下多一微字
藥物學　黃芩瀉肺火人皆知之此獨原本仲景發明黃芩能清少陽之熱用藥者不可不知　案語第四行痞熱八行往來寒熱九行嘔而發熱熱字均誤作熟第十六行鱉甲煎丸煎字課作蒸
藥彙新編　黃連一條第五行以下舛誤半扳
各省新聞　福建保存國貨一條第三行以下舛誤半扳
山奈　第二行所甚微乎四字有訛誤
問答　第三條以燥字從火引易火就燥因疑金氣之稱燥或有錯誤此義大足資研究溫病條辨論燥字有次寒之說愚見素不以爲然然燥字不屬火而屬金必有道理願　諸高明有以教之則幸甚

答愛卿女士　觀雙方之論說頗近戲謔然善戲謔而不爲虐亦詩教也余記得北史有徐之才爲人滑稽善辯有盧某戲之云君之姓是未入人徐即應聲曰君之姓在上爲虐在丘爲虛生男則爲虜配馬則爲驢余按二人各以姓相戲齒牙伶俐亦可謂善戲謔而不爲虐矣其有得於詩教者歟因王愛卿與包識生各以姓名相訐問故云然

六期雜俎校勘記

頁數	行數	正	誤
一〇	十二	翟	瞿
一一	三	福	禍
一一	十	脫	月令　二字
一三	四	脫	續異志　三字

開設上海英大馬路西市

大活絡丹

風寒濕三氣雜至合而爲痺風氣勝者爲行痺寒氣勝者爲痛痺濕氣勝者爲着痺惟風爲百病之首善行而數變諸痺類中皆由體氣虛弱營衛失調風邪　乘虛而入爲卒中痰迷口眼歪斜舌强言蹇手足拘攣痲木不仁半身不遂左癱右瘓等症若不急治病根變深久則成爲廢殘又外症癰疽流注跌打損傷及小兒驚風婦人停經惡阻瘀積痞塊等因凡經絡爲患者非此丹不能透奪此乃攻補兼備之方千金不易之秘遇有以上諸病新起者服一二丸久病者須多服功効如神每服一丸用陳酒送下

童葆元堂

坐北朝南石庫門內便是

○人葠白鳳丸

此丸能調和血氣培補天眞凡胎前產後臨產無所避忌即老髦婦人勞弱室女亦可卻病延年如病勢沈重者日進二三丸素體虛弱者接服一二月可起沉痾其婦科一切大小各症靈應異常本堂選料擇吉虔製精備識者珍之治症列左照引送下引中未註分量者每五分爲度或用黃酒或淡薑湯下俱可

一調經種子川芎砂仁湯下頭暈眼花生薑湯一月事先期生地黃芩湯
一月事後期炮薑湯下體肥者陳皮製半夏川芎湯沖酒下
一經來不止黃芩製香附炙龜版黃柏湯下
一經來忽止牛膝澤蘭桃仁川芎卷柏湯下
一月事不行酒下有孕能養胎經阻即通行
一不思飲食開水下骨節疼痛黃酒姜汁下
一懷胎咳嗽紫苑天冬桔梗甘草桑皮杏仁各五分竹茹二分煎加蜜下
一懷胎發冷柴胡當歸湯下咳嗽吐酸黃酒下
一瘡久不斂日服一二丸外貼如意膏
一小產各症阿膠川芎炙草艾葉當歸湯沖酒下一丸
一素患小產炒黃芩焦白朮當歸川芎白芍湯下體寒者除黃芩
一赤白帶腹痛當歸赤芍製香附炒地榆川芎湯下
一肥胖子宮冷橘紅神麯製半夏川芎白芍香附湯下
一月事或遲或早香附陳皮蘇葉烏藥湯下
一月水將行小肚痛川芎元胡當歸湯下

開設上海英大馬路西市

一久痢炙黃芪焦白术湯下
一心痛乳香元胡當歸甘草湯下吐水者黃酒下二丸
一經閉生蒲黃澤蘭木香桃仁川芎白芍湯加酒下
一白帶炙黃芪焦白术醋炒艾葉當歸湯下
一痛經吳茱萸二分煎湯送下
一懷胎煩悶心驚胆怯麥冬去心茯神淡竹葉湯下
一懷胎腹滿頭痛脇腰痛川芎白芍陳皮蘇葉大腹皮當歸甘草各五分加薑煎湯下
一懷胎肢體面目浮腫如氷狀薑皮陳皮茯苓皮焦白术川芎大腹皮煎湯下
一懷胎忽仆目弔口噤角弓反張羚羊角一錢獨活防風川芎當歸棗仁茯神杏仁米仁各五分木香甘草各三分加生薑一片煎湯下
一懷胎喘悶妨食足腫足指出黃水青木香炒陳皮香附烏藥炙甘草各六分蘇葉三分加生薑三片煎湯下
一懷孕之後常服保胎臨盆易產淡鹽湯下
一產後自汗體虛炙黃芪當歸煨姜湯下
一產後血虛發熱當歸炮姜煎加童便下二丸甚者加人葠傷寒傷暑實熱實火癲狂痧疹等證勿服忌食生冷油膩等物

童葆元堂

坐北朝南石庫門內便是

中華民國郵政局掛號認爲新聞紙類

神州醫藥學報

第二年第十期

月出一册准陽曆十六日發行

◉本報十期總目次

本會特開選舉大會預告

敬啓者本會自上年開成立大會以來當經選舉正式會長釐訂詳細章程推舉代表進京請願業蒙政府批准百凡草創瞬屆一年查本會定章各職員任期俱一年一任自應照章再行選舉茲定于陰歷十月十五日二時特開大會選舉正副會長及職事人員並籌辦醫院醫校等事以期共策進行而收實效務請各省分支會選派代表來申並請本外埠諸君子屆時貴臨會場照章投票選舉幸勿放棄職權是所至禱特此預告伏希

公鑒

神州醫藥總會謹啓

（介紹新著）

傷寒一得

神州醫藥總會正會長余伯陶先生擅文詞精歧黃學問淵博久爲世人所欽仰前曾著有疫症集說鼠疫抉微行世傳佈醫林視等鴻寶今復於行道之餘出其心得著有傷寒一得一書探微索隱由博反約片詞舉要而精義自昭誠能闡長沙之奧旨示學者以南鍼値此異說朋興絕學將墜之際斯集一出俾益於世豈曰淺尠爰慫恿先生亟行付刊約陰歷九月杪出書定價大洋六角

神州醫藥書報社啓

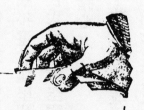

童葆元堂監製

治癲狂龍虎丸秘方

此方傳自姚江邵友濂小村先生專治陰癲陽狂不省人事登高棄衣笑歌不寐等象或神呆靜坐語言不發輕則用藥一丸重則二三丸立能奏效夫陽狂陰癲見症雖有不同而其爲痰迷心竅則同病者多誤於初起時不知去痰或去痰未盡輒疑原氣虧損遽用滋補之劑謂可培養心神不知愈補則痰愈固結勢必靜則目瞪神呆動則發狂覓死可治之症卒至不治良可悲也此方奏效神速活人無算用此方者勿以猛烈爲疑勿以吐瀉爲懼勿以病人畏服之故少投輒止致藥力不足而不效或暫時見效而病根未除終於不效是則本主人所厚望也再此病年遠者痰堅竅閉宜先服豬心丸次日再服龍虎丸見效尤速俟病大愈後接服侯氏黑散塡空竅使胞絡痰不復生尤爲周妥

附開猪心丸

猪心一枚（男用雌豬心婦女用雄豬心）用竹刀剖開納麝香三錢外用黃泥封固以絲棉裹之文火煨成炭去泥研末開水吞服一錢

神州醫藥學報目錄

目錄

吸洋煙致病及斷癮變病之原因……田焜

目錄

神州醫藥學報　第二年第十期

開設英大馬路西市坐

人參再造丸

童葆元堂

治男婦眞類中風中寒痰厥氣厥偏風偏廢顚癇鬼魅遍身痳木四肢不遂骨節疼痛筋脈拘攣不能俯仰口眼喎斜頭目眩暈紫白癜風左癱右瘓一切風濕諸痺及小兒驚風等症此丸驅風散火益氣養血活絡調元舒筋骨逐頑痰治療甚大靈驗非常眞有回生之效故曰再造幸弗輕視每服一丸小兒減半孕婦忌服湯引列后

一中風中寒中痰中溼中祟生薑湯下

一卒然暈倒不省人事竹瀝湯下

一偏身痳木半身不遂溫酒下

一痰迷心竅淡薑湯下

一五種癲癇金器煎湯下

一陽明頭痛川芎白芷各三分煎湯下

一骨節疼痛手足拘攣溫酒下

一夜夢鬼交失神失志燈芯桂圓湯下

一山嵐瘴氣琥珀研末冲湯下

一急慢驚風薄荷三分煎湯下

一諸氣不順廣木香三分煎湯下

一腸癰痔漏大便純血及糞後下血焦槐米二錢煎湯下

一痢疾初起紅白相雜及久痢不止炙甘草一錢煎湯下

一淋管作痛便血便毒生甘草稍五分泡湯下

一從高墜下畜血在內蘇木五分童便半杯煎湯下

一小兒月內將丸泡湯日服以解胎毒若夏月炎天服少許不生瘡癤

北朝南石庫門內便是

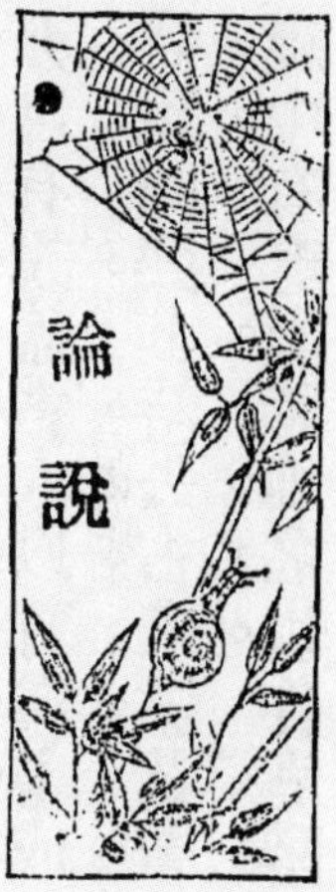

閱振南日報醫藥論書後

黃眉孫

星洲日報論醫藥云春秋時無醫藥至戰國方始有之所以武王病孔子病伯牛病顏淵死當時止有祈禱謂之巫醫引夫子言不可以作巫醫証之又謂孔子不及耶穌三千弟子無知醫識藥者故康子饋藥以未達不敢嘗謝之是春秋時無醫家之証以予觀之恐未必然也神農嘗百草見于五帝本紀醫師聚毒藥見于周官大宰其在詩曰多將熇熇不可救藥言熇熇之熱非藥可救也其在書曰若藥不瞑眩厥疾不瘳言良藥苦口利于病也其在易曰勿藥有喜言卦爻叶吉不藥而愈也其在禮曰醫不三世不服其藥言謹慎用醫也至于春秋成于孔子弟子左邱明之手言醫藥者更多秦緩論膏肓則曰藥不至焉不可爲也此非醫藥乎衛侯疾晉候使醫

鴆之甯俞貨醫使薄其鴆不死此非醫藥乎醫和論晉侯蠱疾源于近女色極言陰陽六氣五行五色五聲五味至爲詳細此非醫藥乎至如曲沃爲土厚水深居之不疾以及沉痼重腿之疾河魚腹疾等語載于左氏不可勝紀其散見于諸子百家者爲虢大子尸厥而死越人針維會而復甦徐文伯與宋大子論孕婦針合谷瀉三陰交而卽生此皆戰國前事可見古時湯液與針灸並重非如作者所云孟子書中有王使人問疾醫來一語遂斷爲戰國始有醫藥也大凡紀事之文各有體例試閱廿四史中帝王將相死者病者何止萬數皆不言其用何醫服何藥卽謂前時並無醫藥可乎其有關緊要如唐之方藥明之紅丸全史止有數條據此卽謂全史中止三五次服藥用醫可乎況春秋時竹簡韋編如何繁重魯論不能祥紀醫藥體例使然亦時勢使然耳至于內經實黃帝岐伯之言成于戰國時人或秦漢時人之手非後人僞造其中亦自有說蓋古人以竹爲書成書難藏書亦不易及筆始于秦紙成于漢之後百家諸說並與其時去古未遠黃帝學說或得之口傳或存于世守始編輯成書所以內經中有奏漢時地名也作者醉心催眠術謂卽古之祝由科與內經移

精變氣之說相同將巫與醫合而爲一則曷不觀扁鵲所言五不治其一曰信巫不信醫一不治也扁鵲生於孔子之前巫與醫已判爲二矣又謂古書醫字下截作巫然予觀之有下截作酉者又是何說又謂呂氏春秋言巫彭作醫爲巫醫之証不知物原篇云軒轅臣巫彭始製藥丸伊尹創煎藥秦和始爲藥方即此數語足見巫彭之非巫醫矣况人而無恆不可以作巫醫一語記者與孔子疾顏淵死同書于魯論下篇意其時夫子深惡以巫作醫悞人不淺故發此嘆解作以巫爲醫是作者見識獨超處不然黃帝歧伯巫彭雷公伊尹皆聖君賢相利濟萬世傳心法于後人夫子似不宜輕之若是以巫並例也若謂春秋時代皆巫醫之醫無醫藥之醫則失之矣

與醫藥界同人訂約法三章

黃眉孫

學術競爭不辨不明確實議論不宜罵人試譬于連城之玉攻之錯之乃成國寶倘鑿玉之中心轉以傷玉矣合抱之木刮之削之乃成棟梁若斧木之中央轉以傷木矣願諸公立說勿傷意氣勿作詆毀不宜以義理之爭雜入感請之語醫界幸甚余非欲諸君緘口而不言編輯者隱諱而不登也懇嗣後大放厥詞論駁大興方能進

化唯宜平心靜氣討論精詳不宜肆口排斥與諸君訂約章者此其一聞前淸時醫報所以失敗者因醫報中人互爭權利互爭意氣又于論說中借題發揮意有所指令人難堪更或因甲乙二醫平時不合甲醫著作無論是否乙醫皆詆之斥之不顧義理紙上操戈殊不知學問因辨論而益精唯雖以私意妄行指摘則不可以上諸弊願我同人有則改之無則加勉與諸君訂約章者此其二凡我醫藥界中人皆有保守中醫中藥之責若總會中絕無存蓄何能辦事願諸公出貲者出貲盡義務者盡義務集廿二省團體全力合作以收成效其在會內辦事人員更捐除意見共策進行勿半塗而廢使九仞之功虧于一簣狂直之言祈爲曲恕與諸君訂約章者此其三

●讀本報第五期沈君經鍾醫科應用論書後

范鹿賓

應用論一篇。先明經絡臟腑五運六氣。次及本草方術。而以傷寒論爲依歸。洋洋千萬言可謂詳且盡矣。特其中有過火語。殆尊經太過。遂致大純而小疵乎。其曰名醫確守古方。既不敢師心自用。而古方取材本草。亦豈有任意指揮。所怪者。力闢仲景傷寒論開宗明義。既首載麻黃桂枝二方。乃令人視麻桂皆若禁臠。則是日誦師法而展卷即廢而不用。又自註云。鄙俗皆言麻桂宜於北人。不宜於南人。不知仲景生長南陽。久宦長沙。南國之人也。豈有立方治病。轉爲北地計乎。愚謂仲景傷寒論。原不限於南北。而麻桂二方。實爲太陽傷寒中風之主方。至俗言南人無傷寒。以愚觀之。南人傷寒。更多於北人。何以知之。以春時病温者之多也。北方天氣寒冷。寒主蟄藏。故人體堅固。而眞陽屹然不動。眞陽不動。則其温養週身之元氣。自能瀰淪佈護八萬四千毛竅。而風寒無由入。南方天氣温暖。暖則陰不能堅。眞陽已從暗中屑越。由是太和元氣。一變而爲撓攘之悍氣，內經曰。天明則日月不明。邪害空竅。風寒因此乘虛而入矣。經又曰。冬不藏精。春必病温。夫所謂不藏精者。非陰不能堅。眞陽屑越之謂乎。惟仲景不限方隅。故謂論傷寒。兼論温病。曰太陽病發熱而渴。不惡寒者。爲温病。發汗已。身反灼熱者。爲風温。又歷言風温病狀。復垂被下被火之戒。其症與中風傷寒迥異。則痲桂二方原不合拍。二方辛溫。今人避之。卽所以避被火之戒也。然全方之不宜用。非痲桂之不宜用也。論中汗出而喘。無大熱者。痲杏甘石湯主之意者其卽溫病之主方乎。金匱溫瘧中白虎加桂枝湯。意者其卽風溫之主方乎。蓋痲桂辛溫。與甘寒之石膏合而化之。不且成爲辛涼乎。前人謂讀仲景書。要在無文處尋文。無方處索方。得毋近是。且伏氣之溫病自內而出。外葉氏所謂風爲陽邪首先犯上。自外而之內者不同。王孟英謂嘗有先用犀角地黃數劑。榮陰漸振。推邪外出。然後淸其上焦者。皆爲伏氣溫病治法。但初春時天氣寒暖無常。亦有溫邪內動而外復爲新寒所傷者。症屬兩感。至險至重。是則或先治其外。後治其內。或用雙解散。兼治其內外。貴在臨床者之神而明之耳。

辨朱醴泉先生醫必去妬篇

王退悟

讀第七期醫藥學報。朱醴泉先生之醫必去妬一篇。可謂醒世晨鐘。當頭棒喝。於近來吾國醫學界上。痛下一砭。針熱心古道。見地確眞。諫溝通吾國今日之醫界。欲交換智識互相借鏡者。有此一篇。稗益非淺。鄙人不才。本不敢有所置喙也。惟讀末段有採傷寒古法。以治今病。北方受益。而南方被害者一語。使鄙人向之深信先生深藏蘊蓄。研究運氣學。確具心得之心。頓爾折囘。而有兔起鶻落之慨矣。夫內經至尊要大論以下。皆論運氣之學。苟以悉心推究。孰年是火。孰年是寒。孰年多疫厲。孰年少疾病。雖不能如響斯應。而於診斷上亦可先得指歸。并可救時輩不講天時妄用偏藥之弊。足見先生不惜數十年之苦心。研究斯學者。亦在闡發古旨。非事奇異以炫人。先生好道之心。於此可見。而於仲聖傷寒之論。偏不發明。反多破壞。鄙人眞正不知先生之何心也。嘗讀仲聖之傷寒自序。亦不過憫惻天凶。痛矯時弊。故著此傷寒一論。亦折衷於內難。其既廣內經而作傷寒者。於至尊要以下諸篇。想亦已研之深而知之審。推其意。亦莫不欲經旨之發明。使人易曉。先生既深信內經運氣篇。爲治病之秘寶。是不能反對傷寒論之不能徧治天下病也明矣。若云仲聖生於北方。當其立論。皆以北方之風土人情爲歸。是又大謬。考漢鑑。仲聖湼陽人。湼陽卽今之南陽。南陽在河南府屬。河南概稱中州。所謂中者。卽介乎東西南北之謂。然則仲聖傷寒之論。既可以治北。安知不可以治南乎。先生謂南方温病多而傷寒少。執傷寒方以治温病。未有不憒事者云云。是又先生之大謬處。蓋傷寒者、外感六因之衆稱也。猶五金之通稱曰金。昔賢論之甚詳。且難經明明謂傷寒有五。暑病濕病亦兼之傷寒論中之承氣白虎、及葛根芩連輩。正爲此等病狀而設。若果病純系傷寒。豈仲聖猶以清法下法以遺人耶。此足見先生之不能善讀傷寒也。至若時醫中之以傷寒方脈懸牌者。亦非怪事。嘗讀扁鵲傳越人過虢。嘗爲帶下之醫。亦以虢地多帶症。越人既能治此病。不妨自爲標志。然則醫之能治傷寒者。又未嘗不可以自稱也。先生厭醫學報。尙虛詞而不重實際。文人狡獪。何患無詞。欲使醫學進步。吾知其戞戞乎難。推先生之心。使後學悉知運氣之學。而於傷寒等書。反可廢棄不讀。是豈通論哉。總之。當茲醫學潮流急泊之際。先生勸人亟講古學。運氣亦古學之一。未可厚非。若欲斥傷寒法不可治南方病者。則并先生素講運氣之學。亦不敢信有所得也。爰不揣冒瀆。披瀝陳之。區區求道之心。其爲鑒諒。先生若以爲可教而辱教之。則幸甚矣。

醫藥危言（續九期）

包識生

二徵集　各地機關籌備已竟始宣佈徵集手續徵集之法列明於左

（甲）邀求政府及地方官頒佈示文曉以利害使醫藥界不致觀望不前

（乙）各機關發佈通告說明目今之義務將來之權利

（丙）凡有一得之醫術藥方皆可赴賽

（丁）凡赴賽品限日繕就說明書交各機關彙齊運赴會場

（戊）凡赴賽品出品人無須出費

以上五種不過就其大概而言卽仿照國家平常賽會同一辦法其餘細章臨時詳訂

三評論　赴賽品已齊陳列縱覽之後本會聘請海內外醫藥大家詳爲研究評論優劣列爲三等然後再由本會實行試驗之功効

四試驗　試驗時本會設一臨時醫院由醫藥界通才親行將最優之醫術藥品爲

人按法治病若百試百効與出品人說明書同則本會確認爲中國第一靈効之醫術藥品然後照章獎勵之

五獎勵　獎勵章程如左

(甲)醫術　醫術最優者公家出重聘每年數萬金聘爲各學堂之教習醫院之一等醫員其次者亦出數千金聘爲各醫院之正醫生又其次者亦出千數百金聘爲醫院之副醫生

(乙)藥品　藥品最優者稟請政府准其專利多少年而全國醫藥界當購用之若本人無財力者公家將方藥收買給數萬金爲出品人之獎勵金或酌給權利相當之獎勵

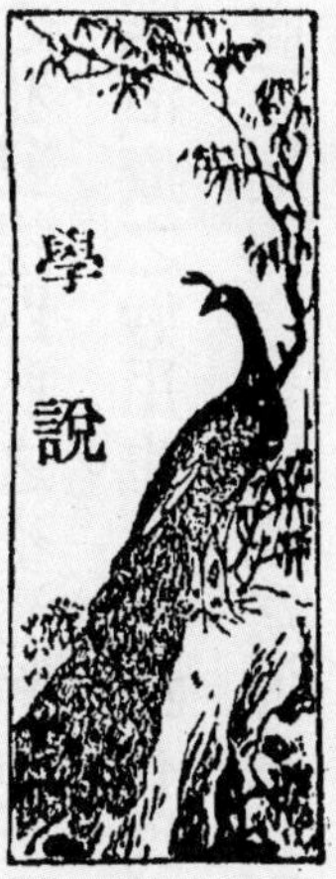

病理學

論六氣之治療

林佑賢

六淫者四時不正之氣。風寒暑濕燥火是也。冬月致病風寒火而已。而春則兼風寒濕火。夏則兼風寒暑濕。秋則兼風寒燥火。其有非時之燥濕則天地之變氣也。氣愈雜。治愈難。六氣既明則治療學思過半矣。夫六氣由五運而推也。觀於司天在泉可以知之矣。厥陰風淫所勝。治以辛涼。療以苦甘。以甘緩之。以酸瀉之。少陰熱淫所勝。治以鹹寒。療以苦甘。以酸收之。太陰濕淫所勝。治以苦熱。療以酸辛。以苦燥之。以淡泄之。少陽火淫所勝。治以酸冷。療以苦甘。以酸收之。以苦發之。陽明燥淫所勝。治以苦溫。療以酸辛。以苦下之。太陽寒淫所勝。治以辛熱。療以苦甘。以鹹瀉之。此六經司天也。若夫在泉者。厥陰風淫於內。少陰熱淫於內。太陰濕淫於內。他如火淫於內者少陽也。燥淫於內者陽明也。寒淫於內者太陽也。治療之法。或以辛涼苦甘。或以鹹寒苦甘。或以苦熱酸淡。鹹冷苦辛。或以甘辛苦下。甘熱苦辛。大抵順其時氣以爲節宣而已。李時珍曰。司天云者。謂上半年天氣主之。其曰所勝者。上淫於下也。在泉云者。下半年地氣主之。其曰於內者。外淫於內也。然此第就成法而言。變而通之。厥有數端。有宜湯者。有宜丸者。有宜散者。有宜吐與下者。有宜汗與補者。有宜灸與鍼者有宜按摩者。有宜導引者。有宜蒸熨與洗澡者。有宜愉悅與和緩者。種種之法不一而足。自非研究治療學者。不能考其原因。亦安能收其效果乎。且夫蕩滌腑臟。開通經絡。調和陰陽。祛分邪惡。潤澤枯朽。悅養皮膚。益充氣力。扶助困竭。莫善於湯。逐風冷。破堅癥。消積聚。進飯食。舒榮衛。開關竅。緩緩然參合。莫良於丸。祛風寒暑濕之氣。攄寒濕穢毒之邪。發揚四肢之壅滯。除剪五臟之結伏。開腸和胃。行脉通經。莫逾於散。之三者醫家治療之妙用也。至若邪在皮毛則汗之。邪在胸隔則吐之。腸胃閉塞則下之。精神虛乏則補之。灸則起陰通陽。鍼則行榮引衛。按摩則可以驅浮淫於肌

中國近代中醫藥期刊彙編　第一輯

肉。導引則可以逐客邪於關節。蒸熨辟冷。熯洗生陽。悅愉爽神。和緩安氣。然人一身筋骨皆宗於脈。全體疾痛悉徵諸脈。不參之以診斷可乎。凡脈不緊數。不可以汗。不疾數不可以下。心胸不開。尺脈微弱。不可以吐。關節不急。榮衞不和。不可以鍼。陰氣不盛陽氣不衰不可以灸內無客邪勿導引。外勿淫氣。勿按摩。皮膚不痺勿蒸熨。肌肉不寒勿熯洗。神不凝迷勿悅愉。氣不急奔勿和緩。此皆治療學外感之淺義也。嗟夫四時之遞嬗。五運之推移。而六氣之殽雜。卽寓乎其中。此生人受病之原也。不窮其源。徒規規於劑酌氣味。配製品料。是何異刻舟求劍。膠柱鼓瑟。未見其有濟也。略舉管見所及與同志諸君子相討論云。

●駁陳修園金匱淺註

沈筱卿

金匱痙溼暍篇第四五節病者身熱足寒頸項強急惡寒時頭熱面赤目赤獨頭動搖卒口噤背反張者痙病也若發其汗者寒溼相得其表益虛卽惡寒甚發其汗已其脈如蛇暴腹脹大者爲欲解脈如故反伏弦者痙

淺註解此節之痓爲太陽痓。不知剛柔二痓。乃太陽傷寒中風之變症。非痓病本症也。痓本肝病。經云風氣通於肝。肝主筋。肝受風熱。則筋脈抽搐而成痓厥矣。此節所論。乃厥陰肝痓。非太陽痓也。何也。太陽痓當項背強几几。不當頸項強急。頸爲少陽胆經所過之處。少陽與厥陰相表裏。藏病及府。故頸項強急。又目爲肝竅。胆脈起於目銳眥。肝胆之風熱上升。故目爲之赤也。淺註解脈如蛇爲強直之脈。變屈曲如蛇。屈曲者。左盤右折也。蛇形直而不曲。經所謂曲如蛇行者。肝之眞藏見。爲死脈。非痓脈也。痓脈直上下行。蛇形直。頭尾小而腹大。脈如蛇者。寸尺小而關脈大也。痓病發汗後。陰陽兩傷。陽傷則寸小。陰傷則尺小。邪在肝。故關脈大也。暴腹脹大者。肝邪傳脾也。淺註解以轉憂爲喜。冀其爲欲解。卽首篇入府卽愈之義。況脹爲有形之實症。大承氣湯。卽對病之良方矣。乃診其脈如故。仍是如蛇之象。試問腹脹大。胃病耶。脾病耶。若爲胃病。則邪已入府。病當解矣。何以脈仍如故耶。修園不知肝邪傳脾。肝病雖欲解。而脾病已甚。肝脈在左關。脾脈在右關。肝邪傳脾。病仍見於關部。是以脈如故也。若脈不如故。反伏弦者。脾邪傳腎。少陰痓也。

淺註解此爲變而又變之痙。試問太陽痙爲何痙。一變爲何痙。再變爲何痙。質之修園能不啞然自笑歟。

駁唐容川金匱補正

金匱痙溼暍篇第二十三節太陽中熱者暍是也汗出惡寒身熱而渴白虎加人參湯主之

容川云津生於氣。氣者。下焦水中之陽。化水爲氣。而上出於口。則爲津。有津則口不渴。氣出皮毛。則爲衛氣。以衛外爲固。則不惡寒不汗出也。故主人參秉北方水中之陽。化氣爲津。爲衛。知膏清熱以下行。人參化氣以上達。容川此論自表面觀之。似眞理充足。孰知其於經旨。迄未發明。所謂水中之陽者。腎陽也。腎陽化氣以衛外。腎陽不足。則衛陽虛而惡寒。須用附子以救腎陽。非白虎加人參湯所能治也。白虎治陽明熱病。太陽中暍。所以汗出者。病已轉入陽明。表裏俱熱。故汗出惡寒者。熱傷氣也。經云壯火食氣。肺氣傷。故惡寒。身熱而渴者。邪已深入胃府也。故用白虎湯以清熱。加人參以補氣生津。容川未明惡寒之原因有二。經云腎生氣。

衞氣出於下焦。此言衞氣之體也。腎陽虛則衞氣不能衞外而惡寒。當用附子以救陽。經又云心營肺衞。此言衞氣之用也。肺氣傷不能運氣以衞外。故亦惡寒也。當用人參以補氣。容川但言水中之陽。非腎陽乎。試問太陽中暍。能用附子否耶。

（未完）

●論痢疾

虞哲夫

按痢疾一症。非六淫之邪所感。瓜果生冷所傷。而後始有此患也。余嘗觀古法相傳。謂炎暑大行。相火司令。酷熱蓄積爲痢。近日醫家皆宗其說。不知暑乃六淫之一。中暑而發熱者有之。受暑而發瘧者有之。與痢症毫無關涉。醫用其法者。往往取效少而傷人多。夫痢症卽時疫中濁邪中下。名曰渾者是也。邪毒入胃脘之上焦。則浮越於肌表而惡寒發熱。邪毒中胃脘之下焦。而走入大小腸。則剝脂膏之膿血而後重裏急。邪毒出肌表。由三陽而傳入三陰。入裏殺人。邪毒在腸臟。致惡飲食而敗脾胃絕穀殺人。若下痢而兼寒熱者。殺人尤速。此疫邪入胃之不同。而見症之各別也。蓋天地不正之雜氣。種種不一。而痢症疾速。亦雜氣所鍾。病遍於四方。沿門闔戶。一人病此。人人亦病此。始也感受於天。繼也傳染於人。其爲氣感召。已明驗矣。且經不云乎。夏傷於暑。秋爲痎瘧。未見傳染也。因於暑。煩則喘渴。靜則多言。未見傳染也。脈虛身熱。得之傷暑。未見傳染也。而痢疾之傳染。益信暑熱之無與。況雜氣所着無方。或發於城市。或發於村落。他處安然無有。雜氣之所發無定。或村落中偶有一二所發。或一年中竟無一人所感。而暑熱則每歲時之所必有。瓜果每夏初之所必熟。何値此痢疾不發之年。雖暑熱酷熱。瓜果多食。卒未見滯下而廣行。如此則不辨而自明矣。而余謂疫邪作痢之說。亦不爲無據矣。此症初治。宜用黃金湯。解疫毒而救胃氣。繼用四君子湯。扶脾土而補元氣。久則用八味加參湯。補眞元而生土氣。經曰。腎爲胃關。主二便而開竅於二陰者也。卽體實受邪。於黃金湯中加黃連一味。無不捷應。若兒澁太早。休息久痢。邪在腸間。體實餘邪不下者。宜犀角地黃湯或巴豆霜丸。體虛餘邪不下者。宜六味歸芎湯。或桂附八味丸。此治痢大略之法也。若症見膿血。切膚少腹必急痛也。赤白刮下脂膏。又有深淺也。裏急後重。或寒或熱而下迫。或氣虛而下陷也。口渴引飲。或液少而亡陰。或胃熱而火熾也。是以治痢之訣。要在虛實寒熱得其法。則萬無一失矣。第疫氣之來。有一無二。而人生稟賦不齊。虛實寒熱各殊。虛體受邪。則爲虛痢。實體受邪。則爲實痢。寒體受邪。則爲寒痢。熱體受邪。則爲熱痢。司命者其可不詳察歟。嗚呼。余曾見痢疾蜂起。醫者洋洋得意。謂家人婦子曰。滯下發矣。及其舉方。非梹朴之破氣。卽承氣之攻下。未幾嘔噁惡食之變在先。冷汗呃逆之變在後。醫家至此而技窮。病家至此猶不悟。推其故也。緣誤認暑熱瓜果之利害。不明疫邪入腸之傷人。豈知疫痢之惡。能絕人之穀。剝人之脂。損人之脾。傷人之胃。耗人之氣血正氣。爲邪毒敗壞。如是而醫尙惓惓於香連。切切於承氣。極之不可救而莫可如何也。吁。醫過矣。醫過矣。

附錄自製黃金湯

白芍藥　三錢　黑大豆　三錢　粉草　一錢

赤茯苓　三錢　五穀蟲　二錢　鮮黃土　二錢

金銀花　三錢　穀芽　三錢　老薑　一片

大卷黃豆　二錢

●吸洋烟致病及斷癮變病之原因

田焜

五藏之性。肝屬木主疏泄。肺屬金主收斂•心屬火主升發。腎屬水主蟄藏。而脾胃屬土。性極和平。牽引四藏相制之機關。道家所以謂之黃婆也。而四藏相制之妙。如肝主疏泄。必藉肺金以收斂之。肺主收斂。又必藉肝木以疎泄之。心主升發。必藉腎水以蟄藏之。腎主蟄藏。又必藉心火以升發之。由是四藏相制。不有所偏。不偏則不病。一藏之氣偏衰。則一藏之氣偏勝。而一藏之病象偏現矣。今以吸洋烟之病論之。洋烟味苦酸。性濇。苦入心而瀉火。酸入肝而制木。濇入肺而助金。金氣過旺。木火無權。則肝心二藏之病作矣。肝藏血。營養肌肉。滋潤腸胃者。肝血之所爲也。肝木受制。血鬱不達。肌肉無以營養。腸胃無以滋潤。故形骸枯槁。大便結堅。心藏神。神之所以靈者。陽氣之旺也。陽氣者。火氣也。火氣內微。則精神日減。形體日倦。甚而志氣亦因而淪喪。然當吞雲吐霧之際。其精神倍加於常時者。抑又何也。蓋陽氣之在人身也。收歛則精靈。散漫則疲倦。今藉一時收歛之氣。故精神覺爽。無何歛氣一去。其疲倦之態。十數倍於尋常而不已也。然有有志之士。決然斷癮。其病變則又大異於前者。何也。蓋人身之水不至泛而尅火者。有土以制之也。土之能制水者。賴火力以燥之也。今火氣內微。土不制水。陰寒之氣。上泛陽位。凝結為痰。貯藏膈間而不變動者。有肺氣以歛之也。一朝烟解癮斷。肺氣失歛。痰涎無制。壅塞喉間而為咳喘。大腸庚金表裏於肺。腎為癸水。亦根於肺。肺金司權。木氣不泄。則腎水閉藏。庚金收歛。精固便堅矣。肺金失權。木邪無畏。妄行疏泄。則腎藏不閉。庚金失歛而遺精泄痢諸症。亦相繼而並作。由此觀之。則肝肺二臟。定為吸烟斷癮變病之大端也。究其治法。欲去吸烟之病者。莫先於斷癮。欲無斷癮之後患者。則又莫善於扶陽燥土。歛肺平肝。以土燥則水邪不泛。而痰涎之原絕。陽盛則精神慧爽。而疲倦之態除。肺歛則咳喘之病止。肝平則遺精泄痢諸症。亦隨之而俱亡矣。

●解剖學

中西醫學之精粗辨

范鹿賓

內經一書。爲軒歧闡發生理病理之書。致廣大而盡精微。後之醫者。莫不奉爲典型。無如陰陽氣化。非有窮理盡性功夫。不能窺其奧妙。若徒摭拾陳言。則六經皆聖人之糟粕也。現在西學昌明。西醫學說。亦輸入我國。其學說皆剖割時用顯微鏡實地試驗而來。其說粗而淺。如賜之牆也。及肩。窺見室家之好。內經之說精而奧。如夫子之牆數仞。不得其門而入。不見宗廟之美。百官之富。宜乎子貢之賢於仲尼也。夫西人知其然而不知其所以然。內經知其然而又能言其所以然。無他。探本與逐末異耳。今有人於此。以皮相人。以貌取人。而自號於人曰。我有知人之明。其誰信之。僕嘗取中西之說。辨其精粗。以爲平時之參考。特恐其中謬誤殊多。不得不就有道而正之。願海內外有道諸君子。明以教我。則幸甚。要知我黃帝之子孫。受我黃帝數千年之留貽。以有今日。當此存亡絕續之秋。亟起而昌明其學。不使斯文掃地以盡。是則祖述之功。非諸君子其誰屬哉。

說細胞

細胞之形。宛如小球。有生活機能。其質柔軟。爲半流動之體。不知細胞卽爲氣液。其流質爲陽中之陰。其外皮爲陽中之陽。經曰陽化氣。陰成形者此也。又曰水精四布。五經並行者。亦卽此也。經又曰味歸形。形歸氣。氣歸精。精歸化。此則明細胞之生實生於飲食精微。豈西人但知其體者。所得同日語哉。

細胞之內。有一小球。體如雞卵之有黃。謂之細胞核。此細胞核與細胞質。爲構成細胞之主成分。不知細胞質者。游溢之精氣也。經曰飲入於胃。游溢精氣。上輸於脾。脾氣散精。上歸於肺。可知其精者爲細胞質。其旣化精氣之餘料。則爲核質。言之卽渣滓也。

細胞體之周圍。有薄膜蒙被。謂之細胞膜。不知此正所謂氣也。經曰陽氣者。衞外而爲固。不有此氣以固其外。則流質散而爲亡陽矣。安能成此細胞乎。

細胞之生活現象。與其運動。有如滴蟲樣者。有初爲球形。繼而生一凸。倏忽間又變爲極大。其位置亦因而遷移。夫人身之氣。周行不息。以無形生有形。具天然活潑之妙。此氣有一部分停止則病。全部分停止則死。至於忽凸忽大。此鍼法所以有迎隨也但西人止言其常內經則兼言其變如天氣温和則經水安靜天寒地凍則經水凝泣天暑地熱則經水沸溢卒風暴起則經水波湧而隴起是也西人知其位置遷移究不能指實其遷移之道路而內經則曰平旦陰氣盡陽氣出於目目張則氣上行於頭循項下足太陽循背下至小指之端其散者別於目銳眥下手太陽下至手小指之間外側其散者別於目銳眥下足少陽注小指指次之間以上循手少陽之分側下至小指之間別者以上至耳前合於頷脈注足陽明以下行至跗上入五指之間其散者從耳下下手陽明以入大指之間入掌中其至於足也入足心出內踝下行陰分復合於目故爲一周觀此則遷移之道路不明若觀火乎

由一細胞分爲二細胞由二細胞分爲四細胞逐次卅倍遞分爲無量數之細胞謂之細胞之繁殖問其何以能分能殖西醫不知也經曰生之本本於陰陽又曰從陰陽則生蓋陰陽相抱謂之太極萬物各具一太極細胞者太極也太極交而生兩儀兩儀生四象四象生八卦八而八之則成六十四卦而三百八十四爻以出經曰陰陽者數之可十推之可百數之可千推之可萬無非陽生陰長之功用故善言陰陽

者。必取驗於天。善言天者。必取驗於人。

（未完）

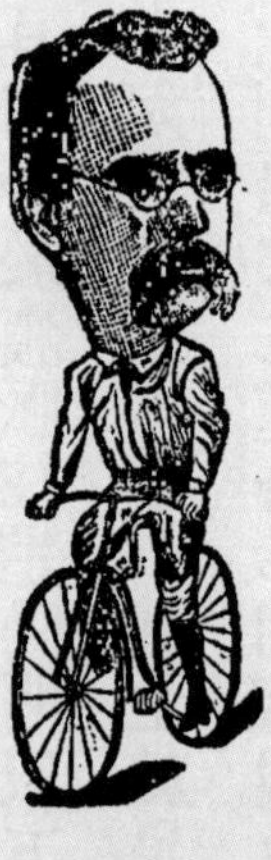

●藥物學

中西藥學滙參

鄭肖巖

●草類

●黃連

中國學說

本經云。氣味苦寒無毒。主治熱氣。目痛。眥傷。淚出。明目。腸澼。腹痛。下痢。婦人陰中腫毒。久服令人不忘。●別錄云。主五臟冷熱。久下洩澼膿血。止消渴。大驚。除水利骨。調胃厚腸。益膽。療口瘡●大明云。治五勞七傷。益氣。止心腹痛。驚悸。煩躁。潤心腸。長肉。止血。天行熱疾。止盜汗。并瘡疥。猪肚蒸爲丸。治小兒疳氣。殺蟲●藏器云治羸瘦氣急●元素云。治鬱熱在中。煩躁惡心。兀兀欲吐。心下痞滿●好古云主心病逆而盛。心積伏梁●時診云。去心竅惡血。解服藥過劑煩悶。及巴豆輕粉毒。

日本學說

黃連者。產於中國之四川省。及日本加賀國者。爲上品。自昔日用爲健胃藥。漢藥中重要之品也。時珍云。根爲連珠而色黃。故名黃連。

擄東洞吉益氏新著之藥徵云。黃連之主治爲心中煩悸。旁治爲心下痞。吐下。腹中痛。片山寬助氏。高橋正純氏相繼報告治療上之成績。近時又有稱其良效者。豬子氏據病床上之經驗。以諸般消化惡病。中惡急性症。或慢性腸加答兒。爲用黃連宜及之症。中外醫事新報和漢藥論。改正日本藥局方。採用黃連爲收斂及苦味健胃藥。於腸胃加答兒。虎列拉。消化不良等。爲煎劑與之。

英美學說

黃連又名王連。產中國之江左。雲南貴州。及蜀群泰山之陽等處。而歐羅巴等處亦產之。高約尺許。其根可入藥。以其根連珠而色黃。故名黃連。

醫治作用黃連爲補藥。與龍膽草同。如胃不消化。不思食。虛弱黃疸。寒熱瀉利等症。用此藥皆能療治。

●鄭肖巖案黃連本經名王連。首推蜀省峨眉山。野生爲極品。惟甚難採覓。其形龍頭鳳尾。蘆軟刺硬。剖之形如菊花。金黃色。空心者。爲正道地也。其次則四川石拉廳種植者。形如雞爪。故曰雞爪連。又次則蜀之雅州所產者。曰雅連。亦爲世所用。日本亦有產。其形雖同奈色淡黃而帶白。尙易辨別。知不入上工藥裏矣。考玉楸子長沙藥解云。黃連味苦性寒。入手少陰心經。功能淸心退熱。泄火除煩。傷寒黃連湯。用以爲君。治太陰傷寒。胸中有熱。胃中有邪氣。腹中痛。欲嘔者。以中氣所寒。木邪克土。脾陷而賊于乙木。故腹中痛。胃逆而賊于甲木。故欲嘔吐。君火不降。故胸中有熱。薑甘參棗溫中而補土。桂枝達乙木而止疼半夏降戊土而止嘔。黃連淸君火而泄熱也。黃連阿膠湯。治少陰病。心煩不得臥。少陰水火同經。水勝則火負。火勝則水負。火本不勝水。其所以勝者。火旺而土燥也。君火下蟄則心淸而得寐。君火上亢則心煩而不臥。緣坎水根于離陰。燥土克水。消耗心液。神有不淸。是以生煩。黃連淸君火而除煩。芩芍淸相火而泄熱。阿膠鷄子黃補脾精而滋燥土也。金匱黃連粉治浸淫瘡。以土濕火升。濕生土熱。濕熱浸淫。結爲瘡毒。從口而走四肢則生。從四肢而入口則死。黃連泄濕熱之浸淫也。傷寒大黃黃連瀉心湯。

治太陽傷寒。誤下成痞。附子瀉心湯。治心下痞鞕。惡寒汗出。甘草瀉心湯。治心下痞。鞕乾嘔心煩。生薑瀉心湯。治心下痞鞕乾噫食臭。半夏瀉心湯。治少陽傷寒。心下痞滿。葛根黃連黃芩湯。治中風下後。喘而汗出。乾薑黃連人參湯。治厥陰吐下後。食入卽吐。小陷胸湯。治小結胸。脈浮滑者。白頭翁湯。治厥陰下利。熱渴飲水者。烏梅丸。治厥陰蚘厥。心中疼熱。皆用之。以其泄心君之火也。火蟄于土。土燥則火降。而神淸。土濕則火升而心煩。黃連苦寒。泄心火而除煩熱。君火不降。濕熱煩鬱者。宜之。土生于火。火旺則土燥。火衰則土濕。凡太陰之濕。皆君火之虛也。虛而不降。則升炎而上盛。其上愈盛。其下愈虛。當其上盛之時。卽其下虛之會。故仲景黃連淸涼諸方。多與溫中暖下之藥並用。此一定之法也。凡泄火淸心之藥。必用黃連。切當中病卽止。不可過劑。過則中下寒生。上熱愈甚。庸工不解。以爲久服黃連反從火化。眞可笑也。讀傷寒金匱長沙所用黃連諸法。如本經所云久服令人不忘。及陶宏景所述道書久服長生。均未可盡信。或有謂日本自昔用黃連爲健胃藥。醫治作用。又以黃連爲補藥。殆與本經及陶氏所言久服。其意略同。而不知泰東西之人。體氣强壯。飲食皆牛乳火酒麪包。及燒烤之物。胃中積熱生火。故以黃連能助消化。爲健胃之品。若吾國之人。素體不同。飲食又不同。故昔賢有苦寒伐生氣之戒。是以診斷處方。惟主治心火則生用。若肝膽火。以猪膽汁炒。上焦火以酒炒。中焦火以薑汁炒。下焦火以鹹水炒。或童便炒。食積火以黃土炒。濕熱在氣分以吳萸湯炒。在血分以醋炒。李時珍云。諸法不獨爲之引導。蓋辛熱能制其苦寒。鹹寒能制其燥性。在用者詳酌之矣。張石頑有云。近代庸流常用黃連爲清劑。殊不知黃連瀉實火。若虛火而妄投。反傷中氣。陰火愈逆上無制矣。故陰虛煩熱。脾虛泄瀉。五更腎瀉。婦人產後血虛煩熱。小兒痘疹氣虛作瀉。又行漿後泄瀉。或虛冷白痢。及先瀉後痢之虛寒症。並皆禁用。他如西藥略釋。稱黃連之功用。凡身虛胃弱者。用以療之。且議時珍本草所言療治諸法。誠未必然。此蓋未知吾國前賢用藥之妙法。無怪其妄加考訂也。嗟夫西法以黃連苦寒之性味。爲健胃之補藥。若我中醫偏信其說而妄施。恐殺人不血刃矣。可不愼歟。

海外稱奇

鏡面散

第念次運赴大英國倫敦

本主人發明沈製羊脂珠粉鏡面散專治男女老幼面上煙容雀斑酒刺粉刺紅瘰瘡疤油光晦暗黃黑等類行銷已十年人人稱讚功效神奇中國各埠各藥房均有經售法京巴黎香港臺灣南洋各埠亦有寄售　今接英國倫敦蘇格蘭街一百十二號泊利商店主人林寶森君第二十次來批鏡面散及生髮膠（來函云尊製鏡面散等小號經理六年日漸發達皆由貴主人製藥認眞確有藥到病除之能力始銷惟中國人購用近年各國紳商漸知鏡面散有移醜成美之妙銷數日見推廣矣(下略)鏡面散售價雙料重加羊脂珠粉每洋二瓶每料六瓶二元五角單料每瓶大洋二角五分如外埠各號欲經理者批發特別廉價銀信寄郵政局最妥

切記認明餘年氏小影銅版縮印告示

藍龍商標　人壽醫藥室啓

總發行在上海山西路卽盆湯弄大街只此一家

各省大藥房均有寄售

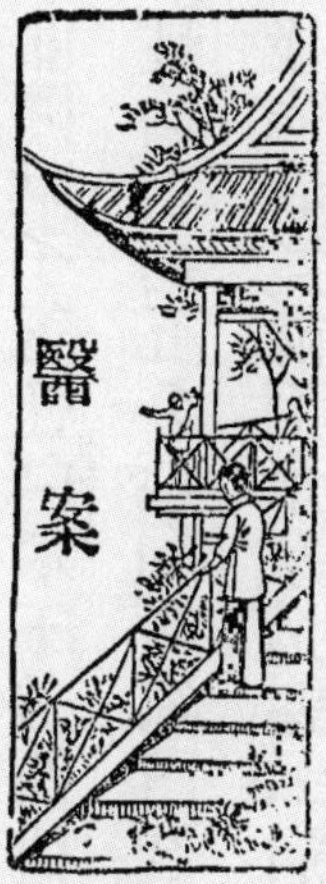

針灸醫案四則

黃眉孫

壬子十月。余至星洲。寓嘉興隆客棧。在三樓尾房居住。時當日暮。聞隣房呻吟呼痛之聲。因初來客寓。行李倉皇。未遑細問其何病。及至明日。聞呼痛之聲更慘。余入房探問。其病者及侍病者。皆含糊隱瞞。不知何故。余憤而出。俟至夜晚。則呼痛聲與搥床宛轉。聲慘入心脾。余不能忍。私念若可救藥。則余一舉手間功德無量。復入房探視。自薦能醫。病者已不能對答。俟其叔至。乃言其侄患頭痛腹痛如刀割。經七八日。勺水不入口。更數醫不愈。今在垂危。乞先生救之。余診其脈。六脈俱閉。間有微動。大小不倫。余曰。此伏痧也。經閉血凝。若再遷延。恐不可治矣。其叔問所以救之之法。余曰。今日之事。用針爲先。用藥爲後。庶不致經閉血凝而死。乃取針于頭上針風池百會絲竹空水溝穴。于手上針少冲及兩手彎。于足上針解谿及兩足彎。于腹上針中脘關元氣海行針已畢。病勢漸輕。余問仍然腹痛乎。曰無矣。仍然頭痛乎。曰無矣。但昏昏欲睡耳。余命之安寢。約半點鐘卽醒。呼餓甚急。取粥半碗食之。再三向余稱謝。自言爲鎭平林姓名永保。病約十日。索前醫方皆作風寒治。無怪其不中病也。求余定方。余用霍香半下白芷香薷川朴羌活木通卜子二劑全愈。此症爲伏暑積濕變成痧毒。血脈閉塞。倘非遇余。其危險未可知也。

壬子秋夜。有夜叩余門者。開門視之。則余戚某氏也。問何故。云其子患縮陽症。甚爲危急。祈先生速往。余匆匆出門。道上詳問情形。知其子夜歸與媳同寢。夜半遂患此症。余心知其故。不復窮詰。素知其子身體虛寒。到彼家後。則數人呼救。云病者經脈抽痛。龜頭欲縮盡。余一面診脈。一面令人取老羌搗碎備急。診畢。知脈沉微已極。下部虛寒無疑。卽開附子玉桂白朮干羌四種。作大劑與服。先行將老羌鋪臍下關元穴。用艾火大炷灼之。約五分鐘。病者忽曰吾腹輕快矣。復灸腎俞穴。龜頭全出。余遂回家。明日午後。病者竟能至余家道謝。云病已除盡。止身體困憊而已。

予友江姓。年四十二。方始得子。其嬰兒初生五六日。忽患臍風俗名鎖症。更數醫不愈。請余往診。及至其家。則因該嬰兒痰湧氣塞。已將竹筐貯兒置之厠側矣。其父邀余往厠側診看。余爲拂然。因念平昔相好。姑至看視。見兒在筐臥。用布裙掩覆以避蚊虫。余扯開布裙視之。覺眉心鼻準皆現黃色。口緊而未閉。啼聲與痰聲相雜。察其牙根近喉處。有二小泡夾喉。急用布針刺破。微見血。取喉風散塗之。再用鷄蛋白醮指擦背心。依照古書云。擦久當有毛刺手。余時忙甚。擦出有毛與否。未暇詳辨也。又再用燈火燋顖門人中眉心承漿少商臍輪六燋。中心一燋。仿夏禹鑄法也。十三燋已畢。兒似睡去。仍取布裙遮之。迴看兒之父母。在遠遠跕立。時有傳染症。彼故畏懼如此。前余用手術時。江友夫婦皆未敢向前也。余心頗惡之。嗣請余回家用午膳。因彼處離余家七八里。坐轎來。未及回家用膳耳。是時其父母以爲必死。即余亦以爲當死。用膳之際。兩方面皆無精打彩。飯畢。余擬坐轎回家。方與江友作別。忽江友之侄向前大叫曰。嬰兒生矣。兩目澄清矣。口能吮指矣。江友夫婦駭極喜極。江友即止余勿行。其妻亂跑至厠所。急食以乳。已能吮吸。飛抱至余前。滿面喜色。急極口不能言用手指畫。余覺可笑。命彼回房。江友一面打發轎夫先回。留余宿焉。是晚備雞酒。賓主盡歡。余開一方。用薄荷羗蠶川貝羗活。和竹瀝服之。二劑即愈。細詢其任因時有傳染病。其父母囑彼勿至厠所。不料彼年小好事。偷往視之。彼飛報喜信也。不然江友聞厠所無啼聲。以爲已死。將俟日暮令人擲之道中矣

與余醫館相隣。有某氏婦者。其夫夜歸同房後。忽腹中作痛。腰膝酸軟。凌晨即請余診。余察其脈沉細而緊。左尺部則似有似無。予開一調氣止痛方與之。服後平平。不見愈亦不見重也。婦自思同房致疾。此情難以告人。乃獨自一人至賣靑草藥處。託言共處之少婦。因夫婦行房後腰腹大痛。問有良藥否。該賣靑草藥先生令取銀三角。付靑草藥一大包與之。服靑草後。至下午忽腰膝欲斷。腹如刀割。復請余診。余至見病者手足發冷。面黑氣喘。人事不省。數人灌救。其脈則三部皆無。余慌甚。取針刺承漿少冲大敦三穴。欲用火灸關元氣海腎兪三穴。因未帶艾虁。用溫針代之。針畢而婦漸醒。再診其脈。則沉細而緊。與早晨同。呼腰腹尙痛。余令其家取羗汁和黑豆炒熱。冲酒向腰腹熨之。復用元胡川楝杜仲續斷羗活桂支干姜一劑。而腹痛止。二

劑而腰痛除。改服補劑。身體復原。嗚呼其針灸之功耶。抑湯液之力耶。余以爲針灸與湯液有相需而成者矣。

春榆醫案

錢存濟

己酉春霪雨連綿殆夏小兒患下利者頗多適有程君天爵子年三齡偶感時疫發熱下利腹疼厥逆醫作慢驚治投以丁香附子乾薑肉桂熟地枸杞當歸山藥茯苓等品病轉劇醫皆束手友人介紹於余就診時見眼眶乾澀目若魚珠面色萎黃舌苔燥裂唇赤如硃思飲過度躁擾不安乾嘔下利胸背大熱周身無汗四肢厥逆關紋紫黑而浮蓋表邪內陷協熱下利之證也揆其理由因春雨過多鬱溼於內際此長夏溼土用事天地之溼熱交蒸小兒體弱又復感冒則觸動內溼協太陰之熱而大利何慮寒之有此時證已治誤頗形危篤恐難挽救然又不能不勉盡人事謹以清熱解表救逆之法方用葛根五錢梔子二錢升麻三錢豆豉二錢龍骨五錢牡蠣五錢柴胡五錢石膏五錢黨參二錢炙甘草二錢鮮淡竹一束一晝夜連進二帖則

身得微汗稍有轉機又進一帖而諸證霍然遂改用清補品頻進數帖收全功

醫案

郁聞堯

有甯波人管友棠爲派克路四十五號洋房西人大菜總司務氣體素弱於去年七月內膝膑間忽生一疽稍有寒熱西人囑其到寶隆醫院療治西醫診斷生疽處骨內有微菌因斲去菌骨一塊住院醫治兼內服白藥粉不料數日後壯熱不止徹夜苛苛斲骨之處亦不能收功漸覺不支西醫仍使其服白藥粉幸伊自覺該藥不合使其弟買通僕歐趁西醫未到之前潛延余診當診得熱度一百零三脈只九十六至神氣頹敗知氣體素弱故脈至數與熱度不符余遂採用外科內之大歸湯用全當歸五錢金銀花四錢連翹五錢生黃芪三錢蒲公英三錢二服而熱退七八因病在下部轉方加牛膝三錢又兩服而內病既退外症亦從此收功當服中藥時西醫日以白粉與服管君陽聽從而陰棄之此症之愈實在中醫而名則歸西醫矣

又無錫汪劍秋之父名煦前任黃巖知縣休退住蔓盤路鑫億里後面曾於右腰旁

生一瘡紅腫而痛有寒熱而不重請某西醫診治謂中有微菌用刀硬刺十數敷藥後刀刺處遂散延十餘小瘡痛不可忍寒熱加重延余診治診時汪君罵某醫不止余勸其不必背後罵人某醫爲西醫中最有學問經驗者不過外科非其專長耳亦用大歸湯略爲加減前後五六劑而愈歷年用此方治外症而寒熱者無不應效原方謂此方外症初起能消已潰能收功歷驗之下知非虛言惟原方當歸用整的一个約八錢甘草一錢八分病在上部加川芎一錢中部加桔梗一錢下部加牛膝二錢酒對水各一碗煎服余診治時有用酒者有不用酒者大約寒重者用酒熱重者不用酒須臨時斟酌耳

醫案

趙葆階

李君桐軒年廿九歲體魄甚强向在香港營業去歲正月初旬因飲食不節心緒不佳忽患頭痛繼則腹亦痛身熱汗多嘔吐不止屢醫均作溼熱症治服清涼滲淡藥七八十劑諸病不減漸見肌肉消瘦臥床不起又函請省城某醫來診疑大虛症用

老抄參六錢大蛤蚧尾八錢爲劑配補陰清火藥十餘劑亦不效改醫用附子六兩干薑四兩作一服初服尙不知再服則胸膈如焚舌焦唇裂自用肥皂化水用灌腸器噴水入肛門取瀉得溏瀉數次胸稍和舌稍潤而諸病亦復如故凡香港有名中醫延請幾徧耗去醫藥資四五千元而病有加無已伊胞兄瑤波懼中醫不能治愈轉請英國有名西醫來視斷爲不治速其返鄉時已五月初七矣後延予診斷爲腦膜與胃內膜同時發炎由急性而變爲慢性以其頭汗不止呃聲頻作四肢發厥脈微欲絕知係虛脫之候急用桂附參术龍牡棗仁白芍以回陽救急速其煎服服後汗收肢煖脈回呃止吐亦大減後用中藥而病仍不知遂擬用西藥消炎止吐另服平腦之品吐止而痛亦不作繼服解熱藥數包熱亦全退調理兩旬病將痊可不料予因事回家明日到時其溏泄不止神呆氣乏奄奄一息詢悉昨夜食牛奶餅乾所致遂忙用附子理中湯令服兩日而後神氣稍旺漸能食粥又調理十餘日頗能食飯病勢日有起色但見其沉悶不樂問之則言殊呑吐不肯盡露予以其終日煩惱雖病機大轉仍非萬全於是日到病房與他暢談古今幷衞生各要事日用逍遙散

加香附青皮緩緩調之統計三月之久而後康復如初予今年來港李君逢人說項常稱我爲恩人是亦醫林一快事也

一男僕年卌餘歲身輕肥健向鮮疾病一晚食糖粥數碗頃刻腹痛大瀉五六次瀉愈後而汗出不止雖時屆冬令亦常出冷汗淹纏七八月之久漸覺胃呆少納肌瘦力疲以前諸醫有補陰斂汗者汗出益多有峻補氣血加入桂附龍牡者而汗亦不止予診其脈沉遲細濇唇舌皆白審其出汗之處頭部與背部最多手足背略少餘則不見有汗其爲熱度不足不能收縮汗管可無疑義毅然用眞武湯一大劑每味用至兩許囑其久煎冷服果然汗不再出又用大劑附子湯令其守服旬餘病退而體亦復健焉

彭翌初之二妾氏患二日瘧年餘不愈用六君子補中益氣人參養榮等方加附子干薑肉桂之類輪流煎服而瘧亦不愈適伊叔患吐血病招予診視并商治其妾氏予曰服補藥不爲不多而病不見效可否用西藥治之翌初問用何藥予曰卽用桂拏與信石水可乎翌初聞用信石似有難色予謂信石雖大毒西醫製爲水劑多服

則傷生少服能愈病卽中國古方用信石治病者亦不少何必多疑翌初始允於是用桂拏磺養和信石水爲丸令其每日三服每服内含有桂拏五厘信石水二滴守服旬餘其病如失

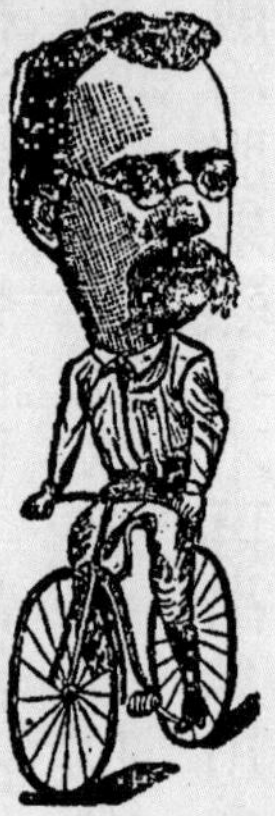

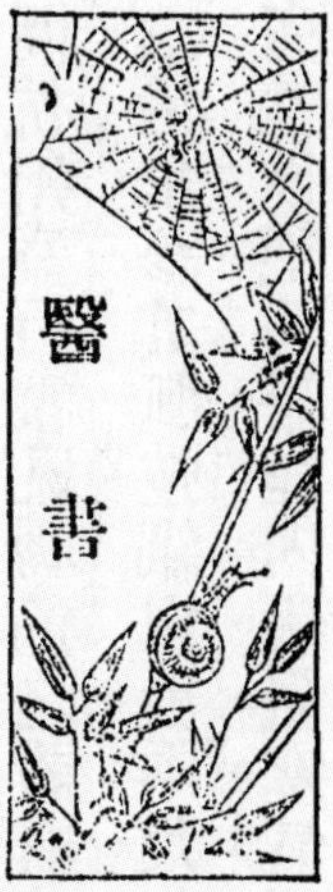

王孟英醫案選序

海甯王孟英先生潛齋醫學叢書久已風行於世為海內宗法今試問醫林鉅子有不知王氏其人者乎蓋先生之著述雖未普及於醫林而流傳亦甚廣矣叢書凡十二種曰霍亂論溫熱經緯回春錄仁術志飲食譜重慶堂隨筆言醫選評願體醫話柳洲醫話女科輯要醫砭潛齋簡要方是也余家藏者祇前五種其餘七種余遍覓未獲癸丑八月友人陳君建侯自滬上購得承以見貺蓋上海李平書氏於民國元年重印本也王氏一家之著述至是始得窺全豹焉跡王氏之學術其得力於河間劉氏丹溪朱氏海虞繆氏西昌喻氏長洲葉薛二氏吳江徐氏者為多而於葉氏尤推重焉蓋實能擧精覃思融會百家而施諸實用者也以視黃玉楸陳脩園輩之食

古不化。深居官署。而貿然著書者。其相去爲何如耶。善夫李平書氏之序曰。道博而返之於約。理微而出之以顯。可爲業醫者補習之助。夫先生之書。爲世所推重如此。尙何待今日之表彰哉。獨是醫案一門。雖有囘春錄。仁術志等書。而散見於洄溪醫案與魏氏續名醫類案。爲叢書所不載者。尙夥。且其中亦間有重複。及不經意之作。有不能不爲之理董者。爰不辭僭越。取其醫案。細心選輯。彙爲一編。顏曰王孟英醫案選。庶使承學之士。得所指歸。而先生之薪傳。亦流傳而愈廣矣。

中華民國三年七月江都袁焯序

〇王孟英醫案選

江都袁桂生編輯

第一章 霍亂

丁酉八九月間。杭州盛行霍亂轉筋之證。有沈氏婦者。夜深患此。繼卽音啞厥逆。比曉其夫倉皇求治。余診其脈弦細以澁。兩尺如無。口極渴而沾飲卽吐不已。足腓堅硬如石。轉時痛楚欲絕。乃暑溼內伏。阻塞氣機。宣降無權。亂而上逆也。爲仿金匱雞矣白散例而處蠶矢湯一方令以陰陽水煎成候冷徐服此藥入口竟不吐外以燒酒令人用力摩擦其轉戾堅硬之處擦及時許鬱熱散而筋結始軟再以鹽鹵浸之遂不轉戾吐瀉漸止晡時復與前藥半劑夜得安寐次日但覺困極耳與致和湯數服而痊後治相類者多人悉以是法出入獲效惟誤服附子者最難救療

鄭鳳梧年六十餘秋間患霍亂凛寒厥逆煩悶躁擾口不甚渴或以爲寒余察脈細欲伏苔白而厚乃暑溼內蘊未化也須具燃犀之照庶不爲病所蒙因製燃照湯與之一飲而厥逆凛寒皆退脈起而吐瀉漸止隨以清滌痰熱之法而愈

一婦年少體瘦初秋患霍亂轉筋舌絳目赤大渴飲冷脈左弦强而右滑大此肝胃之火素盛而熱復侵營也以白虎湯去粳米甘草加生地蒲公英益母草黃柏木瓜絲瓜絡薏苡一劑知二劑已丹溪云轉筋由於血熱此證是矣

陸叟年七十餘仲秋患霍亂自服單方二三日嘔吐雖已利猶不止且頻頻作噦聲不甚揚面赤目閉小便不通醫云高年戴陽證原不治且延已數日縱投大劑囘陽亦恐不及余視之脈雖虛耎並無脫象况舌赤而乾利下息惡氣分伏暑業擾及營

慮其絡閉神昏胡可再投熱劑聞所煎之藥桂氣撲鼻服之必死迫令將藥傾潑遂以紫雪三分用竹茹枇杷葉通草丹參連翹黃芩石菖蒲桔梗蘆根煎湯候涼調而徐服次日復診目開噦止小溲稍行於前方裁紫雪加石斛苡仁服二劑利減能啜米飲矣隨用致和湯十餘服而瘳

焯按此病之斷爲熱症而用涼藥見效者全在面赤小便不通舌赤而乾頻頻作噦利下息惡數證蓋舌診之法爲吾醫診斷學之特長凡診病必先視舌舌診果精再參之以望診脈診問診諸法雖欲於醫壇稱霸亦不難矣

潘紅茶方伯之孫翼亭館於外氏酷熱異常啜冷石花一碗遂腹痛痞悶四肢漸冷上過肘膝脈伏自汗神困懶言方某診謂陽虛陰暑脫陷在卽用大劑薑附丁桂以回陽病者聞之益形餒憊其叔岳許杏書茂才駭難主藥適族人許芷卿茂才過彼遂與商之芷卿云此藥豈容輕試而病象甚危必延半癡決之時已乙夜余往視面色垢滯苔膩脣紅是旣受暑熱驟爲冷飲冰伏大氣不能轉旋故肢冷脈伏二便不行所謂閉證也何脫之云亟取六一散一兩以淡鹽湯攪之澄去滓調下紫雪一錢

中國近代中醫藥期刊彙編 第一輯

翼日再診。脈見痛蠲。溺行肢熱。口乾。舌絳。暑象畢呈。化而爲瘧。與多劑。白虎法。而痊。

焯按此病之斷爲暑症。亦得力於舌診。六一散雖爲暑病通用之方。然吾以爲治陸叟之藥。未嘗不可酌量採用。

陳嫗年已七旬。辛亥秋患霍亂轉筋。甚危。亟延余診。已目陷。形消。肢冷。音颯。脈伏。無溺。口渴。汗多。腹痛。苔黃。自欲投井。因先取西瓜汁。命與恣飲。方用石膏。知母。麥冬。黃蘗。芩。連。竹茹。木瓜。威靈仙。略佐細辛。分許。煎成。徐服。覆杯而瘥。

陳楚珍仲媳。陡患霍亂。云昨晚曾食冷魚。夜分病作。想因寒致病也。然臍間貼以回陽膏而不效。故敢求診。余按脈滑數。右甚。口渴。苔黃。令揣胸下。果堅硬而痛。曰吐瀉雖多。食尚在胃。非寒症也。回陽膏亟宜揭去。以菖。枳。蘇。連。芩。桔。茹。牛。海蛇。蘆菔爲劑一服而瘳。

丁巳秋。三侄壽和甫六歲。陡患。凛寒。身熱。筋瘈。面紅。譫妄。汗頻。四肢厥冷。苔色黃膩。口渴。脣紅。時邪夾食也。以枳實。梔豉湯。加菖蒲。及冬。乾蘆菔菜。煎成。調入玉樞丹五分。灌之。次日譫瘈皆減。而腹痛吐瀉。病欲轉霍亂。以外洩也。余嘗謂不但傷寒可轉霍亂而溫熱暑溼皆可轉霍亂也治當迎刃而導之於前方加蘇葉一分黃連二分同炒煎服連服三五次瀉六七次痛卽減第三日神始爽慧然去疾莫如盡再服原方一劑遂愈凡小兒之病因於食滯者多胃不和則臥不安陽明實則譫瘈若吐瀉乃病之出路不可誤作驚風治也

焯按凡小兒之病數語乃兒科之眞詮但亦暴病爲然久病及尅削過甚者又當別論

季傑之妾秋夜陡患霍亂腹痛異常診其脈細數而弦肢冷畏寒蓋覆甚厚詢其口不渴而瀉亦不熱然小便全無吐者極苦舌色甚赤新涼外束伏暑內發也絳雪玉樞丹灌之皆不受瀉至四五次始覺漸熱而口大渴仍不受飲語言微蹇余令擣生藕汁徐灌之漸能受隨以芩連苡楝卮斛桑茹蒲公英煎服痛卽減吐瀉亦止卽用輕淸法而愈

仲韶弟主於葉氏乙卯新秋陡患洞瀉如注卽渾身汗出如洗懨懨一息夤夜速余往勘脈來沉細身不發熱儼似虛寒之證惟苔色黃、膩小溲全無乃溼熱病也予桂苓甘露飲加厚樸投匕而瘳辛酉秋余息濮院盛行霍亂轉筋之證一男子胸次拒按余以蘆菔子枳實檳榔等導之又某赤膊不容盖覆猶云五內如焚目陷音嘶苔黃大渴而嗳飲卽吐肢厥脈伏市醫令服薑湯一杯幸不受適余至亟取冷雪水將小匙徐灌之遂不吐更以石膏黃連知母瀉其逆衝之火而愈

陳某患霍亂而所下皆血苔黃大渴而舌色紫黯乃暑毒深伏起病時又飲燒酒也用犀角益母地丁茅根菖蒲綠豆銀花芩連黃柏藕汁大劑灌之投匕而痊

姜秋農瘧瀉初痊遽勞奔走陡患霍亂轉筋面臂色紫目陷音嘶胸悶苔黃汗多口膩神疲溲秘脈細而紘余以沙參蠶矢苡仁竹茹半夏絲瓜絡木瓜車前子扁豆葉陰陽水煎送左金丸一錢外以吳萸一兩研末調敷湧泉穴服後吐瀉漸止噫氣不除呃逆脇痛汗減口燥脘下拒按脈耎而紘以素多肝鬱也去沙參蠶矢木瓜車前左金加紫苑鬱金楝實通草枇杷葉二帖溲行呃止苔退足溫腰脹腿痛手紫漸淡去鬱金紫苑通草實楝加沙參石斛蘭葉藕鮮稻露亦二帖脈和脹減啜粥口鹹體素陰虧也去半夏扁豆葉加歸身花粉橘皮又二帖大解行而安穀腰疲少寐爲易

西洋參加麥冬羊藿以調之數帖後又加枸杞杜仲而愈

焯按此體質不足。原因複雜之病。與前數條迥不相同。須細看其節節進步。隨機應變之法。

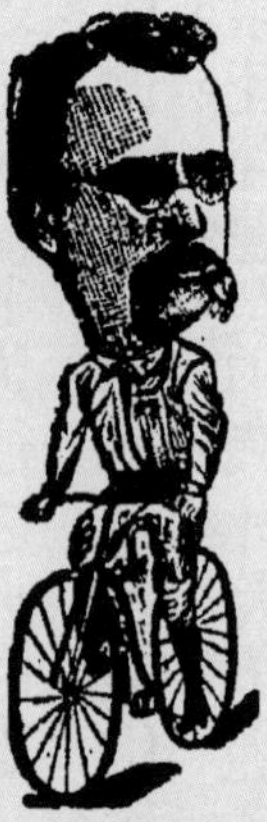

藥彙新編

頑石

廣木香

舊藥彙。海禁未開之時代。稱木香產于大呢國。即今之印度國孟買地方所出。其出新在六七月之間。轉運之香港。非秋後冬初不可。經洋藥店分揀。統二種。即大小之別名耳。須要外皮黃亮潔實。內肉有白者綠者爲佳。若黑色帶油者次之。四川亦產一種。內外泡鬆。形稍長瘦。無香味。更次不能入藥也。

藿香

攷本草。又名兜婁婆香。註兜婁二字。乃梵語也。其物則一。今廣東肇慶府出者爲最佳。方梗白毫。綠葉。手揉之。淸香繞鼻。近年廣東省垣各山貨行收買揀淨。首推亘昌牌子。與泰昌。頂道地。餘如廣亨。信利。信義。公昌等。皆不及亘昌泰昌之揀淨也。五六月出新。更有一種南藿香。即洋藿香。味淡帶辣。葉細而少。梗帶員形。莖長根重。此產于安南國邊境。最次之貨。浙省出土鮮藿香。收貯得法。入藥亦頗道地。

丁香

丁香有公母之。分按本草云。出東海崑崙國。究竟早年皆是外船運來。未悉底蘊。今據老于廣客者言。其出於新嘉坡嚬叻。及廣東雷州瓊州。所產色如玫瑰紅帶紫者。花粒較大。形尙矮壯。樹高丈餘。木類桂葉。凌冬不凋。春初開花。紫白色。七月成實。又一種其大如巴豆。擘碎分兩片。有順理向如雞舌。故名。乃母丁香也。亦均入藥。雷瓊等處。所產不多。其價較昂。爲最道地之品。印度國出者最多。花粒較小。故名中花。香味頗濃。色紫而帶黃爲佳。歐人以其香氣襲人。每將其良者用機器吊出油汁精華。合做香水。所以近年有枯色花蕊之貨。卽是榨存之渣也。香味帶酸。入香料酒料用最多。

石蟹

出南海。乃尋常蟹耳。年月深久。水沫相著。因化成石。每遇海潮落時漂出。又謂崖州榆林港內半里許。土極細膩。最寒。但蟹入則不運動。久之成石矣。因而取之。二說皆屬本草所載。尙屬近理。古玩店取形尙漂亮。螯足俱全。然入藥只取形靈無泥塊者爲佳。

通信

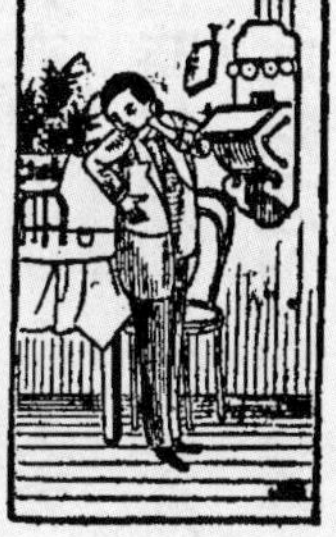

與黃眉孫先生論病書

袁桂生

眉孫先生道座。近閱學報。得以拜讀

執事及黎北海陳紫波諸先生之大作。欣悉南洋海外。皆有我華醫之足跡。吾道南

行。曷勝榮幸。屢誦

大文。崇論宏議。傾倒一世。知

先生對於祖國醫學。拳拳致意。愛國熱忱。令人感佩。焯年輕學淺。百無所知。辱荷余

素盦會長。暨諸同志不棄菲材。得時時以文字與諸先生相見。方愧弄斧班門。貽羞

大雅。乃蒙

執事謬加獎飾。并殷殷以病症見詢。聞　命之下。實深惶悚。惟既承　雅愛。敢不竭

誠奉對。以負　雅意乎。　大札之第一症。婦人年四十餘。初患氣痛。繼卽大便下血。

纏延至數月之久。遍身作腫。服藥腫消。而腹中飽悶。兩協緊痛。口燥咽乾。大便久閉面黑如炭。服附桂藥後。脈息兩手寸關皆沉微細小。兩尺脈如游絲欲絕。據此以推。婦人年逾四旬。產育必多。從前血崩帶下之病。恐亦不免。則其血液衰涸。可以想見。而氣痛之病。十九由於鬱怒太過。鬱則肝胃兩臟之血易生阻滯。而運化之機括不靈。怒則肝胃兩臟之腦筋震動受損。而易於生炎。此氣痛之所由作也。此時治法若善。則後起諸症。可以不作。乃始則便血。繼則便秘。卒至口燥咽乾。兩脇緊痛。面黑無華。脈息沉微。尺部欲絕。此津液銷亡。元氣告匱之象。尙何能望其生乎。蓋草藥既經尅削。附桂又不免燥烈。况復煙癮甚大。其陰液消鑠。鬱火蘊結。皆意計中事。此所以咽燥便秘。飽悶緊痛。諸象畢呈。而臨終時嘔出五六寸長之血塊也。故執事以阿膠白芍山枝等養陰洩熱之品。爲極精當之治。法竟不能奏功者。蓋已陷於不治之時。盧扁復興。亦望而却走矣。考此病之理。金匱千金等書。皆絕少發明。非仲景思邈不知此病也。時代變遷。病症亦不免有異。張潔古謂古方今病不相能。亦有爲而言也。欲求深明此病之理。而又善於運用者。其惟魏玉橫先生乎。魏氏續名醫類案。心胃痛門。協痛門。及婦科諸病門中。於此病之理。言之綦詳。實非前人所能望。而其治法。則以一貫煎出入化裁。雖未可以此一方。印定天下人之眼目。而肝虛脇痛之病。實以此法爲優。至第二症之用附子。服至百斤之多。洵足使人咋舌。要亦千百中之一二也。昔李冠仙治呼協領暨徽商余姓。亦皆重用附子。服至五斤。而病始愈。余家婺源。常飲山澗之水。其性極寒。因成此病。以彼例此。則森和金店之東主。其飲食起居嗜好之間。亦必有所偏勝。乃釀成此胃腎虛寒之病。考附子回陽之法。本於仲景之四逆湯四逆加人參湯。然其學理。則殊引端未發。至李東垣張景岳喩嘉言馮楚瞻諸家。始闡發無遺。其大旨以素問陽虛生外寒。暨陰陽水火虛實之理。反覆申論。亦皆從經驗中會悟而來。而馮氏復以物理相印證。其說與西人發明熱學之理。吻合無間。可謂探驪得珠。登峰造極。而其所治諸案。與張氏治驗諸條。及鎮陰煎。理陰煎。六味回陽飲。全眞一氣湯等方。曲盡用附子之變。青勝於藍。信不誣已。管窺之見。未知其是否也。方今醫學衰頹。時勢孔棘。尙望

執事與海外諸名宿。時賜讜論。以匡國內諸同志之不逮。則不獨焯一人之幸矣。西

風漸起。伏祈爲道珍攝不備。袁焯頓首

徵求夏子益奇疾方

崇肖葵

敬啓者竊謂世之所稱奇疾。因其疾不恆見也。如恆見之。卽不覺其奇矣。世之所稱奇方。因其方最靈效也。如弗靈效。亦不覺其奇矣。大凡疾病之發生也。雖多變化幻象。究有一定原因。苟得其理。則罕見者不驚爲奇。未明其理。則恆見者亦駭爲奇。研究疾病學者。豈可徒好奇哉。又方藥之作用也。雖是泛常之物。也有神妙功能。苟用之切當。則罕見之症必愈。用之不當。則恆見之症亦難收功。講求方藥者。又安可徒好奇哉。古有奇疾方一卷。係夏子益先生輯述。書中所列疾狀。悉皆奇異。所列方藥。絕弗奇僻。此書之名。雖以奇稱。乃奇而不離於正者也。若能通行於世。一可增醫士見識。(醫士知此偶遇罕見之症而能細心隅反知其病理及切用之方)二可袪病家迷信。(病家知此不惑於鬼神爲祟怪誕不經之語)三可使西醫不敢輕視中學。(西醫知此或可生信仰心不爲無意識之詆毀)故鄙人曾於已酉春初。從本草綱目中錄集成帙。而註釋之。奈學識淺陋。未克闡明眞理。又藏書弗多。別無校勘之本。用以問世。必貽笑於方家。前者陳君瑞辰。發行醫學扶輪報。屢次函索。未敢付刊者。職此故耳。茲悉神州醫藥學報。以保存國粹交換智識爲宗旨。第七期有顧鍈君徵求藥物學智識以輯藥彙新編。第九期有陳治愚君徵求醫事沿革及名醫傳略等類以編中國醫學史。皆因一人之學力有限。欲合衆志成城。意美法善。殊堪欽佩。特仿二君之例。敬祈熱心同志。如家藏醫籍。有完全奇疾方。或知某種醫籍。附有奇疾方者。(如附於衛生十全方散見本草綱目之類)照醫史研究會之徵求條例第三條辦理。(貴處所藏之夏子益奇疾方或係獨立本或附見於他書者或症亦奇異並非夏書所載者倘蒙慨借以一月爲期錄後當隨時由郵局保險奉還如不能借出卽請抄錄寄下亦甚歡迎)不厭煩瑣。郵交敝處(天長縣東門內三聖街良知巷)則鄙人固有榮幸。而醫藥前途。亦與有榮幸矣。

上洋采芝堂

製監大悲救苦玉雪丹

此丹耑治傷寒天行疫癘時氣傳染一歲之中一方之內男婦大小病患相似謂之瘟疫並治中風中邪癰疽瘡癧熱毒壯盛霍亂絞腸急痧暴症命在呼吸不及延醫服藥及自縊溺水魅魘卒死心頭尚有微溫或癲邪狂走狀類心瘋或誤中食毒藥毒一切跌撲損傷瘀血在裏百虫蛇犬所傷毒氣內攻但用此丹內服外敷應手神效百發百中有起死回生之功又治婦人月閉鬼胎小兒驚疳客忤等症每用一丸重者酌加小兒半丸滾水化開送下本堂揀選道地藥料擇天醫療病良辰於淨室中誦大悲寶懺一永日虔誠修合應驗如神並將療病服法略詳於后

惟是藥本昂貴俱皆珍品購者珍藏幸勿穢褻　或善良君子施送濟人其功德豈有限量哉

一治傷寒時行瘟疫寒熱頭痛胸悶髀酸一二候身熱不解神昏譫語開水化服一丸如身熱不盡再進一丸立有奇功

一治痰厥不省人事用陳胆星五分冲開水化服一丸

一治肝氣厥逆不省人事用生石決明二兩煎湯一茶盃化服一丸或開水化服亦可

一治小兒痧痘時痧用西河柳五錢煎湯化服一丸未透足再進一丸輕則半丸

一治癰疽發背腦疽疔毒一切無名腫毒外用土牛漆一兩搗汁調藥半丸敷之內用開水或生甘草三錢煎湯化服半丸大症一丸未成即消

一治爛喉痧症痰涎壅塞口禁身熱命在頃刻急用開水化藥一丸徐徐灌下立刻回生再進一丸即愈

一治一切咽喉急症服之立痊或用荷葉三錢煎湯化服亦可

一治小兒急慢驚風身熱嘔乳驚悸抽搐便青用鈎藤一錢煎數沸去渣量兒大小和服半丸或一丸作四次服之立效如月內赤子胎驚不乳用藥一丸分作四塊研極細末安在乳頭上與小兒吃乳同下之立愈

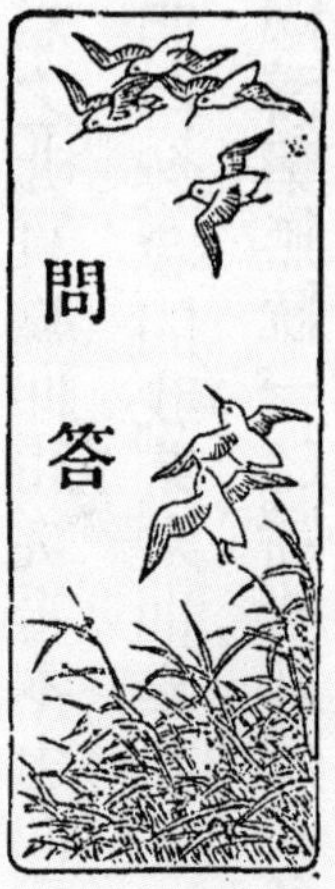

讀沈君赤白芍辨之疑問

藥界頑鐵

神州醫藥處此美雨歐風之旋渦中勢非聯絡進行實行實際上之改革不可醫藥既以聯合名則有互相糾正之義不得似秦越人之相視也明矣故余有疑問於沈君深望沈君明白敎導則余之幸焉讀二年八期藥物學欄內沈恩誠君之赤白芍辨（原文曰赤芍白芍物本一種只有生熟之分生者爲赤芍熟者爲白芍採後刮去外皮入鍋煑熟去其紅汁爲白芍微煑紅汁尙存爲赤芍）閱君之辨證明赤芍白芍本一種所謂一而二二而一也是人工的製造分別赤白非天生的分別赤白也至夫原文中云及亦者治何證白者治何症余係門外漢不敢有隻字之疑問今姑就近世市上所售與夫全國藥界所公認遍銷各行省之赤白芍研究之按今世

所售赤芍者產于河南陝西邠州會以及山西之大同其次張家口外蒙古等處其形如甘草外皮色紫黑內色白或粉紅最粗如大姆指最細如小指其質有梗有糯白芍產自浙省義烏東陽臨安最道地蜀產亦佳亳州所產者次其形如准山藥外皮淡赭紅色或如玉版箋色內色淡紅或肉色粗者一寸餘徑圓細者不一況赤芍之皮皴皺而麤糙白芍之皮細結而光潤赤芍質鬆而易斷白芍質堅不易斷以上見亦芍與白芍有天壤之別異點甚多產地不同一也其形不同二也內色與外貌也粗細不同四也質之堅鬆不同五也白芍確係是芍藥之根赤芍非芍藥種種顯花之根不同六也且赤白芍是天然的不同非人工的製造不同也余度君不同三之辨字裏行間出之鄭重非貿貿然而作茲且君證明能採能製必研究有素而辨故余更覺不解用敢質疑于先生意者亦如吾藥界歷來積習相傳以誤作誤將錯就錯耶抑或君之非實驗而得從書本上而言被誤于先賢耶二者必居其一願先生不棄鄙俚明白敎我開我茅塞則幸甚矣

記者按中國醫藥無統一之辨法其弊甚多卽赤白芍一種可知今頑沈二君之

辯恐二君各就其地之事實而言但赤芍之名稱有二種一種卽顧君所說之赤芍一種卽沈君所說之赤芍按閩粵間亦稱白芍之紅皮者爲赤芍且以一種黃色之料入鍋炒之如黃柏名曰赤芍沈君所說之赤赤當是此也

錢存濟

●傷寒疑問

問一

傷寒太陽篇第四十九節二陽併病太陽初得病時發其汗汗先出不徹因轉屬陽明云云至可更發汗則愈龐安常擬補麻黃湯喻嘉言擬桂枝加葛根湯陳修園曰俱皆不當不知究竟當用何方以發其汗

問二

太陽篇第八十九節云汗家重發汗必恍惚心亂小便已陰疼與禹餘糧丸徧攷方。書其方失傳王日休補用禹餘糧赤石脂生梓皮赤小豆等爲丸陳修園按此無深義究竟當用何藥

問三

問答　四

傷寒膀胱蓄血證本有抵當湯丸等方其水蛭蝱蟲藥肆中小心不售卽醫者備之病人見其峻亦畏拒不服多爲束手致患此證者坐以待斃不知可有別藥能代水蛭蝱蟲不使病人拒絕乎

問四

傷寒少陽病其提綱爲口苦咽乾目眩其發熱爲寒熱往來其病脈證治篇只十節其出方只小柴胡一方後人疑其散失不全移入多方陳修園謂其不當又謂小柴胡湯乃太陽樞轉之方非少陽之專方查柴胡證本非少陽證若果係口苦咽乾目眩寒熱往來少陽之的證究以何方爲當

以上四條切祈

海內方家研究指示爲禱爲盼

朱振華

問男子患疝症腎囊腫大甚有大於鵝卵者其痮大是否囊與皮共大者抑惟外皮獨行痮大者且考諸物理書云寒縮熱痮何以疝症屬寒而痮須服熱藥而瘳乎請

諸高明先生詳答之

問人之食物何以有幼長不同有幼時欲食長時忽然不食者有幼時不食長時忽然喜食者如鄙人幼時不食彩蛋而今極喜是何故請詳答之

答崇君省葵第七期學報問二　錢存濟

攷暑者煑也熱如煑物也熱字從執從火如執火意温字從水從日從皿如皿中盛水以日曬之之意又温泉温風温煖皆不寒不熱之謂以病理論經云冬不藏精春必病温是温病爲伏邪所發治宜寒涼以解散熱證有表裏虛實之辨治法有用辛甘者有用甘寒者有用苦寒者有用清涼者至於暑證則又有中暑傷暑之別中暑陽邪傷暑陰邪證既不同治法亦異以天時論春温夏熱至長夏則濕土用事地之溼氣上升天之熱氣下降溼熱交蒸如煑物然是爲暑矣故時令有小暑大暑之名若謂暑與温熱同是一意何不曰春熱春暑小温大温而曰春温夏熱小暑大暑也要之温極則熱熱甚則暑是至理也此管見所及未卜是否敢希指正

神州醫藥總會閏月分收付報告

收上月現存洋三十二元 小洋六十五角 錢一千另七十文 收黎庇留
會費三元 吳霽峯二元 張奇生 陳幹生 徐春林 楊芳田 以上入會費一
元蘇雨田 李竹溪 胡馥生 胡德森 解碧潭 方止逸 蔣筱溥 陳泳卿
葛綿章 姚小陶 施星珠 翁元順 顧祝三 胡錫齡 鄭召棠 聶毓芳 呂
齊眉 沈仰墀以上常年費一元 蘇雨田證書大洋四角 胡錫齡證書大洋
四角 李竹溪胡馥生 胡德森 解碧潭 方止逸 蔣筱溥 陳泳卿 葛綿章
張奇生 陳幹生 徐春林 楊芳田 鄭召棠 吳霽峯 姚小陶 錢縉甫
蔣少春 翁久舲 施星珠 翁元順 顧祝三 聶毓芳 呂齊眉 沈仰墀 鄭
肖巖 高潤生 方雪村 林直侯 林佑賢 林世煐 何名藩 鄭益年 何幼
皋 陳紀西 陳燮藩 陳剛鈞 林綺賡 方澍桐 盧幼行 林心齋 翁良安
林孝第 鄭得銓 孫組晉 林少玉 鄭幼蘭 陳穀貽 王菊初 危慶烈
蔣麗水 丁仲洸 吳懋功 柯賓瓊 陳瑞麟 胡元烺 陳元賡 陳利隆 林
俊銳 翁清如 嚴厚森 鄭兆斌 林良慶 以上證書各二角 余伯陶 月捐
二十元 顏伯卿十元 朱堯臣伍元 毛玉書弍元 馬逢伯一元 柯喬春一元
鮑承良一元 俞騰夫一元 沈葆聯一元 張頌清一元 杜靜仙二十角 陳
久香十角 吳介臣五角 周青士五角沈仲裕五角 金萬伯三月至閏月十二角
以上月捐收診察號金七十三角 收兌一千三百五十文 共收進大洋一百另五
元四角 小洋二百九十三角 錢二千四百二十文 付租金 二十元 付薪水
二十九元 付津貼醫藥報 十元 付租櫥一元 付同上 五角 付診察所
會員號經 四十九角 付同上 六十文 付玻璃櫥 一百十三角 付郵費大
洋一元四角 小洋十六角付報費八角付雜用一元四十四角 一千四百八十文
付兌洋一元 共付出大洋六十三元四角小洋二百三十五角錢一千五百四十文
現存 大洋四十二元 小洋五十八角 錢八百八十文

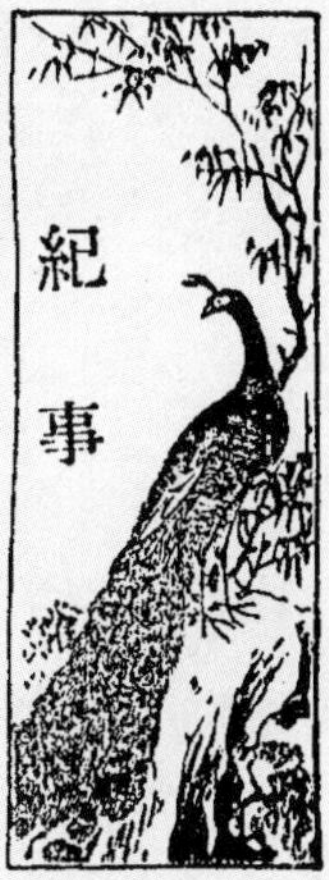

神州醫藥總會紀事

本會前晚在延昌里事務所開會會員到者甚衆首由會長余君伯陶宣讀雲南分會公函內稱本分會地居邊遠見聞狹隘雖經同人等熱心組織幸告成立無如建設伊始考試發生上受政府取締下被無知破壞困難多端支持不易現在規模粗具經濟未充僅就會內先設醫藥研究社以礪學識並設內科送診處以濟貧寒皆以慈善爲宗旨期達衞生强種之目的一俟籌有常欵擬辦醫藥學校以俾後進而臻完善其一切方針悉遵總會頒訂規則辦理前經電告辱荷鈞諾承認分會本會遵于民國三年正月刋刻圖紀卽日啓用並啓用圖紀日期緣由呈請査核云云接江西分會公函略謂前准貴總會發來証書弍百張如數收到遵將兩界合格會員姓名牌號按名塡就於七月初四日召集全體特開大會當場頒給除將証書一張

呈送江西巡按使立案并將已領証書各會員姓名牌號地址印刷通告及登本埠日報外相應造具清册郵送貴總會存核以後續行塡給者按准三個月彙報一次合并聲明云次由副會長朱君堯臣提議開大會日期並一切手續當衆議決准于陰歷十月十五日二時開甲寅年大會改選職員預先通告各省分支會及各會員務請屆時蒞會共籌進行之策十月朔日各職員一律解職另選臨時職員並議決招待外埠代表辦法次包識生君提議籌辦藥業半夜學堂經衆議決先訂章程學額暫定五十人分正預二科教授不收學費惟學生概爲本會會員以薈萃藥界人才而收改良藥物之效散會時已鐘鳴十一下矣

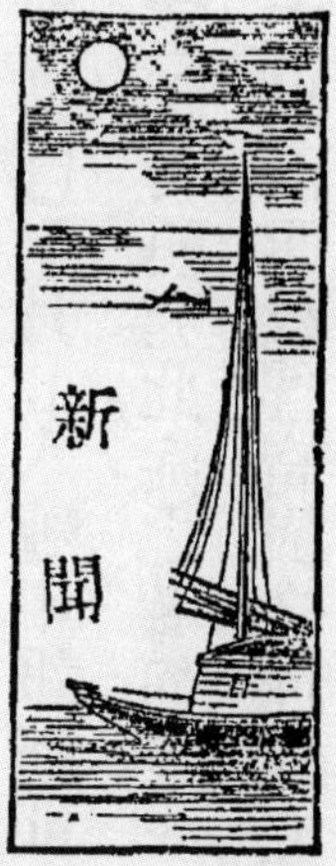

本埠新聞

栽

大黃銷滯

蜀省所產之大黃質冠全球誠吾國藥材出口品之一大宗遍銷東西洋各國彼邦人嗜此若吾國人愛洋貨相類自歐洲開戰以來航路不靖外洋商賈愛國心重無意營業以致既購定者不能艤往未購者裹足不前市面疲軟不言而喻況今年收成不豐較之上年歉收七折進本昂貴一般業此者恐難保全血本云

認購公債之踴躍

自歐洲戰事發生後中央政府鑒于金融奇緊知外債已不足恃爰發起內國公債藉資接濟各省各界踴躍認購爲數甚巨足見吾國人民愛國熱度甚高即將上海

一隅而言蔘藥業已認購一萬數千金當此商業凋零之際能認此鉅款可謂急公好義富于愛國思想矣

◎外省新聞

雲南之怪症

雲南大理府近日忽然發現一極奇症初起時患者覺鼻孔中無故生蟲蟲形頗似馬蝗粘貼鼻喉之間痛癢難耐欲吐不出欲咽不下未幾則蟲深入頭部卽不能救藥而死先是僅一農民忽染此症醫者以爲飲水誤食馬蝗所致未疑爲奇症之發生也久之日漸傳染逐至蔓延城中患者甚衆死者已多諸醫束手不知此症之由來現有將死體考驗者其法以藥末吹入鼻中使蟲爬出猶能蠕蠕然動云

按此則錄自上月廿八號申報新聞欄本報既負研究醫學責任合全國同志如晤一室正可研究此症之若何發生宜用何物治療爲此徵求閱報諸君以及同道同志出而賜敎俾奇異之怪症立可撲滅不致蔓延于他處

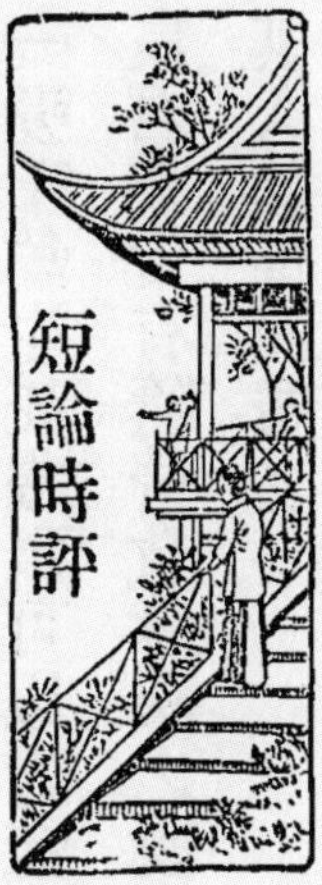

歐戰聲中之舶來品

蓮子

嗟乎歐戰風雲日急舶來品不繼一般人視爲奇貨可居我醫藥界果能覓良方仿製西藥遍登廣告發行各處急起直追此乃彼退我進之時機萬勿可失然豈僅我醫藥界之責任全國同胞能人人堅毅勇進則此次之戰爭孰謂非中國之福耶

願吾國多產無名之英雄

凡百事之成立必有少數超羣之人先覺之輩提創于前多數明理者贊助于後乃能成偉大之基業能提創者固英雄能贊助者亦英雄也而英雄故有有名無名之別世間得享英雄之名者恒居少數然能負責任不辭勞怨以促成此少數有名之英雄發生者轉恃乎多數無名之英雄所以有名之英雄雖可貴而無名之英雄更可貴也若人人不願爲無名之英雄皆欲爲有名之英雄於是群擇事之能成名者爲之事屬有益而與己名有損者避之則事危矣且流弊所及小則釀成沽名釣譽

傾軋嫉妬大則遂致衝突破壞同歸於盡好名之害可不懼哉是以予薰沐默祝嗣後願我全國願我醫藥會產先量數無名之英雄出而救世則前途莫大之幸也

時事閑評

某國人之在吾國喧賓奪主蹂躪吾人民破壞我中立侵佔吾土地施其野心勃勃之手叚無論身當其衝者受禍最烈卽政府與人民無不啞吧喫黃連說不出苦處而某國人尤孜孜爲悪假其丹藥放賑之名義達其覬覦吾地之目的昔日外人挾傳敎而思佔據不圖今日某國人步其後塵不知吾國人對此其觀念如何雖然醫藥界誠全國之罪人也嗚呼全國人嗚呼醫藥界其速醒毋再夢夢臥榻之旁他人酣睡已久也

余曾于(一)年八期本報醫零藥碎欄內(六)及醫生出診之時宜隨帶各種暑藥及救急之品遇一髮千鈞生死關頭可以對症發藥不致坐而待斃束手無策後閱新聞帋見徐相宸君廣告有隨帶救急藥之說予深佩徐君之卓識感徐君之同調也世不乏徐君其人願推而廣之

醫零藥碎

一得錄

蓮子

余不解蜀產之鬱金江浙等處醫藥界均稱爲廣鬱金粵產及温產者反名爲川鬱金未知訛于何時代聞長江以上則名稱甚正雖蜀粵所產其性質相同然今値改良時代萬不能聽其錯悞冀我醫藥界鉅子起而糾正之

滬上某醫夏秋間所開之藥方慣用扁荳葉西瓜翠絲瓜葉以及種種新奇之藥品尙有藥鋪不備病家尋覓困難服後毫無效力反增重其病原余不解渠所抱何意噫江湖賣藥之流亞歟滑醫欺人之術歟否則何眩奇駭異如此之甚耶寄語某醫生勿再將病人爲兒戲物也可

近世醫生所開藥方字畫清爽容易認辨者固多而不規則之行書十八帖之草書以及專寫藥之別名眩己之能藥鋪稍一不愼遂致貽莫大之害者亦所在而有敢

醫碎藥薈 二

忠告我醫界病人之生命悉操于諸君之手字畫務求清楚庶藥舖易於辨認不致錯誤藥味宜開普通之名矜奇炫能更在可當戒也更忠告藥鋪諸君嗣後宜鄭重勿孟浪遇有疑難模糊須與夥友斟酌若果難辨不妨將藥方退下問明醫生然後從事庶幾不致鑄成大錯也

研究中藥仿製西藥誠爲當務之急余數年前曾力贊斯議無如海上雖藥房林立然皆滑頭欺人派非誠心濟世派第學得東西洋之皮毛非眞正理化學專家也一般人視之亦甚鄙賤不足以爲藥界之新紀元也余友鄭平叔君理化學專家也曾于三年前創辦製藥廠於新閘之某路化驗吾國之天產品分析定性與原質含辛茹苦慘淡經營者數月未幾革命軍光復滬江製藥廠被金融所困因此中止年來雖有同志者發起類皆毅力薄弱不久卽滅近閱新聞紙廣告見有大生古新二製藥廠內容如何余未及調査而外觀上固以改良革新自命是余所歡迎而崇拜者也致於究能名副其實否余將拭目而觀其後

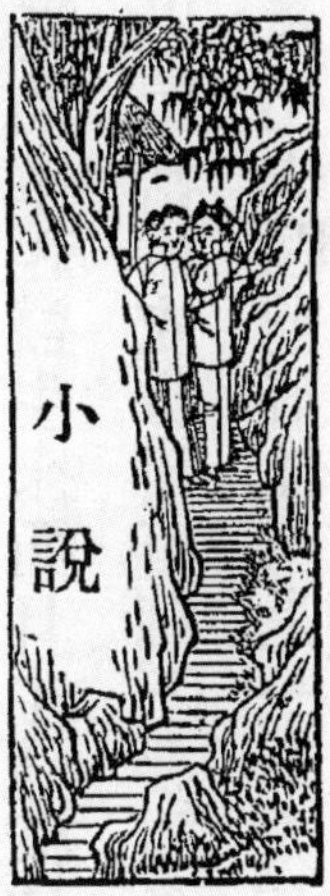

社會小說

燃犀

蓮子

且說宋忠正急得無路可逃的時候不覺被門檻一絆嘴內阿呀呀的亂叫兩眼開時始知自己好好的臥在床上天已黎明他的妻子甜睡正濃方曉得頃間的驚嚇乃是南柯一夢心上還是砰砰亂跳定一定神心內想想亦覺好笑如果吃壞了藥准了這夢思到這裏心上更覺害怕起來想再睡一回只是睡不着合上了眼養一回神宋忠日常總要日影轉斜方纔起身今日覺得神志不定睡也無味不到九點鐘就起來正在梳洗驀地裏走進一人口內嚷道宋忠哥宋忠哥你好早呀宋忠回頭瞧着那人立時失色驚得無地可鑽心內想道不好了昨夜的夢應了硬了頭皮定一回神答道阿貴哥你也早得狠今天伯毋嫂子們的貴恙好些麼阿貴道昨天喫了你開的藥方今天家毋與小兒身熱都退了小兒病好了就不肯睡好容易勸

了許多話他纔不起來我內子身上的熱還沒有退盡爲此我趕早來請你去你有這樣的本領我實在佩服得狠宋忠聽一番話胸中一塊石頭方落了下去就吹牛道不瞞貴哥說我自信醫理尙佳平時窮使饑寒不肯輕於問世因爲貴哥似自己兄弟一般我安能坐視阿貴道見情得狠我們就此去罷宋忠點頭稱是遂同阿貴去看病照樣的帶了紙條兒去暗下抄了幾張藥方騙了幾角小洋嗣後接連騙了四五次的錢說也奇怪居然個個好起來過了幾時阿貴自己也照樣的生起病來也是宋忠診脈開方治愈的從此阿貴感恩萬分明知宋忠貧窮時常接濟錢米外逢人便說包宋忠這樣本領高强這樣一家幾人都是他看好的一傳二慢慢的傳了開去好在黃叶村本來沒有醫生的時在仲秋之際疾病叢生宋忠家內其門如市宋志樂此不倦做他的騙錢勾當也有喫錯了藥死的也有病本來要好的他的妻室見丈夫眞的做起醫生來而且生意極好一天到晚銅元哩角子哩除開銷外每日餘些可以贖當添衣服辨首飾不要說像上回屢次欲下堂求去就是宋忠打他出去亦不肯出去較前好像又是一个人却耐心靜氣的做事不像從前時常尋

事吵鬧閑話不表且說錢阿貴病愈之後又靜養數天待至身體健旺復原辭別家內老母妻子往無錫城外生大米行做生意城外離阿貴的家內不到二十里路趁了航船不多時到了跳上了岸竟奔生大米行而來進行與同事寒喧幾句不免講起閭家患病請醫看好等情生大米行的擋手曾業新爲人極其熱心聽了阿貴的話嘆了一聲氣道嗐我看我們的東翁這兩天怪可憐的阿貴急問道爲什麼呢業新道前年不是我東家得了晚年子麼眞像明珠寶貝一般不知爲什麼好端端的生起喉瘋來已極其危險連乳也不會吃一息游絲眼見得絕望了虧得東家還要想救活託我尋高明的醫生你想連上海的大名家都請看過叫我到什麼地方去請呢阿貴道方纔說的先生荐去試試業新道鄉間那有好郎中你去荐他卸了我責任又可碰碰他們的運氣如果你去吃了午膳趕緊就去叫二頂轎子同去阿貴連連稱是飯後乘轎往黃叶村而去　正是

鄉人本自無常識　豎子居然竊盛名

欲知宋忠看喉瘋能否治愈且聽下回分解

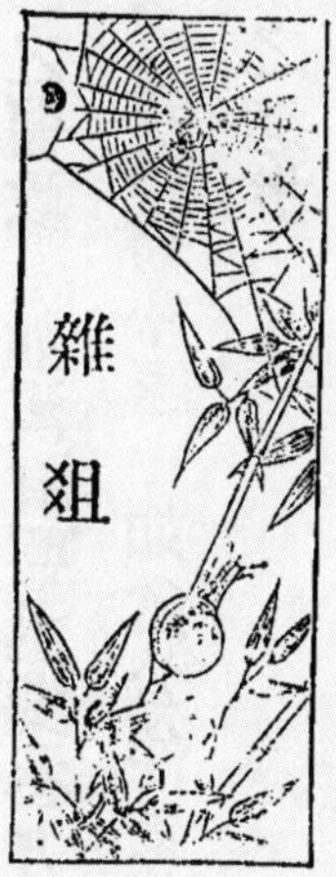

醫史研究會小啓（續前期新聞欄）　陳邦賢

附擬中國醫學史目次

第一章　太古之醫學

（一）總論

（二）有史以前之醫學

（三）醫藥之鼻祖　如神農氏辨別催吐促瀉之植物不作食料並用催吐之草木以治心窩苦悶之患用促瀉草木治便閉腹脹之患是皆爲醫藥濫觴之類

（四）神祇時代之醫學　如太古民智未啓時皆以疾病有鬼神所祟以媚鬼神尙祈禱爲療病之類

（五）神祇時代之醫術 如上古醫者稱苗父以管爲席以芻爲狗北面而視僅發十言之類

（六）參攷書目略記

第二章 三代之醫學

（一）三代之醫政 如周時醫師掌醫之政令之類

（二）三代之醫學家 如和緩扁盧之類

（三）三代之學說 如陰陽風雨晦明之類

（四）三代之藥學 如伊尹創煎藥秦和始爲醫方之類

（五）疾病史

第三章 秦漢之醫學

（一）秦漢之醫政 如漢有醫丞藥丞方丞之類

（二） 漢之著名醫學家 如倉公仲景華佗之類

（三）醫學之進步

(四)醫學之極盛時代　如張仲景著傷寒金匱華佗精外科手術如庖丁解牛揮刀而肯綮無礙之類

(五)疾病史

(六)疾病之名目

(七)醫學書目錄要

第四章　兩晉至隋之醫學

(一)兩晉至隋之醫政　如隋有尙藥局太醫署藥藏局之類

(二)兩晉至隋之著名醫學家　如王叔和皇甫謐等之類

(三)診斷學　如王叔和自撰脈經發明脈理之類

(四)疾病史

(五)醫學書目錄要

第五章　唐之醫學

(一)唐之醫政　如唐太醫令掌諸生醫療之法其屬有四皆有博士以教之之

類

（二）唐之著名醫學家　如孫思邈王燾之類

（三）佛教與醫學之關係

（四）隋唐醫學之結束　如千金方外臺秘要集隋唐大成爲之結束之類

（五）學派之變遷

（六）疾病史

（七）醫學書目錄要

第六章　宋之醫學

（一）宋之醫政　如宋元豐中書備對太醫局九科學生額三百人乾道重修置疾醫助教之類

（二）宋著名醫學家　如龐安時錢仲揚許叔微陳良甫陳無擇嚴用和之類

（三）宋代之醫派

（四）疾病史

（五）醫學書目錄要

第七章　金元之醫學

（一）金元之醫政　如元立醫學十三科其程試科目每三年一試期以八月中選者次年春二月赴大都省試之類

（二）金元著名醫學家　如劉守眞張子和李東垣羅天益成聊攝朱震亨戴原禮之類

（三）金元之醫派　如寒涼派攻代派滋陰派温補派之類

（四）學派之爭競　如觀元好問傷寒會要序知河間之學與易水之學爭觀戴良作朱震亨傳知丹溪之學與宣和局方之學之爭

（五）疾病史

（六）醫學書目錄要

第八章　明之醫學

（一）明之醫政　如明太醫院設院使一人院判二人御醫四人吏目一人生藥

庫惠民局各設大使一人副使一人凡醫家子弟擇師教之三年一試五年再試三試不第乃黜退之之類

（二）明著名醫學家　如李時珍吳又可等之類

（三）明代之醫派

（四）藥物學

（五）疾病史

（六）醫學書目錄要

第九章　清之醫學

（一）清之醫政　如清太醫院設院使院判御醫史目等官以及官醫軍醫警醫法醫校醫等制度之類

（二）清著名醫學家　如喻嘉言葉天士徐靈胎陳修園尤在涇之類（生存者不錄）

（三）清代之醫派

（七）醫學書目錄要

第十一事　中國醫事年表

按以上所擬目次係屬草訂諸多未備容當隨時增删以期完善特此附告

附本會會員應徵規約

一應徵者其著作權卽歸本會所有無論採錄與否原稿恕不奉還

一應徵者本會接到稿後其採錄者當陸續披露於神州醫藥學報中西醫學報並備贈品以酬厚貺

一本會擬仿姚明輝先生編地理書例於書後附刊應徵會員姓氏以誌紀念

一應徵者請郵寄上海鐵馬路圖南里五百四十七號張寓交陳治愚收並請詳示住址俾贈品可以直寄

海外醫談

黃眉孫

六畜疫症治法

有友在星洲雙龍山。養猪百頭。并種菜園。來函索予治六畜疫症方法。乃搜羅中西學說。并經驗方以答之。

症候

昔歐洲大牧場。曾沾此症。謂爲牛疫。因牛最多此症也。名曰林達鄺司託。云該病由皮膜傳染。疫氣蔓延不已。致絕大牧場。十死七八。其經過日期。以十日十二日爲斷。凡六畜初得病。卽耳聾眼昏。悲鳴不食。昏悶恐怖。狀與常異。此毒由皮膚傳入血水兩液之第一期也。繼則其毒蔓延全身。發熱喘急。垂頭貼耳。閉口咬牙。絕口不食。此毒由血液傳入臟腑之第二期也。終則由臟腑之粘膜內流出極穢濃水。從口鼻出。臭不可耐。或狂熱。或發寒戰。或角蹄發冷。或脊骨發疹。或眼陷頭低。兼行瀉痢。呼吸短促。此臟腑敗壞之第三期也。畜病至此。則難以救藥矣。

治療

凡一有病畜。卽移置他所。以防傳染。先行將病畜近身草稈木板燒去。并病畜糞溺汚染之物。燒去淨盡。各處洒臭水。燒蚊香章腦琉黃信石等。庶不致傳染。且病畜吐瀉之物。尤易傳染于人。以發狂熱。口鼻中當防其感受。飼畜之人。以番鹼水洗身及脚。幷衣服。亦用石灰水浸過。洗淨着之。其餘健畜。時時查看。將住畜之地。洗刷清楚。食料亦用清潔者。或將畜放出空曠地方。以移換空氣。若有窗門。在牛欄前後。盡宜開放。如有他物堆積。盡皆移開。以通風氣。取洋油潑洒畜欄之內。以杜傳染。極爲效驗。此西國大醫生哈博克倫五年研究之治法。照此行之。勿惜小費。故此後歐洲牧場。卽有畜疫。亦不至如前之甚也。

藥物

實業叢書所載。凡病畜及未病者。遇有疫症時。飼料之中。和以藥餌。用春燕麥四斤。松杜子一斤。黃連末八錢。青凡二錢。梳打粉二錢。和以飼料之中。每日煎服之。病症輕者。卽可自愈。未沾病者。亦可服之。又英國領事官郵送藥方。用金鷄納皮一兩。黃連一兩。干羗一兩。青凡二錢。蜜糖一杯。佛蘭帝酒一杯。照方每日煎服二次。又方細葱一斤。蒜一斤。羗一斤。阿魏四斤半。四味浸水。文火煑之。和水一斗五合。牛羊每次服五合至七合。已沾病之畜。更多飼之。此法本之江君俠庵勸業報。宜買看以廣學識。

中國相傳之畜疫三方。亦極神效。一方用大黃芒硝各五錢。煎湯灌之。二方貫衆三兩猪牙皂角二兩。煎水入芒硝三錢。和煎灌之。三方用大黃黃連黃柏支子連喬柴胡蒼朮各五錢。煎水灌之。又取蘿白葉及樟樹葉。煑熱與病畜及未病之畜食之。或取牙皂細辛川烏草烏雄黃同燒灰。研末吹畜鼻中。加射香更妙。若急難購買。用紅靈丹通關散亦可。或割去猪尾尖。用手取盡毒血亦妙此治畜疫之大概情形也。

雜治

馬病用白鳳仙花。連根帶葉。搗汁熬膏塗眼四角。汗出卽愈。牛馬疥癩。蕎麥稈燒灰淋汁洗之。又取藜蘆研末。水調塗之。羊生疥癩。取鍋底烟及桐油白鹽。調而塗之。猫犬生癩。硫黃和飯食之。或硫黃放猪腸內。煑熱飼之。或用百部煎水洗之。蠅多飛集。用香油遍搽之。凡猫病烏藥磨水灌之。如被人踏傷。蘇木煎湯洗之。小猫啼叫。陳皮末塗猫鼻卽止。犬病水調平胃散。灌之。鹿病鹽和料豆。或豌豆飼之。鶴病蛇床子和大麥煑好飼之。鳥生爛瘡甜瓜蒂爲末敷之百鳥翅足折損。喂以芝麻。并油搽患處。

雞中蜈蚣毒。研吳茱萸。調汁灌之。麻油亦可。鷄沾瘟疫。研巴豆末調麻油灌之。或生硫黃灌之。或取菉豆與食亦可解毒除瘟。可知各鳥獸病症。皆有診治良法。况現在振興實業之期。畜牧一道。南洋獲利甚多。養猪養鷄牧羊。徒守舊法。遇有疾病。不知治法。以致虧本。可勝嘆哉。

附記寄生虫

美國碩學明醫公會。査出有虫名支利家以拉。其形小而光明。寄生于畜類之筋肉中。由筋肉入腸胃五臟之薄膜。發生最速。數日間可至千萬頭云。凡牛猪之受其毒者。發熱搐搦拘攣痲痺等症。經一月之久。虫漸長大繁多。食筋線之本體。嚙穿腹臟畜類即于此時斃命。人食其肉。能傳毒于人身。唯炙熱煑爛。可以無害。曾用顯微鏡試驗不爽云。唯現未悉治法。若畜類一有此病。宜賣去屠去。方不致虧本也。

◉神州醫藥學報校勘記

錢緡甫

醫學流派論　讀書多而見理明頭頭是道傑作也　第十八行嘗字應改作常附

識篇第二十二行硫苦應改作硫黃

史學家之醫學　以經學史學說醫非誇博洽藉見吾中醫之聲價也

病理學　廣金匱人因風生長義中人治病最要莫如治風內經云風者百病之長也張仲景亦云風氣百疾據作者言之風爲空氣但能生長不能殺人果信是說則凡中醫之祛風散風皆多事矣豈不貽誤余謂易義巽爲風巽卦☴上兩畫陽主生下一畫陰主殺此定論也　風寒暑濕燥火中醫謂之六氣六氣之過爲六淫六淫皆足以致病據作者言之風不應與五者並列風之動爲寒風暑風濕風燥風火風不動則爲寒氣暑氣濕氣燥氣火氣是直以氣爲不動品天下有不動之氣乎哉說理亦似欠圓愚意風氣寒氣暑氣濕氣燥氣火氣爲常氣風而兼寒爲寒風暑而挾風爲暑風火甚生風爲火風至于濕風一層本說不去但云風中有潮濕氣可也是否敢還質之　黎君　附論中感字應改惑字

再論病原學之邪氣及微生物　融貫中西學理持論不偏結處謂研究病原當以中學爲主西學爲佐語尤扼要

中西淋症論　言外國之所謂淋症係男女感毒病之一端不得與吾國之所謂淋症並論此說甚要　第十六行何字應改河字丹字應改舟字

駁陳修園傷寒淺註　第四行匯字應改匪字第五行慈字應改茲字遂字應改逐字　駁喘家作桂枝湯加厚朴杏仁佳一條力辨桂枝湯不可以治喘駁太陽病脈微弱爲無陽不可發汗一條力辨麻黃桂枝不可用此皆要論

淋症治驗　云先送醫金若干元至期不愈罰倍之各立藥劵可見確有把握以下述案語藥方俱佳噫今之爲醫者衆矣能如此者誰乎(難在不愈罰倍)

答陳君春　云女子之乳房突起乃氣化使然氣化爲後天與形象不同又引易象謂先天乾坤後天坎離說理均精細

問答　質疑篇第九行木字應改本第十行目字感改草　解釋王女士與鄙人之問答篇第二段第二行鈎字應改鈞字

新聞　西醫療治法第三行其字應改由字

卷末校勘記　末一行首句兩筵字均應作筵

文苑　勉勵神州醫藥會同人駢文　題目誤一字第七行多一傳字洵字亦誤應作洵第九行酣字亦誤應作甜　此篇用駢體雖未能如各大家之沈博絕麗而詞能達意動合自然已非空疏家可及

第九期報學說門中西論目異同得失攷係雲間查貢夫君來稿誤刋作徐君石生合亟更正

醫藥雜俎

周伯華

蚺蛇愈風

泉州有客盧元欽染大風唯鼻根未倒屬五月五日官取蚺蛇胆欲進或言肉可治風遂取一截蛇肉食之三五頓漸可百日平復（朝野僉載）

吉利草

吉利草其莖如金釵股形類石斛交廣俚俗多蓄蠱毒惟此草解之極驗（南方草木狀）

鹽泉

鹽明目

在湖縣有鹽泉煮則爲鹽（廣志）潔淨白鹽每日擦牙畢漱吐手心洗眼日日如此雖老夜能觀細書（月令廣義）

天柱峯茶

舒州天柱峯茶可消酒肉毒烹一甌沃以肉食詰旦開視肉已化水（類林新咏）

午日合藥

端五日午時宜脩合藥餌以天罡此時正塞鬼戶（艮宮也）（丁甲鈐）

治中暑

七月中暑者用鮮竹葉一握山梔十枚煎湯去渣下米煮粥候熟用鹽花點之進一二次即愈　意生天法

丹砂井

臨沅縣有廖氏家世壽疑其井水殊赤試掘井左右乃丹砂數十斛（抱朴子）

刊誤表

第二期論說十五頁論醫藥學業與社會學科之關係第二行充其多數之其字誤

作共又二十四頁第一行所以攘奪之奪字誤作奮

第四期問答三頁傷寒三問之商確當作摧又九行乃諸註於已所不明之處咸歸罪於王叔和謂其編次遺亂二十三字係衍文當删去又七頁一行參觀葉香巖脫一香字

第七期學說論病原學之邪氣乃微生物第二十四行邪氣淫泆誤作邪痞又三十六行以神其循環誤作循獧又四十九行就顯著時體質言也誤作體以言也又以邪氣云者多一微字又問答欄一頁三行見聞不廣誤作不歸二頁四行願博攷誤作傳攷

第八期學說再論病原學之邪氣及微生物第四行空泛名稱誤作定泛又三十行三週後熱度漸低句誤作三日又四十四行庶克登人民於壽域句誤作庶免

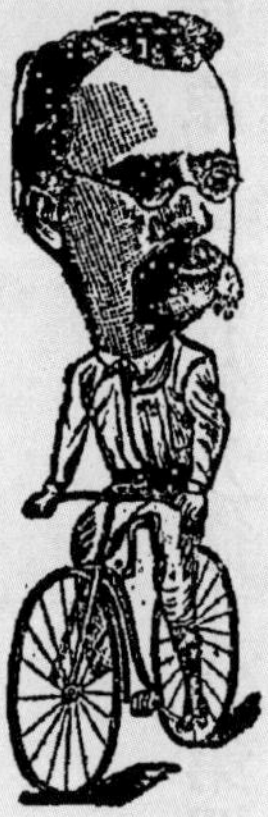

中華民國三年十月十五日出版

第二年第十期

定價表

費須先惠空函恕寄概收大洋銀毫加永

項目	一月一册	半年六册	全年十二册
	二角	八角	一元五角

郵票以三分之內者五份以上不收

本國郵費	一分	六分	一角二分
日本	一分	一角二分	二角四分
外國	三分	一角八分	三角六分

編輯者　神州醫藥書報社

編譯所　神州醫藥書報社

印刷者　神州醫藥書報社　上海老垃圾橋延昌里內

發總行所　神州醫藥書報社

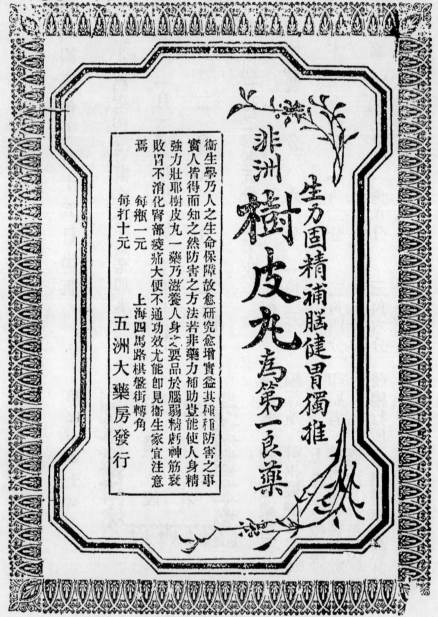

中華民國郵政局掛號認爲新聞紙類

神州醫藥學報

第二年第十一期

月出一册　准陽歷十六日發行

◉本報十一期總目次

民國三年十一月十五日出版

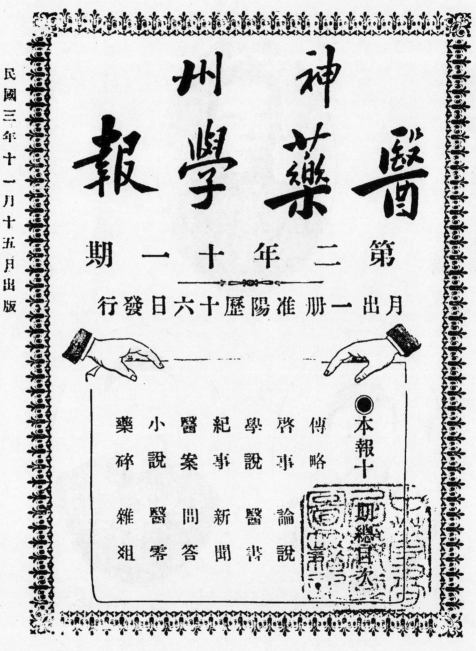

童君槐青

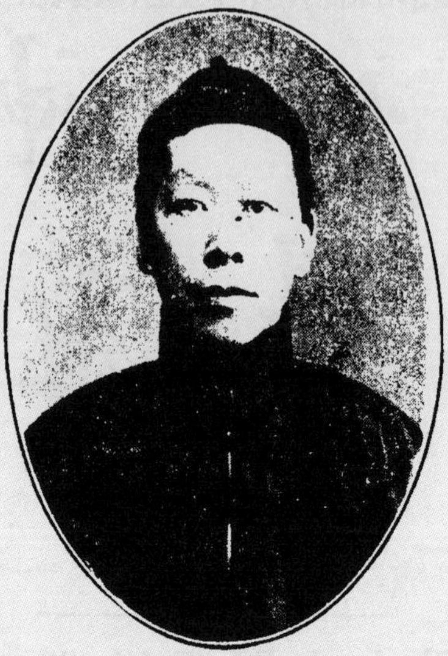

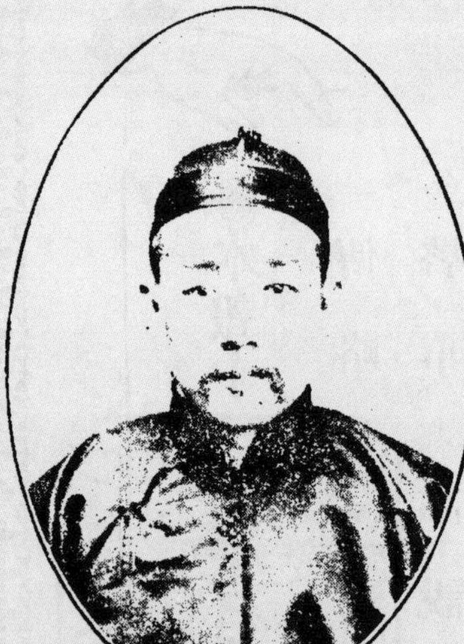

李君杏壇

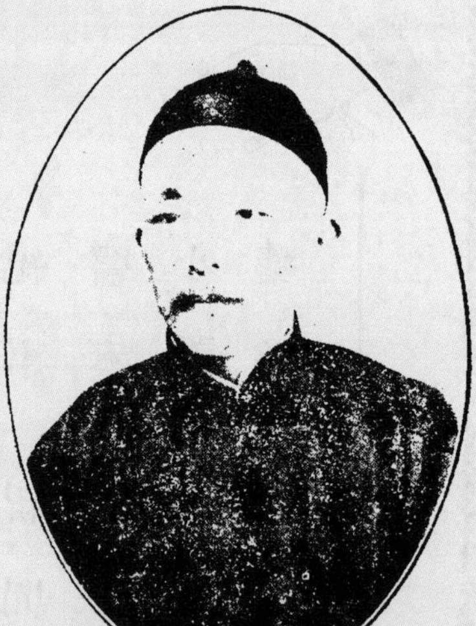

姚君靜仙

●傳略

童槐青

童君槐青浙江慈溪人年三十三歲爲甬郡望族世業儒君幼承庭訓深自刻勵勤於學年未冠卽蜚聲庠序間及長而淡於仕進乃隨其尊公棄儒經商覩吾國醫藥業之不振時引爲大戚爰創葆元堂藥肆於海上毅然以改良藥物爲己任精心選製一洗市肆之通病君常語人曰藥物之優劣關繫病者之身命詎可忽乎其宅心仁厚有如此者神州醫藥總會興君更極端贊成之而對於醫藥學報尤極盡力被舉爲社中協理今報務之得有進步者君贊助之功爲多也

滇南姚靜僊

姚君靜僊名長壽雲南昆明人年四十五歲生有奇慧博聞强記弱冠補博士弟子員食餼上庠鄉里以遠大期之家綦貧世業岐黃術其曾祖方奇先生卽名重一時祖沛然先生嗣之著醫易匯參若干卷將梓而亂作稿尋失去遂隱居村舍杜門教

子後燦章質齋炳南三先生相繼以醫著聞質齋卽君考燦章其伯父炳南其叔父也君幼承庭誥得先世不傳之秘旣連不得志於有司遂壹意醫術又益以學識經驗名大噪遠近求診者趾踵相錯君悉盡心治之昕夕無倦容遇危險症但有萬分之一可救尤必盡術挽回不辭勞怨見貧病者送診外並贈以藥其熱誠高義有古君子風惟以延診者太多君雖食息不遑猶難遍給致觖望者疑君自高聲價不免憾言其實君固一視同仁絕無勢利之見存也君嘗謂古之醫者必司歲備物以應病家之取求爰設福元堂藥肆於醫館左側精心選製投之輒效客歲與同業組織雲南神州醫藥分會成立後公舉爲正會長其爲同胞造福正未有艾也

昆明李坤厚安
錢塘許寶根峨僧 甫代撰

李杏壇

李君杏壇雲南昆明縣人名文林年四十七歲幼承庭訓自束髮授書卽以儒書醫書並授弱冠後遂專攻醫學除家傳外所讀醫書不下數十種先生祖父兆祥公以

醫得名人以半仙目之先生父慶雲公承其家學行醫六十餘年亨壽九十有四博覽羣書集有雜病明辨論三卷醫方集要十卷於婦科幼科傷寒尤精當慶雲公之行醫也終日口授醫方先生在側執筆書寫垂二十餘年及慶雲公歸道山先生始自行問世日昃不遑而先生精力過人無論貧富必盡心診視毫無疏忽也先生有弟三人次曰少雲三曰繼昌四曰榮軒皆習醫科有名於時

本報第四次宣言書

蓋聞百尺之臺基於累土千里之程起於跬步本報賡續前業矢志改良思竭文字鼓吹之能力冀達醫藥進化之目的嘵音瘏口亦幾星霜一週矣猥荷同志不棄慨加提倡或貺以鴻篇或廣爲介紹俾得不脛而走遐陬風行幾遍大地誠非始願之所敢及深維學識譾陋經濟未充致篇幅狹隘空疎貽譏靈蘭精微之義既不克宏宣其奧竅中西異同之爭亦未遑推闡其得失內容體例缺點諸多良不足以饜閱者之望本社實抱無涯之歉夫優勝劣敗爲天演界無可逃之公例値此東西學說

橫流泛濫茫無涯際國粹淪亡千鈞一髮我醫藥界既丁此中外競爭之秋欲圖免於天然淘汰之列斷非區區空言所能爲功自必發揮眞確之學理講求經驗之良法庶足以昭示邦人綿茲墜緒本報竊持此旨爲來歲進行之的誓竭棉力再事刷新現方厚集經費商榷體裁自第三年一期起內容務求完備篇頁實行擴充不尙空談專究眞理將由言論鼓吹時期一躍而進於學理競爭時期俾名實克副精神煥發更以餘力發行週刊七日一帋相輔而行嚶鳴求友藉通聲氣於四方攻錯他山交換智識於尺楮此則同人等懷抱之私願諒亦宏達之所樂聞也

本社啓事一

本報自賡續出版以來瞬屆一週猥荷海內外同志不棄廣爲介紹俾得銷數日增曷勝感紉惟是社中經費一無憑藉同人棉力籌墊叵鉅全恃報費藉資周轉定閱及代派諸君子已蒙將報費全數惠下者固多而始終分文未寄者亦復不少一歲將終不得不作一結束爲來年擴充地步其有自去年七期以迄本年十二期分文

未繳者乞即賜寄下否則開歲概不續寄此係本社不得已之苦衷統希原諒是幸

本社啓事二

本報出版以來蒙四方賢達鴻文疊貺俾得價值倍增曷勝感佩來歲尚擬擴充篇幅兼辦週刊對於投稿尤極歡迎務希諸同志共盡維持之責多貽壽世之編醫藥前途實叨大賜不僅爲本報光也

本社啓事三

本報對於同志之投稿以不背宗旨與否爲棄取編輯者才短事冗實未遑博稽載籍妄加甄別間或有稿非己作而出於抄襲者因欲廣流傳囑爲之轉載但冀有俾於實用本報亦所樂從惟須註明出處庶免掠美之嫌而本報亦不致有貶價值因投稿中有抄襲他處已載之稿而冠以己名者故特聲明幸祈自愛

本社啓事四

本社爲便利醫藥界起見特購置印機除印刷本報外並能代印醫書廣告市單仿單等取價極廉非圖牟利如欲委印者請臨本社接洽可也

神州醫藥學報第二年第十一期目錄

論說

學說

第二年十一期

目錄 八

第二年十一期

目錄

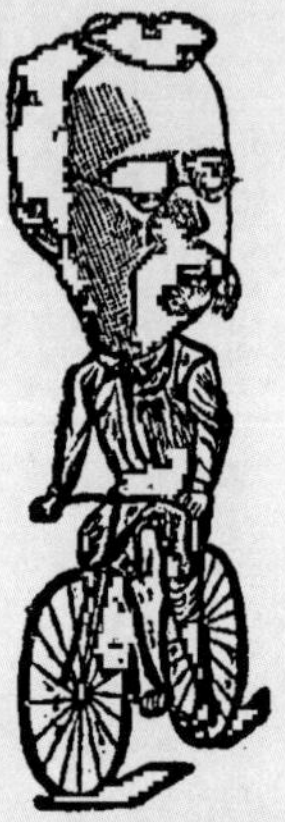

上洋采芝堂

製監大悲救苦玉雪丹

此丹耑治傷寒天行疫癘時氣傳染一歲之中一方之內男婦大小病患相似謂之瘟疫並治中風中邪癰疽瘡瘴熱毒壯盛霍亂絞腸急痧暴症命在呼吸不及延醫服藥及自縊溺水魅魘卒死心頭尚有微溫或癲邪狂走狀類心瘋或誤中食毒藥毒一切跌撲損傷瘀血在裏百虫蛇犬所傷毒氣內攻但用此丹內服外敷應手神效百發百中有起死回生之功又治婦人月閉鬼胎小兒驚疳客忤等症每用一丸重者酌加小兒半丸滚水化開送下本堂揀選道地藥料擇天醫療病良辰於淨室中誦大悲寶懺一永日虔誠修合應驗如神並將療病服法略詳於后

惟是藥本昂貴俱皆珍品購者珍藏幸勿穢褻　或善良君子施送濟人其功德豈有限量哉

一治傷寒時行瘟疫寒熱頭痛胸悶髀酸一二候身熱不解神昏譫語開水化服一丸如身熱不盡再進一丸立有奇功

一治痰厥不省人事用陳胆星五分冲開水化服一丸

一治肝氣厥逆不省人事用生石決明二兩煎湯一茶盃化服一丸或開水化服亦可

一治小兒痧痘時疹用西河柳五錢煎湯化服一丸未透足再進一丸輕則半丸

一治癰疽發背腦疽疔毒一切無名腫毒外用土牛漆一兩搗汁調藥半丸數之內用開水或生甘草三錢煎湯化服半丸大症一丸未成即消

一治爛喉痧症痰涎壅塞口禁身熱命在頃刻急用開水化藥一丸徐徐灌下立刻回生再進一丸即愈

一治一切咽喉急症服之立痊或用荷葉三錢煎湯化服亦可

一治小兒急慢驚風身熱嘔乳驚悸抽搐便青用鈎藤一錢煎數沸去渣量兒大小和服半丸或一丸作四次服之立效如月內赤子胎驚不乳用藥一丸分作四塊研極細末安在乳頭上與小兒吃乳同下之立愈

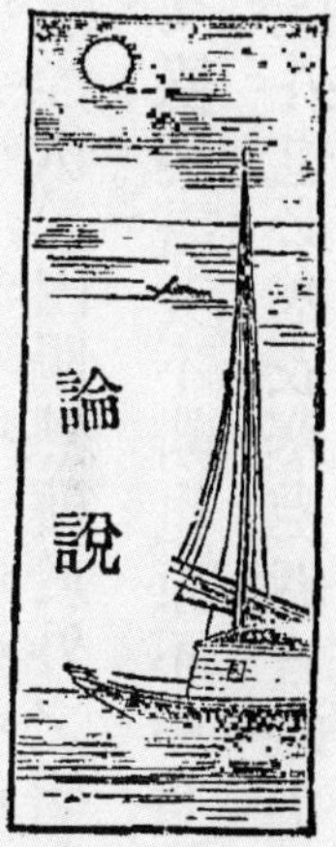

書葉子雨批溫熱經緯後

袁桂生

吾鄉有醫學家曰葉子雨先生者。素不業醫。而學問淵博。著作繁富。前年冬月。予過南京。晤其公子仲經君。得見先生所纂醫書多種。蓋仲經由家攜出以備瀏覽者。惟均未付梓。欲觀匪易。今年八月。南京石雲軒先生以先生手批王孟英溫熱經緯寄贈。蓋仲經習醫時。先生批以課子者也。書係前清光緒三十一年石印。距今已將十稔。而仲經在外。絕未言及。乃服其韜晦之深。有非他人所能及者。批語多所闡發。及補正處。其批第一卷內經伏氣溫熱篇第一節曰。素問冬傷於寒。春必病溫。一見於生氣通天論。再見於陰陽應象大論。軒岐欲明四時伏氣之機。陰陽互根之理。故不憚反覆叮嚀。安能斷章取義。祗節錄兩句。然而論溫熱伏氣。不及他證。猶有可解。註取冬時嚴寒四句是王叔和序例中語。何得揑稱仲景。且海甯於葱豉湯條下。力詆吳鞠通杜撰温病用桂枝湯之非。何以自蹈陋習。更宗章氏寒伏少陰。鬱而化熱之說。是全不知冬令堅冰至而井泉温。陰外陽內習坎之義。以此論伏氣。疏矣。其批第三節曰。古醫經以傷寒爲外感之通稱。故云凡病傷寒者成温。然天地陰陽之邪。隨人身氣化感召。冬至後一陽漸生。人身所伏之陽熱。爲嚴寒折遏。感春陽之氣而發者。爲病温。夏至陰生。人身所伏之陰氣。感亢熱之氣而發者。爲病暑。蓋春温夏暑。隨氣而化。亦隨時而命名也。暑當與汗出勿止者。暑雖熱邪。熱盛則蒸溼。溼與熱搏。故暑病多汗。治暑之法。不可禁止其汗也。諸註多不中窾。海甯於外感伏氣。全無定見。惟肆言暑爲熱病而不兼溼。更引仲景論暍而謂之外感熱病。不知仲景治暍三法。鼎峙。何嘗言別於伏氣之熱病哉。此節經義。當分兩截看。前一截言嚴寒遏熱之温病。後一截言陰溼伏於內。陽熱襲於外之暑病。若泥在一熱字上著論。任用寒涼。誤之甚矣。引說文錄漢書。非不辨也。奈不中肯綮。何其批第十節曰。治熱病飲以寒水。欲其熱自內達外也。必寒衣寒處者。皆避温就涼之意耳。然肆飲寒涼。流弊滋多。海寗此註頗具卓見讀者鑒諸其批第十九節曰寒暑異治氣血攸分是固然矣若不明互根之理極力界劃反有寒暑倒置之禍況此章經文是專從虛實上著論假寒暑以明其義未可膠刻也請細讀素問諸熱論仲景傷寒論便不河漢斯言其批第二卷仲景伏氣温病篇第一節曰素問陰陽應象大論曰重陰必陽重陽必陰故曰冬傷於寒春必病温春傷於風夏生飧泄夏傷於暑秋必痎瘧秋傷於溼冬生咳嗽此四時伏氣之機尤重在重陰必陽重陽必陰八字以明陰陽互根之義也何以言之傷於風者上先受之傷於溼者下先受之風爲陽邪陽病者上行極而下是以春傷於風夏生飧泄此重陽必陰也濕爲陰邪陰病者下行極而上是以秋傷於溼者上逆而咳此重陰必陽也冬傷於寒春必病温者冬至一陽漸生人身之陽熱內盛被嚴寒之氣折伏於肌髓之間至春陽氣盛長伏邪淺者亦可隨春陽之氣漸散伏邪深者或遇風寒所遏或因嗜慾所傷內伏鬱結之陽氣爲外邪觸發伏氣既得發泄遇天時之陽熱兩熱相干發爲温病此重陰必陽也夏傷於暑秋必痎瘧者夏至一陰漸生人身之陰氣內盛暑乃陽邪陽氣外爍則裏氣虛寒加以貪凉飲冷損其

眞陽至秋陰氣盛長之時內伏陰邪欲出外襲陽暑欲入陰陽相持故發爲往來寒熱之痎瘧此重陽必陰也仲景平脈篇舉一春傷於風爲病例其餘而示人以圓機活法不得逕作少陰溫病解也此節言伏氣之病伏藏於內不卽見於病亦不卽見於脈故當候其何氣之伏藏伏於今月之內當發於今月之中故曰今月之內欲有伏氣是謂以意候之也假令舊有伏氣今時乃發旣見於病亦必見於脈故當須脈之若脈微弱者此春傷於風風木之邪賊於中土故脈微弱也風邪上受當喉痛似傷此伏氣之病非時行之喉痺也不特喉痛而且咽痛以風氣通於肝地氣通於咽脾主地木尅土也邪氣留連上行極乃下而爲洞泄故曰雖爾今復欲下利此上下之交通一氣之相感也仲景論一春之風氣而三時之暑濕寒氣亦可類推矣註家多以脈微細喉痛下利乃少陰應有之脈證不知少陰之脈是微細此云微弱但弱與細有間而微則加於弱細之上非專論微脈也弱乃眞陽不足胃氣大虛之候固非少陰之細脈亦斷無實熱之理因其土虛故木邪侮所不勝也侈談伏氣者何伏氣不明若是耶其批仲景外感熱病篇第一節曰仲景治暍首節言暑不兼濕宜清

熱生陰以白虎加人參湯主之二節言暑濕相搏濕重於暑宜袪水濕以一物瓜蒂湯主之雖未言脈而洪濡之辨已寓其中矣三節言暑濕兼邪傷其陽氣症見寒熱身重而痛脈見弦細芤遲雖未出方而禁其溫針汗下夫弦細芤遲之脈先哲多謂熱邪傷氣脈呈此象然熱邪傷氣應見浮大無力之虛脈其弦細芤遲者中含濡象暑多兼溼故也三法鼎峙示人以治暑綱領何必雜錄太陽陽明諸白虎湯證竄入於中強證暑不兼溼不知仲景之書逐條各有深義況每篇層次井然何容紊亂更可異者篇終以太陽篇炙甘草湯陽明篇陰陽相絕兩條以結之外感暑熱之病果如是乎伏氣暑熱之病果不如是乎亦不思甚矣其批仲景溼溫篇曰仲景論溼首節言溼流關節凝着於內而爲痺次節言溼邪發越於外而爲黃三節言誤下逆於胸中而爲下熱中寒之症四節言下之而上脫下泄爲不治死症五節言風溼爲痛六節言寒溼傷於高表末節申明風溼之因以終溼痺之意此却割去末節一條而竄入陽明發黃數則便謂此仲景濕溫篇也夫濕溫爲濕中之一症不得與風寒參混金匱於論後間系以方後之讀此書者若執此以治濕溫險矣穿鑿附會貽誤後

學。是誰之過歟。其批第三節曰。前辨暑不兼濕不遺餘力。此章却將風濕寒濕混入濕溫中。胸中有寒一句。竟假徐亞枝臆說。作胸中有痰解。更謂凡傷寒論中言胸中有寒者。俱作痰字解。殊可駭怪。今釋此節之義。以証其妄。其人但頭汗出者。霧露之濕。清邪中上。着於太陽。陽氣聚而不行。故他處無汗。但頭汗出也。背强者。濕邪壅滯經輸不利故也。濕爲陰邪。陰氣盛於表。故欲得被覆向火也。病邪在表。若見頭汗出。誤認陽明瘀熱上越之頭汗。而遂下之。濕邪內陷於中。則爲噦。爲胸滿。寒濕內伏。氣道壅塞。下焦之陽。熱被鬱。不能蒸膀胱水氣上升。則小便不利。渴欲得飲而口煩躁也。又不能飲者。中焦之寒濕停蓄。故曰丹田有熱。胸中有寒也。夫濕邪內着。舌多膩苔。今云如苔。乃似苔非苔。濕滑而已。曷故歟。總因誤下濕陷於裏。阻遏氣機。使命門之眞陽。不得上達。蒸騰腐化。而舌反毋苔也。其批第六節曰。瓜蒂散非涌吐之瓜蒂散。方載外臺。許學士本事方言之甚詳。眞甜瓜蒂二七個。赤小豆二七粒。秫米二七粒。共爲細末。水法捏或丸如豆大。枚許納鼻中。縮令入。當出黃水。愼不可吹深入。若用鼻煙痧藥。納入鼻中。或瓜蒂散涌吐。必僨事。其批第三卷葉香巖外感溫熱篇章虛谷序曰温暑爲病多屬外邪逗引伏氣惟當視其內外之輕重而消息治之苟無伏氣祗外感微邪治亦易易海甯每譏吳鞠道界劃三焦而自刼强分內外葉香巖發揮景岳全書於温暑條下言之綦詳此篇辨論營衛氣血之理內外輕重之機而示人以活法何得便定爲外感温熱而不關伏氣豈必陽明白虎梔豉數證始可謂之伏氣哉强作解人妄爭穿鑿陋矣其批第一節曰章註膚雜海甯差强人意然仍踵温熱不傳經傷寒遍傳六經之臆說總緣不達經旨蹈其陋習也今藉此節引申其義夫太陽膀胱主表太陽肺亦主表風寒陰邪感之入太陽風熱陽邪感之入太陽斯卽陰陽互根之理也人身軀殼數層皮膚肌腠經脈臟腑而已外邪初入先傷衛外之氣繼則漸傷營血由膚腠而及經脈臟腑也無論風寒風熱其治雖殊其義則一此節首舉外感温邪先入肺經之氣分不得外解則傷及營陰肺主氣而居膈上與包絡脂膜相連故經邪入臟易傳心包非不傳他經也將謂温邪無傳經之說非若傷寒須傳遍六經然則素問熱論有六經按日遞傳見證其故云何蓋記曰傳者正氣也正氣之行每日相移邪氣之傳乘彼之虛而入經以六經見證爲言非按

日必傳其經也故傷寒論有脈靜不傳者有不見陽明少陽證爲不傳者有作再經者有過經十餘日不解者須知傳經之說言其略例耳非按日遞傳不可移易者也葉氏論温邪逆傳心包亦舉營衛、之略例而言非謂必傳心包也讀書當融會貫通豈可刻舟求劍其批第二節曰此節言傷寒之邪留戀在表然後化熱入裏温邪則熱變最速斯論可疑恐有後之無識者妄加增損蓋傷寒温暑之熱是人身氣化之伏熱或爲寒遏或爲風引或爲濕鬱非寒能變熱也考景岳發揮温病暑病註言温病熱病乃冬月寒邪鬱遏其火因閉藏之令伏藏於內至春夏內伏之火得伏邪觸動而發故發熱不惡寒而渴渴者內火消灼也故用清涼解散若不渴而惡寒爲寒疫之證若云寒毒內藏豈有熱病之理當云寒邪鬱遏其火至春夏發爲温病熱病則可云云葉香巖吳中名士雖不能處處曉暢經旨當亦不致矛盾若是故疑有後人增損也其批第六節曰此節論戰汗可法可師邪在氣分留連日久法宜益胃尤見卓識章註引服桂枝湯後令啜稀粥以助汗海寗非之不盡然也王九峯治一人年及中衰體素羸弱始得病不惡寒惟發熱而渴溲赤不痳發表消導汗不出熱不退延至四十餘日形容枯削肢體振掉苔色灰黑前後大解共三十次醬黑色逐次漸淡至於黃溲亦渾黃不赤晝夜進數十粒薄粥四五次夜來倏寐倏醒力不能轉側言不足以聽脈微數按之不鼓用扶陰斂氣輔正驅邪法以生地人參麥冬五味子當歸茯神棗仁遠志蘆根爲劑服後竟得戰汗寒戰逾時厥回身熱汗出如浴從朝至暮寢汗不收鼻息幾無眞元幾脫王仍以前方連進二服汗收證退調理而安雖然設非胃虛不能送邪外達者隨證(此下脫落字句尚多俟晤仲經時補正)其批第七節曰前節言邪留氣分胃虛者益胃透邪冀得戰汗邪隨汗解此節言胃實者宜宣開清導速則望從汗解緩則冀其轉瘧所言胃實非食積燥矢之謂乃或因濕滯或因飲痰阻遏氣機若不疏瀹之邪難外達章註文不達意海甯言溫暑致瘧是矣而謂感寒卽病者爲正傷寒其所感之風寒較輕而入於少陽經者爲正瘧又云傷寒有五瘧亦有五今世時瘧多而正瘧少是眞不知瘧爲何病之臆說也素問瘧論明言正瘧得之夏傷於暑熱氣盛於皮膚之內腸胃之外因汗孔疎腠理開感秋氣涼風而成其氣得陽而外出得陰而內薄內外相薄是以日作其溫瘧有先傷

於風熱後傷於寒者有冬寒遏熱感夏暑之氣而觸發者故先熱後寒也癉瘧者肺素有熱遇外熱兩熱相干故但熱不寒也是瘧爲伏氣之病安得謂感寒卽病之較輕者爲正瘧哉且溫暑致瘧卽於溫瘧癉瘧推詳六淫兼夾何氣偏重何因消息治之若夫六經有瘧五臟有瘧胃腑有瘧皆載於刺瘧論中海寗豈素問尚未讀耶夫瘧因甚繁固不得執一小柴胡湯爲呆法亦不得存彼少此多之成見一家之言不可偏聽學者鑒諸其批第九節曰論治濕邪必辨其人爲陽虛陰虛而又不可過劑精細入微章註支離附會妄立方法謬誤甚多殊不足論惟言六氣之邪有陰陽不同其傷人也又隨人身之陰陽變化而爲病語雖不經尚在題旨而海寗大斥其非乃縱論暑爲陽熱礫石流金謂暑字從日爲天上之火其邪易入心經必不兼濕又謂風寒燥濕皆能化火今曰六氣之邪隨人身陰陽變化毋乃太無分別乎其意蓋謂四氣皆能化火而暑卽火也火不能兼化四氣則肆用寒涼可無忌憚矣偏執私見莫此爲甚夫六氣本無變化氣質之理舉一風性善變者而言兼熱則從熱化兼寒則從寒化非棄本性而就他性也至於伏熱爲寒所遏而成溫伏陰與熱交爭而

神州醫藥學報　第二年第十一期

化癉是隨人身伏氣而變也何以不明此義却捏稱水火定位各從其類則不能相兼既不相兼寒邪又安能傳變而化熱哉其矛盾如此暑字從日曷不云火而云暑蓋天日之陽熱蒸地氣之上騰人感之則爲暑病素問五運行大論謂暑以蒸之禮記月令謂土潤溽暑者是也若全指爲火必不兼濕誤矣且既知暑易入心心屬君火在卦爲離離中虛暑爲陽熱中含陰象可徵又何必執其不兼濕化乎卽以五行論言暑則火在其中非五氣外另有一氣殊不知火之用雖能熯物而以水爲體不觀柴草燃之中有液出則火旺若枯木燃之則無火中無津汁故也總緣不達陰陽互根之理妄逞偏見貽誤來茲末引茅雨人陽微故致濕勝一節此非六氣之邪隨人身陰陽變化哉何又矛盾之甚耶惟辨梔柏湯不合治陰黃差强人意耳其批三十五節曰此節章註尙不妥何以刪去不錄而獨截取洄溪闢世俗產後宜溫之論冠諸首摘柳洲之說又復斷章取義不善讀者將謂產後宜寒忌熱肆進淸涼其害與世俗產後宜溫之謬論不謀而合貽誤後學厥罪惟均夫治產後病當明有故無殞之旨毋犯實實虛虛之禁不必泥其宜寒宜熱宜攻宜補也其批第四卷陳伯平

外感温病篇曰。雲間陳祖恭。字伯平。所註傷寒。多有發明。惟立論偏於清凉。故治温暑頗具心得。此風温濕温兩篇。名温熱病指南。金山錢氏收入家刻叢書中。此章爲風温濕温總論。何以將篇中悟及四時六氣之爲病矣之下。難經云。傷寒有五之上。昔王叔和云起。至非特此也止。二百四十五字刪去。致文義不貫。今補錄於下。昔王叔和云。寒毒藏於肌膚。至春變爲温病。至夏變爲暑熱。致來後人翻駁。何不云腎精不藏之人。至春易病温。至夏易病暑熱。便能入理深譚矣。內經又云。冬傷於寒。春必病温。註家咸謂冬令閉藏。寒邪伏於腎中。病不卽發。至春陽氣大泄。內伏之寒邪隨升令而外達。天來錢令已大非其說矣。謂冬傷於寒者。乃冬傷寒水之藏。卽冬不藏精之互詞。何得以寒邪誤解。夫寒邪凜烈。中人卽病。非比暑濕之邪。能伏處身中。故內經曰。風寒之中人也。使人毫毛畢直。皮膚閉而爲熱。況腎爲生命之根。所關至大。安有寒邪內入。相安無事。直待春時始發之理。錢氏此說。獨開生面。先得我心。蓋曉然於温邪之爲病。由於腎精之不藏矣。非特此也。其批第五節曰。此節治法。多有可議。海甯之註。實獲我心。温病下利。是邪之出路。豈可升提。祗宜清泄。奈近世醫者。不明此義每見暑天便瀉初劑即用升提使邪氣逗留化而爲痢纏綿不已是痢之所由來醫爲之也良可浩歎但所載浦上林治其尊人一案末云浦以善用淸涼爲口所爍乃從事於景岳而以温補稱枉道徇人惜哉此偏論也病有虛實寒熱此祗宜淸涼而不宜温補耶讀書在能抉其精華棄其糟粕不在此可讀彼不可讀景岳之謬謬在泥執温補肆詆淸涼其書故多語病而孟英之學識不逮景岳其泥執淸涼肆詆温補亦與景岳等惜哉其批余師愚疫病論曰余氏所論乃暑熱偏盛之疫以淸瘟敗毒散一方槪治毋太疏略乎然一家之言不可泥執又不可不知也海甯註多有補正當參全書批語大抵矯王氏之偏而救其失洵醫學界赤文綠字之書也其握要處全在陰陽互根一語可與昔賢陰盛格陽陽盛格陰之理相發明而其義亦實相通然非探靈素之精微得醫學之奧窔者其孰能言之精切有味如此哉至其論温暑之病多爲外邪逗引伏氣尤爲探玄之論醫學界之晨鐘也其嘉惠後進曷其有極夫王氏此書網羅散佚表彰前哲於醫學不爲無功而其註釋亦多有精義顧狃於淸涼及訾議景岳之處不免已甚則其蔽也予曩讀潛齋醫學叢書暨

魏柳洲續名醫類案。見其治案。及評駁景岳處。不免出之過易。私心竊欲有所刪正。近編宋元明清四朝名家醫案。擬於王氏之案。刪削其半。但取其純正者。不圖與先生之見。暗合也。先生今年逾七旬。批此書時。已六十高齡。見聞既廣。閱歷又多。故能批郤導窾。和平切近而無一毫矜才爭勝之辭也。因念先生此書。無意問世。而世亦鮮能知之者。予幸得見其書。又念其與醫學之關係甚大。故不辭僭越。妄書數語。亦以誌景仰之私云爾。

論醫貴權變

程庭玉

孟子曰。權然後知輕重。朱註權乃稱錘。可輕而可重也。物當兩而稱錘不得不在兩。物當斤而稱錘不得不在斤。此本有一定不移之理。而非一定不移之物也。醫猶稱。病猶物。藥劑猶稱錘也。故醫之治病。胸中不得預擬成見。宜權其病之輕重虛實。乘時制宜。始可以濟人之危。而無弊矣。如熱可寒也。有時不可寒而因熱以治寒。可熱也。有時不可熱。而因寒以治虛可補也。有時不可補。而假攻以爲補。實可攻也。有時不可攻而假補以爲攻病在此而治未嘗不在此病在彼而治未嘗不在彼病同而治或不同病異而治或不異參茸補藥也用之不當反受其害砒硫毒藥也用之於當亦能起危硝黃之寒也以之攻寒桂附之熱也以之攻熱桂麻發汗而還以歛汗朴傷津而卽以生津石羔之寒亦有滋液發汗之功車前之通亦具止溺濇精之効或改分爲錢改錢爲兩朝改而夜補朝熱而夜寒變化無窮豈可執一定之方而蒼治千變之病乎此醫之所以貴權也卽醫之所以難權也夫權豈易言哉非有學有說而有經驗而又敏其心者不能也蓋權之變在理理之明在心故必使心敏而無纖微之蔽加以經驗有素庶可於臨症時應其變而定其權心苟不敏理由何明雖有學無識之學已雖有說無學之說已雖有學有說無經驗之學識巳安遽能乘時制宜而無僨耶噫權豈易言哉

◉論興醫學必須化除舊習

錢存濟

昔范文正有云不爲良相則爲良醫良相之功在治亂扶危良醫之功在活民濟世

故上至軒岐。少俞。長桑。扁鵲。倉公。中至仲景。元化。思邈。下至劉。張。朱。李。皆係悲民命之厄危。而出以活民濟世也。降及後世。醫道陵夷。國無考醫之制。世無專學之醫。就醫者。非失學之士。藉以藏身。即謀食之徒。借以餬口。而全失去活民濟世之旨。孜孜汲汲。惟名利是務。棄其本而求其末。華其外而悴其內。逮夫近代歐風東漸。美雨西來。吾國醫學。因之大受影響。推原其弊。不只一端。茲就其現在情形。略而言之。每見一班業醫者。多係凭櫃三年。即出問世。不求其知。但求其行。不求其學術精通。但求其身價高貴。不求其濟世活民。但求其利身活己。身着錦繡。僕輿隨行。門懸金牌。遍登廣告。甚至規定醫例。限制多方。非時不診。非數金不診。以及城市之醫。不至鄉僻。近處之醫。不就遠診。在富人在緩病則可。在貧人在急病則烏乎可。若而人者。假借聲譽。到處吹牛。問其所學。則茫然莫對。似此而偏有車馬盈門之盛。反致宏通學術。樸實無文之醫士。門徑寂寞。問訊無人。坐視沉痾。莫之或濟。際此雖有文正之心。將焉用乎。然處此醫學昌明之會。苟欲振興醫學。必當先化除種種舊習。在醫者。能求學術精通。而尤不自高身價。無論貧富。貴賤。遠近。城鄉。一有延請。則當速往。在病者。

勿以衣貌取人。但求其能愈斯疾已也。如此醫學可以昌明。斯民可登壽域。倘不存濟世之心。而仍蹈前轍。恐五千年黃農濟世之醫學。有絕於斯矣。悲乎。

◎醫藥危言（續十期）

包識生

二推廣醫藥學報

報紙爲言論機關負代表輿論之責其價値有若神聖爲世界文明之進步莫不視報紙之多寡爲之轉移今吾儕欲興醫學亦必須推廣報務爲唯一之入手辦法誠以閱報者愈多則人才愈衆人才愈衆則學術亦研究而愈精觀夫德日醫藥之進化無已莫不賴其研究機關與學報數百十種之力也然本報雖出版以來賴同志之力行銷數千分已爲空前之舉而以吾國數百萬同志平均計之閱者猶不及百分之一也況吾國之醫藥學報寥若晨星何能普及茲値振興醫藥之秋必先推廣報務月報之外猶當刊發旬報日報也凡我醫藥同志幸勿畏難卸責而當積極進行設法繼起神州醫藥之前途度有幸乎

三創立醫院

醫院爲實行試驗之機關其學術藥品之優劣一試卽知無可逃避且對於學術之進步有莫大之力焉故西醫進步之原因亦多由醫院研究而得但吾國數千年來無所謂醫院醫生診病有若作客病人一切行爲任病家自由往往一劑不獲效卽延他醫朝張暮李愈弄愈錯而醫生診一次脈處張一方後卽與病者不通聞問亦無從再悉其病狀如是卽欲研究病理其可得乎且今吾國醫院多操諸西醫之手故社會上祇知西醫之功効而目中醫爲庸腐也刻欲挽救中醫中藥非速設醫院普及國內與西醫爭衡不可也

四開辦醫藥學堂

學堂爲造就人才唯一之機關國家之强弱學術之進化莫不惟教育是賴西醫日臻於完美者職是故也若吾中醫數千年來無所謂學堂亦無所謂程度任其家技相承稍有一知半解卽懸牌行道是故優劣相去天淵但吾中醫之學非不及西醫純以無教育故也若仲景華陀之神術當時苟有學堂以教授學生列代相傳勿失

則吾中醫之學術雖至今日仍能生死人而肉白骨也今欲振興醫藥非速爲召集海內碩學組織學堂以造就醫藥無數人才不可也

五取締不學無術之庸醫

文明各國之醫生無不由學堂畢業行政官許可方可懸牌故其程度相差甚杪惟吾中醫自周時官制廢後自由行道相習成風迄於今日竟以高尙優美之學術淪胥殆盡雖目不識丁以及下流之輩皆可置身醫界良可悲也然人格稍高專志醫道者亦不過拜一位先生讀幾本温熱等書寫幾年方子卽自命爲不凡矣噫吾中醫今日腐敗若是良以若輩故也今欲振興醫藥非取締若輩不可取締若輩又不得不籌一善法茲擬自行取締辦法以免日後受政府全行取締之苛例玉石俱焚也今特條列於下

一醫生用考取法　考取不限題任其將平生最優之學術自作講議不拘門例之多少

一考取後再入醫院將其所說之本能實行試驗若與前論相符卽確認爲有

學術有經驗之醫生呈請行政官給憑准其由專科懸牌

一未曾考取之醫生亦當代爲安插約分爲三等

一等有學術而無經驗者准其在醫院服職以資練習若有經驗而學理欠明者准補修完善此二種補修後仍可給憑行道

二等學術經驗俱劣者分配各醫院充看護俟其學術進步時再行試驗

三等全無學術經驗者量其力之所能及荐於醫院學堂藥房等充各執事

由此自行取締之法則對於醫學前途及其本人皆有良好之結果然自此次全國大考試之後凡未來之醫生一概不准其懸牌必須由學堂進取不十年後吾華醫藥之進步未可限量也

六取締有心作僞之藥肆

吾國藥材作僞之風幾令人不可思議前已略言之然以此失效之藥供人服食猶以失效之炮劍供軍殺敵欲其制勝其可得乎吾中醫腐敗之原因雖由庸醫誤人者半而贋藥誤病亦半也今欲振興中醫尤非整頓中藥不可整頓中藥更非禁止

作僞之肆更不可也但禁止藥肆作僞又在吾醫界合力而爲之方克收其効果也

（未完）

醫政宜設專官論

東湖老圃

攷周禮醫師掌醫之政令。聚毒藥以共醫事。凡邦之有疾病疕瘍者造焉。則使醫分而治之。歲終則稽其事以制其食。十全爲上。十失一次之。十失二次之。十失三次之。十失四爲下。死終則各書其所以而入於醫師。以爲後治之戒。其食醫則審察食饍之所宜。使民調護於未疾之先。疾醫瘍醫分治內外各疾。而治病之得失。無不由醫師攷核之。其詳慎周密如此。良以民有疾病。死生操諸醫手。未可以不學無術者濫竽其間也。秦漢以降。國藉代有太醫院。然僅供奉皇室。民間疾病。醫藥弗過問也。於是江湖游食之徒。市井無家之輩。略識之無。侈談醫術。詰其所學。則曰藥性賦也。湯頭歌訣也。萬病回春也。其尤者並此亦不能讀。僅本家傳之藍本。口授之俗方。矜爲秘訣。求其能讀神農黃帝之書。究心傷寒金匱之旨者。百不獲一焉。然且懸壺於市

論說

自命活人强病就方遑症用藥幸而偶中則引爲已功而矜爲扁倉再世不幸被藥而死則諉諸天命而醫者不任咎也烏乎水火刀兵疾疫之外復益以戕人之手吾民不將澌滅殆盡耶夫庸醫殺人甚於盜賊盖殺人之盜賊律無可逭殺人之庸醫無由執法繩之也無惑中國之醫爲世詬病至有不藥得中醫之誚長此以往醫道幾乎息矣痛孰甚焉夫吾國醫學嚆矢於神農發明於黃歧通變於伊尹推衍於秦越人至漢張機而集大成自是厥後代有傳人通天地之奧抉陰陽之秘窺測府藏剖晰經絡見病知源切脈通理盖經數千年之聖賢極深研幾其法至精其術畢備固非淺嘗者所能測其涯涘也迺一孔之士以庸醫故不思所以改良之補救之且將廢中醫而尙西醫何其謬也夫西醫治瘧以金雞納爲上品而溫瘧牡瘧不分也治虛勞以魚油爲聖藥而陽虛陰虛不計也諸如此類不可殫述故多不效或且增劇至於外科割截諸法頗稱奇捷然內病發外之毒如痘疹陰疽之類彼且窮於技矣是其醫法單簡疏淺安得與華醫並論哉夫華醫本甚精密乃淩夷至今日形退化者何也蓋上無官師之考覈下無學校之研究一任民間自售其術此醫道所以

日晦也宜由中央設立醫政院附設醫科大學博徵天下名醫爲之官師采輯中外各種醫書分別教授各省道縣均設醫政局附醫科學校凡業醫者均須入校畢業後最優者以補醫官醫師其次則給以證書准其行醫自贍凡未經醫官攷驗及未入醫學者概不得自由售術郎倣周禮稽事制食之法按年攷其成績以爲賞罰其有能創新法奇器治愈奇症者予以不次之賞如此則庸醫且絕迹名醫必輩出醫學昌明人無枉死保民强種不基於是乎

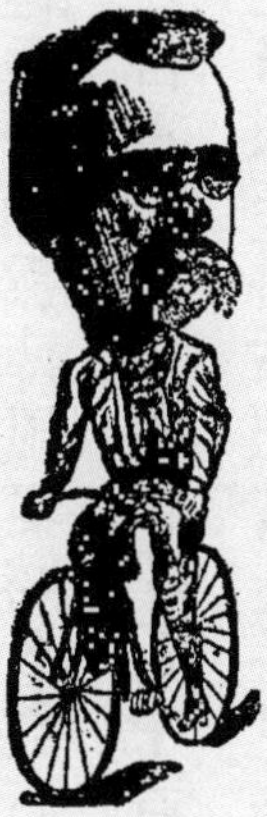

開設上海英大馬路西市

大活絡丹

風寒濕三氣雜至合而爲痺風氣勝者爲行痺寒氣勝者爲痛痺濕氣勝者爲着痺惟風爲百病之首善行而數變諸痺類中皆由體氣虛弱營衞失調風邪　乘虛而入爲卒中痰迷口眼歪斜舌强言蹇手足拘攣痲木不仁半身不遂左癱右瘓等症若不急治病根變深久則成爲廢殘又外症癧疽流注跌打損傷及小兒驚風婦人停經惡阻瘀積痞塊等因凡經絡爲患者非此丹不能透奪此乃攻補兼備之方千金不易之秘遇有以上諸病新起者服一二丸久病者須多服功効如神每服一丸用陳酒送下

童葆元堂

坐北朝南石庫門內便是

上海

采芝堂　監製

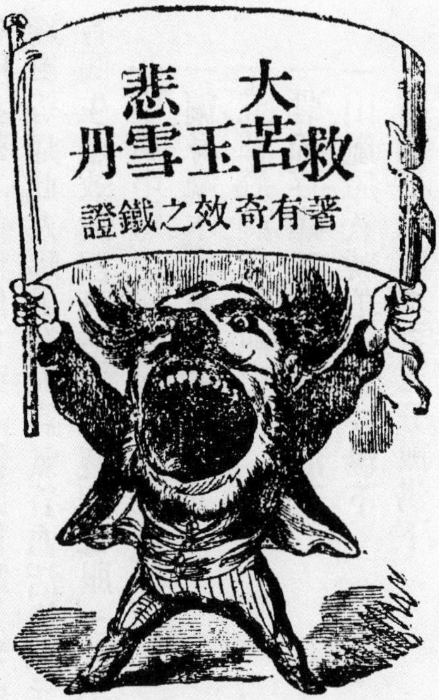

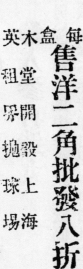

每盒售洋二角批發八折

本堂開設上海英租界拋球場

本堂之大悲救苦玉雪丹係前清御醫陳蓮舫夫子授方特製與市上玉雪救苦丹大相懸絕茲略舉其成効如下乙巳年關外大疫萬國紅十字會曾定製數百箱分送疫地功効大著出乎各種治疫藥之上乙巳年七月二十五日時報專電載六月十三日關外新民屯來電云冬靑電均悉新濟泰順二批所運大悲救苦玉雪丹十二箱避疫散十一箱當卽在津提運出關分送各藥以玉雪丹爲最効特聞任錫琪徐信泰謨蒸　觀此電〻可見本堂監製大悲救苦玉雪丹爲希世寶品成效昭彰本主人近更加料監製精益求精凡海內外各界諸君如欲防疫起見請速向本堂購備此丹俾得免除疫厲之危險恐未週知庸此佈告茲將此丹之性質及用法列更后　仿單見下

開設英大馬路西市坐 **童葆元堂**

人參再造丸

治男婦眞類中風中寒痰厥氣厥偏風偏癱顛癇鬼魅遍身痲木四肢不遂骨節疼痛筋脈拘攣不能俯仰口眼喎斜頭目眩暈紫白癜風左癱右瘓一切風濕諸痺及小兒驚風等症此丸驅風散火益氣養血活絡調元舒筋骨逐頑痰治療甚大靈驗非常眞有回生之效故曰再造幸弗輕視每服一丸小兒減半孕婦忌服湯引列后

一中風中寒中痰中溼中祟生薑湯下　一卒然暈倒不省人事竹瀝湯下

一偏身痲木半身不遂温酒下　一痰迷心竅淡薑湯下

一五種癲癎金器煎湯下　一陽明頭痛川芎白芷各三分煎湯下

一骨節疼痛手足拘攣温酒下　一夜夢鬼交失神失志燈芯桂圓湯下

一山嵐瘴氣琥珀研末冲湯下　一急慢驚風薄荷三分煎湯下

一諸氣不順廣木香三分煎湯下

一腸癰痔漏大便純血及糞後下血焦槐米二錢煎湯下

一痢疾初起紅白相雜及久痢不止炙甘草一錢煎湯下

一淋管作痛便血便毒生甘草稍五分泡湯下

一從高墜下畜血在內蘇木五分童便半杯煎湯下

一小兒月內將丸泡湯日服以解胎毒若夏月炎天服少許不生瘡癤

北朝南石庫門內便是

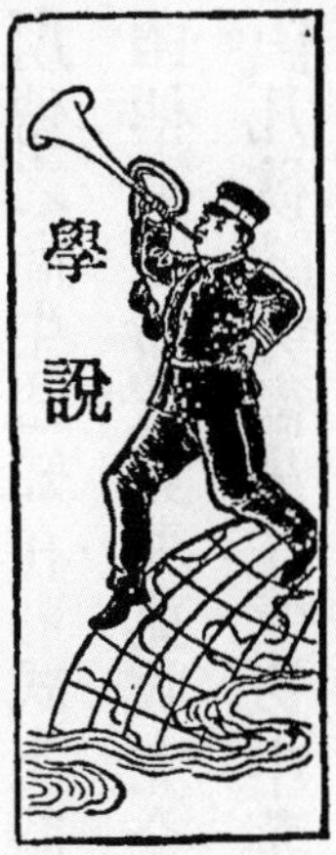

●衛生學

●講究衛生法當以中華醫藥學為主說

崇肖葵

世有醫藥學所以保衛人民之生民也。世有衛生法亦所以保衛人民之生命也。醫藥學為主要學科。衛生法為附屬學科。故講究衛生法者。莫不以保衛人民生命為宗旨。而保衛人民生命之事務。已包括於醫藥範圍中。從來衛生法對於疾病未萌。但維持身體健康。疾病已成者。但防禦邪菌傳染。而醫藥學且具有撲滅邪菌。恢復健康以療治疾病之能力。此醫藥學所以為衛生法之原則。衛生法絕不能脫離醫藥學以獨立也。夫衛生法之發明。既以醫藥學為原則。凡講究此法者。其所根據之醫藥學。必係世界上最完全美善者。然後能收效果。否則徒有衛生之思想。而遺其精神。或剽竊衞生之虛名。而尙其形式。致令衞生法終無完全成立之時。則講究衞生。當先知完全美善之醫藥學。不待智者而後知矣。査中華醫藥學。經數千年之研求。所發明學理已臻完全美善之境。雖間有傳習失眞處。其足以證明衞生法者。仍不勝枚舉。惜夫執政者不知提倡。醫藥家不知傳播。俾衞生知識普及於國人也。然中國之人均未嘗講究衞生。而人口蕃庶。尙爲全球之冠。豈非醫藥學巳完全美善之確據乎。歷觀泰西各國。其普通人民。均知講究衞生。每逢疫症發見。所蔓延地方頗廣。死傷人數極多。豈非泰西醫藥學。尙未完全美善之明徵乎。蓋醫藥之學理。旣精微而又淵博。醫藥之事務。喜靈巧而忌拘泥。其巳臻完全美善之境者。體用兼參。物質與精神並重。而後能隨醫藥學之玄機。應疾病之變化焉。彼泰西醫藥學。詳於形迹。略於氣化。精於解剖。昧於生理。長於化驗。短於治療。不足爲衞生法之原則。而助其進步。故所傳之衞生法。知在形式上講究。不知在精神上講究。雖有維持身體健康。防禦邪菌傳染之希望。竟弗克收完全衞生之。益達保衞人民生命之宗旨也。余因進而言曰。凡欲講究衞生法。當以中華醫藥學爲主。

形式上衛生與精神上衛生之比較

衛生法通常分之約有兩端。一爲精神上之衛生。一爲形式上之衛生。凡講究衛生者。必互相合參。方能收完全衛生之益。如西人之潔淨地方。吸取空氣運動筋骨沐浴肌膚精調飲食檢查微生物諸說。皆形式上之衛生也。如孔孟之正心修身誠意養氣。率性立命諸說皆精神上之衛生也孔孟重精神不重形式者。蓋孔孟之道。亦注意衛生。（按論語鄉黨於魚餒肉敗失飪不時之類。著有不食明文。褻裘寢衣短袂長身之屬。著有服御規則。是飲食衣服之衛生。古聖嘗講求之矣。小戴禮記有曰愼居處。有曰節飲食有曰絕嗜慾。是居處飲食之衛生。昔賢亦研究之矣。推之藥性未達不敢嘗沽酒市脯不敢食卽西人愼重藥劑師注意屠獸場之意也。）特其所抱之宗旨。在提倡倫理學之大道不在形式衛生之小道也西人重形式不重精神者。蓋西人醫學。初具雛形。尚未完全成立。泥形迹而弗明理化也。充孔孟之說。亦有睟然見於面。盎於背施於四體。四體不言而喻之狀態。充西人之說不過身體强壯。風俗華美而已。仍未能免嗜慾之害及虛邪賊風之侵。而盡登斯民於壽域也。吾嘗縱觀今古。橫參中外。而遍稽衛生學說。始知旣講究精神衛生。復講究形式衛生者。惟內經上古天眞四氣調神等篇。曁仲景元化思邈子瞻西山諸先哲之書有完全衛生之文。苟宗其法而講究之。自能形與神俱。而盡終其天年。惜此學說。未嘗普及於國人也。（老莊之言衛生。亦精神形式並重。惟主張去世離俗。過於高遠。非常人所可遵行。）今之講究衛生者。知形式上之末節。不明精神上之眞理。欲收完全衛生之益。豈可得哉。茲將古今中外之人類。關於精神衛生及形式衛生之理者。比較言之於下。

甲不知講究衛生學而暗合精神衛生之人類　昔當洪荒之初。狉獉乍啓。其時人類胚渾。不識不知。穴居野處。飲血茹毛。絕不知講究衛生。而年壽極大。以其暗合於精神上衛生之眞理也。又今之上級人類。間有講究衛生者。他如下流之人。旣不明道德。又困於饑寒。所居之屋。昏如黑夜者有之。所著之衣。多日不易者有之。且有地集垃圾而不掃者。身沾汚垢而不洗者。有肢體癱廢而不克行走者。有街巷乞化而僅得穢食者。種種行爲。與西人形式衛生之說相反。乃竟有壽至期頤。

而終身未嘗患病。者豈非暗合於精神衛生。有以致之乎。

乙能知講究衛生學而兼受形式與精神利益之人類　上古之人。其知道者。法於陰陽。和於術數。服天氣以通神明。順四時而保臟氣。食飲有節。起居有常。不妄作勞。而能形與神俱。終其天年。所有未明道者。得衛生政令之敎化。亦知恬惔虛無之眞氣。(卽空氣)固當從之。如係虛邪賊風。則有時亦當避之。精神內守。病無從生。是以志閑而少欲。心安而不惧。形勞而不倦。氣從以順。各從其欲。皆得所願。而美其食。任其服。樂其俗。高下不相慕。嗜欲不能勞其目。淫邪不能惑其心。無論智愚賢不肖。均不懼於物。動作不衰。蓋其德全不危。既不偏於精神上之衛生。亦不偏於形式上之衛生。而有完全之益也。

丙不知講究衛生學而違背於形式衛生與精神衛生之人類　降至後世。天眞泯人欲熾。以酒爲漿。以妄爲常。醉以入房。以欲竭其精。以耗散其眞。不知持滿。不時御神。務快其心。逆於生樂。起居無節。牛衰百而。以其不明衛生學而對於形式精神均違背也。(乙丙二條均用經文略爲增潤)

丁能知講究衛生學而徒重形式上衛生之人類　中國近來政治。未嘗提倡衛生。間有講究此道者。多係上級人類。其身體之健康。生命之壽夭。每不及下流之勞動者。謂其懶於運動。不足暢和肢體。飲食嗜好。妨其內部機能。徒有衛生思想。不明衛生道理。未嘗不可。但西人講究衛生。頗爲認眞。亦不明衛生道理。重形式而遺精神。知華美之色可娛目。不知其亦能傷血。知芬芳之臭可暢鼻。不知其亦能耗氣。知音樂之聲可悅耳。不知其亦能刺腦。知肥甘飲食可適口。不知其亦能腐腸。知財帛利益可養生。不知其亦能損身。故考其歷年各病所調查之數。其死亡者。莫不有若干之鉅。此非其講究形式衛生。而不講究精神衛身之流弊乎。

觀此則形式上之衛生。固當講究。精神上之衛生。尤不可稍忽。而今之衛身家。僅宗西人之形式衛生。不講究精神衛身。致衛身學說。猶有缺點。其故何也。抑知內經之上古天眞四氣調神等篇。暨仲景元化貞白思邈子瞻西山諸先哲之書。既詳形式。復重精神者。確爲强種保民之完全衛生學哉。願與講究衛生者共就人類之現象。以比較之。

空氣譚

曰。今之衞生家咸注重空氣。中國醫學。既專尙氣化。曾有發明空氣之學說否。曰人在氣交中。所受納者以空氣爲最要。故衞生家咸注重之。中國醫學。以物質學爲體。以精神學爲用。凡論生理病理藥物等學。均研究體質及作用。至氣化微妙處。更爲詳明。非專尙氣化也。醫經如內經金匱等書。對於空氣學說。莫不反復推闡。以發明之。俾醫學家之研究衞生家之調攝。意至善也。惜唐宋以後。醫學退化。上焉者各承家技。下焉者名利是謀。未能思求經旨。以演其所知。致令醫學中最爲重要之空氣學。近數百年。絕無文字以申明之。曰空氣學說。見於醫經者。係何名詞。曰內經金匱之言空氣。反復推闡。理極詳明。文極淵博。有稱爲天氣（見生氣通天論）及大氣者。（見五運行大論）有分稱陰氣及陽氣者。（見六元紀大論等篇）有隨時令而稱春氣夏氣秋氣冬氣者。（見四氣調神大論）有憑其成分而稱風氣寒氣溼氣燥氣熱氣者。亦有單稱風氣者。亦有統稱五氣及六氣者。（見天元紀六微旨五運行五常政六元正紀至眞要大論等篇及金匱）亦有因其益處而稱正氣眞氣精氣者。

亦有因其損處而稱邪氣客氣賊風者。(見上古天眞論等篇及金匱)　曰。名詞不統一。毋乃貽誤後學乎曰其以天氣大氣稱者。對於地氣而言之也其以陰氣陽氣稱者。互相對待而言之也。其以春氣夏氣秋氣冬氣稱者。隨時令而言之也。其以風氣寒氣濕氣燥氣熱氣稱者。細別其成分而言之也。其統以五氣稱者。總括風寒濕燥熱而言之也。其以六氣稱者。陰陽之氣。各有多少。別之則三。總括三陰三陽而言之也其單以風氣稱者。因風爲鼓動之氣。餘四者莫不隨風以神其作用而言之。也其以正氣眞氣精氣。及邪氣客氣賊風稱者各因其利益損害而言之也。其名詞殊異在表面上觀之。似不統一。核其內容。實皆互相發明。熟讀醫經者自能融會而一以貫之。　以上釋空氣之名詞

曰空氣之關係若何曰人類生活上。有最重要之關係者。當推飲食。而空氣之關係。較飲食尤鉅。如不用飲食。雖閱數少時。尙能生活。苟無空氣。則僅數分鐘。卽不能呼吸。而失生命矣。由人類推至動植各物。凡有生命者。無弗仰賴空氣而生長。是空氣原能益人。然疾病之起。生機之息。又每因空氣爲媒介。是空氣亦可損人。蓋空氣雖

能生萬物。亦能害萬物。如水能浮舟。亦能覆舟。若五藏元眞通暢。人卽安和耳。 曰空氣旣能益人。又能損人。其故何在。曰人與動植諸物。旣藉空氣以生長。所吸受者以足用爲妙。太過不及。均能致病。且空氣中所含成分。有原素。有混合物。人受其原素之淸者。固多利益。而少損害。受其混合物之濁者。則有損害而無利益矣。 以上釋空氣之關係。

曰空氣之原素。其象數有幾。曰其生五。其氣三。 曰何以知其生五。曰空氣之原素。由風寒濕燥熱五者化合而成。內經六節藏象論云。天食人以五氣。又生氣通天論云。其生五。此之謂也。 曰何以知其其氣三。曰一之則統爲空氣。對待之則有陰陽。氣有多寡。別之則三。故內經天元紀至眞要等篇。言陽氣有太少陽明之異。言陰氣有太少厥陰之異。又生氣通天論云。其氣三。此之謂也。西學言空氣之原素。爲養氣(或作酸素)與淡氣(或作窒素)調和而成。已能窺空氣之大概。惟因文字不同。是以名稱各别。惜其未讀中國醫理。以資其研究也。 曰其成分如何。曰五種原素之成分。有因時異者。如春時則風氣較盛。他時則寒濕燥熱各有較盛之時。有因地異者。如東方則風氣較旺。而寒濕燥熱四氣。各隨地道亦有較旺之方。實則空氣之原素。無論何時何方。均含風寒濕燥熱之五種。若以極平均衡之風氣。實居多數。故醫經之論空氣。有稱五氣者。亦有單稱風氣者。西學言空氣。每百容積內有養氣二十一分。淡氣七十九分。每百分之重量內。含養氣二十三分。淡氣七十七分。又言空氣中有炭與輕氣少許。皆與養氣化合。其說似詳。實則淺陋。然較近數百年之中醫。且不知有空氣者。高之多矣。　曰。五氣之作用有別否。曰空氣者五氣之總稱也。風者空氣中之鼓動氣也。寒者空氣中之凛冽氣也。熱者空氣中之炎燠氣也。燥者空氣中之收肅氣也。濕者空氣中之潤澤氣也。風氣生於東方。主令於春。內應人之肝臟。熱氣生於南方。主令於夏。內應人之心臟。濕氣生於中央。主令於長夏。內應人之脾藏。燥氣生於西方。主令於秋。內應人之肺藏。寒氣生於北方。主令於冬。內應人之腎藏。人得天之空氣。所以養五藏也。（五方指中國之本部而言。如寒帶熱帶諸地。須變通觀之）空氣之流通。風之作用也。溫度之高低。熱與寒之作用也。水蒸氣之多寡。燥與濕之作用也。　曰。風寒溼燥熱五氣。有形狀可徵否。曰。在天成象。在地成形。

天之濕燥熱風寒五氣。雖與地之金木水火土五行。暗相符合。究無形狀可徵。然就地球考察。亦能識五氣之象。內經五運行大論云。地爲人之下。大虛之中者也。大氣舉之也。燥以乾之。暑以蒸之。風以動之。濕以潤之。寒以堅之。火以溫之。（按大氣卽空氣。熱卽暑火之氣。就日言則爲暑。就光言則爲火。就象言則爲暑。就形言則爲火其義精微。余擬應酬之暇。卽將此義同金氣名燥之理由。各撰蕪詞以逃明之）又云。故燥勝則地乾。暑勝則地熱。風勝則地動。溼勝則地泥。寒勝則地裂。火勝則地固矣。據此。是五氣之形狀。雖未可徵。而五氣之象。已可概見。曰。空氣亦有陰陽。何以言之。曰。陰陽乃對待文詞。約而言之。不外兩端。其氣有多寡。別之則三。充其多數。殊無限量。如熱乃純陽之氣。寒乃純陰之氣。風乃陰陽相引之氣。燥乃陰陽相收之氣。溼乃陰陽相交之氣。則空氣之原素。雖屬風寒溼燥熱五者。亦不能越出陰陽之範圍也。吾前謂西人之言空氣。其說似詳。實則淺陋者。因西人欲明空氣之原素。而不知係風寒溼燥熱化合而成。力詆陰陽之說不足信。而所稱之淡氣養氣炭氣輕氣。已括於陰陽中。特彼不自知耳。曰。何以知淡養炭輕諸氣。已括於陰陽二字中乎。

曰西醫言養氣入肺。營酸化作用。能使血液循環。發起體溫及生物之動作。化學家。言紅色中多養氣。如燃燒炭木。取熱及光。或腐敗不用之有機質。無不由養氣作用。是養氣屬陽明矣。西醫言淡氣有窒息之作用。與養氣混和。能緩養氣之劇烈。是淡氣屬陰明矣。又言炭氣與養氣化合。則成炭養氣。輕氣與養氣化合。則成水。在空氣中成最薄之氣。是炭氣屬陽。輕氣屬陰。更顯而易見矣。吾故曰彼力詆陰陽不足信。而所言養氣淡氣炭氣輕氣。已括於陰陽之範圍焉。　以上釋空氣之原素。　曰空氣之成分何以知有混合物也。曰空氣變濁。有由有機體混合者。有由無機體混合者。然無論有机體無机體。既混入空氣。致令有損於人。其始卽或無形。繼則亦必有形。特目力有可見者。有不可見者。余故統稱爲混合物。且對於原素之化合氣而言之也。其混入之原因有數端。有因天時不正者。有因地氣上蒸者。有因人物排泄者。有因空氣缺乏者。　曰其因天時者若何。曰因天時者有當時非時之異。當時者如春時風氣太旺。則有風淫。夏時熱氣太旺。則有熱淫。長夏溼氣大旺。則有溼淫。秋時燥氣太旺。則有燥淫。冬時寒氣太旺。則寒淫是也。（司天在泉諸學說未敢列入從俗也。）非時者如八方之賊風。久雨之溼氣。久旱之燥氣。不應寒而寒之寒氣。不應熱而熱之熱氣。以及霧露之類是也。曰其因地氣者若何。曰嵐瘴之氣。潮溼之氣。皆地氣上蒸者也。曰其因人物者若何。曰由人物混入者。有人及動物從呼吸器消化器泌尿器所排洩者。（疾病時尤甚）有各種有機體腐敗於街巷溝渠時所發生者。曰其因缺乏者若何。曰據西說地面空氣。氣愈多壓力愈重山頂谷底平地城市等處之空氣。得淡氣之數略同。愈向上。則空氣愈輕。壓力愈薄。不能生長動植物此原素缺乏故也。再空氣宜時易新者。久則混有濁邪。如城市中房屋衆多。人烟稠密。未得常易新鮮者。混合物最繁多則空氣之原素。亦有缺乏之慮矣。以上釋空氣之混合物　曰人受空氣。生理上有何作用。曰人受空氣藏於心肺合入營衞化生氣血。而內輸藏府。外灌肢體。上使五色修明。音聲能彰。舉凡經絡脈之流行。筋骨之勁强。關節之清利。腦髓之充足。分肉之温和。皮膚之調柔。腠理之緻密。手足之運動。九竅之感覺。以及內部之呼吸循環消化排洩諸器。得營衞氣血資助而發生其作用者。莫不間接受空氣之益也。曰合衞化氣之道如何。曰肺主氣。肺藏嬌嫩。體質輕鬆中有管竅。通於膈膜。下達氣海。外有衣膜。薄而通明。包肺四面每葉藏有小氣管。氣管之末有氣泡。空氣入肺。其陽者合衞化氣。縱循肺根之氣管。橫循肺葉之氣管。而宣布於周身。此空氣入肺。合衞化氣之道也。　曰其合營化血之道如何。曰心主血。心之左右房。皆有脈管。爲生血廻血之用。血色本赤。行遍周身。轉於廻管。其色變紫。紫血由廻管遞傳。復返頸會管。得肺中吸入之空氣。化去紫色。仍爲純赤。還入心中。由發血管運血出行。而濡養於周身。此空氣入心合營化血之道也。西醫云心血過肺。被肺氣吹去紫色。不知此肺氣。卽食入肺中之空氣也。肺內有小竅極多。外有衣膜包之。內有小血管較細於髮。此小管一端通至發血大管。一端通至廻血大管。此小管之皮極薄。氣易通過。並易通過氣竅之衣膜。空氣由外而至內。其屬陽之慓悍者合衞化氣。其屬陰之精微者合營化血。故竊謂內經之營衞交會於手太陰。暨血之與氣。異名同類之說。可證明空氣之在生理上。有合衞化氣。合營化血之作用也）　曰空氣之作用。能化生氣血。前言受原素之淸者。多益少害。受其混合物之濁者。則有害而無益。何也。曰空氣中之原素。有化生氣血之能力。誠純然有益於人。云其益多害少者。蓋原素之成分間有太過不及之弊。又有當其時而不旺。不當其時而旺者。皆爲感病之一端也。至若空氣中之混合物。有介紹疾病之能力。誠純然有害於人。然其由天時混入者。如客氣賊風之類。何時蔑有。其由地氣混入者。如嵐瘴潮濕之類。其地恆多。推及人物發洩。暨原素缺乏而混合物充盛者。當其衝者。均不只一人。其有卽病有不病者。因其人之五藏元眞通暢。縱有侵襲。弗能爲害。如身體怯弱。正氣不能抵抗之。又不明衞生學以人力解之。則著而爲病矣。故言其有害而無益也。 以上釋空氣在生理上病理上之作用

曰。衞生家當如何趨避之。曰。據西醫云。衞生家欲收空氣之益。宜練習長呼吸法。其未能常行此法者。所居房舍。宜多開窗戶。再於每月之中。至曠野處數次。以換易新鮮者。亦能得空氣之益。此趨之之道也。中國醫經所謂呼吸精氣。卽西說之長呼吸也。所謂法於陰陽。和於術數。調於四時。恬惔虛無。眞氣從之。或去世離俗。積精存神。或從八風之理。適嗜欲於世俗之中。卽西說多開窗戶。常至曠野之意也。但西說僅知趨空氣之益。不知避空氣之害。醫經兼防其害。故對於精氣眞氣則主張趨之。對

神州醫藥學報 第二年第十一期

於虛邪賊風。則主張避之所列文字。曰法曰和。曰調。曰恬惔虛無。曰去世離俗。曰從曰適。皆示人趨避之道而已。 曰衛生法每根據於醫藥學。是空氣之作用。亦醫藥學上所當注意者乎。曰空氣有合衞化氣 合營化血之作用。故天地間之人物。凡有生命者。莫不賴空氣以生活也。醫藥學以保衞人類生命爲職務。兼採動植諸物之原質。資其治療。又爲衞生法之原則。是空氣之研究。誠醫藥學上極當注意者。觀醫經對於空氣。反復推闡。以求詳明。可知其價值矣。 以上釋衞生上趨避空氣之道

覽醫藥學上注意空氣之價值

按西說之空氣。卽內經之天氣大氣。金匱之風氣。不論何時。均含有風寒濕燥熱五種原素。唐宋後醫書。不知空氣之益。但注意聖人避風如避矢石之經文。而忽略聖人服天氣通神明之經文。又未審金匱人因風氣生長之義。專以避風爲衞生之主要。西人知空氣之益。不知謹避賊風。又不知五種原素。其知猶如未知也。故薈萃醫經及西說而成此篇。昨讀第八期報。見黎君大作云。仲景所謂風氣。卽歐人所謂空氣。又云。風爲空氣之動者。包舉大地。寒暑燒濕火。皆在其中。與鄙見

不謀而合。然則空氣譚一稿。尚未全然荒謬。敢附記於此。以就正研究空氣學者。

病理學

駁陳修園傷寒論淺註（續）

沈少卿

太陽篇中第五十四節太陽病未解脈陰陽俱停必先振慄汗出而解但陽脈微者先汗出而解但陰脈微者下之而解若欲下之宜調胃承氣湯主之

淺註太陽病未解。診其脈陰尺陽寸不偏大偏微而俱見均停。陰陽之氣旋轉於中。自然變易一番。必先振慄汗出而解。若邪盛於表。其陽寸之脈。必大於陰尺而不均停但使陽寸脈轉微者始與陰尺之脈停。爲陽之遇陰。先汗出而解。若邪實於裏。其陰尺之脈。必大於陽寸。而不均停但使陰尺之脈轉微者始與陽寸之脈停。爲陰之遇陽。下之而解。若欲下之。不得太過。只宜調胃承氣湯主之。修園解脈陰陽俱停爲尺寸不偏大偏微而俱見均停。脈既不偏大偏微而均停則六脈調和。六脈調和。卽當無病。豈有太陽病未解。而六脈已調和者耶。又解但陽脈微者。爲寸脈微。但陰脈微者。爲尺脈微。通考傷寒論。脈微無有當汗下者。以脈微爲陽虛。故不可汗下也。修園不明經旨。妄爲解釋。後學被其所誤者。已不知幾千萬人。可勝痛哉。此節論太陽病未解。脈陰陽俱停。停者。止也。陰陽指浮沉而言。脈陰陽俱停。止。浮沉脈均動時一止也。浮部之陽脈停。爲表未解。汗之則愈。沉部之陰脈停。爲裏不和。下之則愈。浮沉俱停者。表裏俱病也。必先發汗。當振慄汗出而表病始解。表解後。乃可攻裏也。微者。少也。但字對上文俱字而言。者字指上文停字而言。但陽脈微者。但言浮部之脈少停也。浮部之脈少停。而沉部不與俱停者。當先發汗。而後汗出而解。但陰脈微者。但見沉部之脈少停也。沉部之脈少停。而浮部不與俱停者。當下之而解。若欲下之。宜調胃承氣湯主之。

太陽篇中第七十一節太陽病二日反躁反熨其背而大汗出火熱入胃胃中水竭躁煩必發譫語十餘日振慄自下利者此爲欲解也故其汗從腰以下不得汗欲小便不得反嘔欲失溲足下惡風大便硬小便當數而反不數及多大便已頭卓然而痛其人足心必熱穀氣下流故也

淺註太陽病二日。正當陽明主氣之期。以太陽之病。而得陽明之氣。陽極似陰。故擾動不安而反躁。醫者誤認爲陰躁。而反以火熨其背。背爲陽。陽得火熱而大汗出。汗乃胃中水穀之津。火熱入胃。則胃中之水津竭。遂下傷水陰之氣。而躁上動君火之氣而煩。中亡胃中之津。必發譫語。十餘日又值少陰主氣之期。得少陰水陰之氣以濟之。則陰氣復而陽熱除。先見振慄之象。旋而大便自下利者。此爲陽明得少陰之氣。陰陽和而欲解也。且夫陰陽之氣。元妙難言也。而以一身之部位論。則身半以上爲陽。身半以下爲陰。若陽在上而不得下交於陰。故其汗從腰以下不得汗。欲小便不得。反嘔。陰在下而不得上交於陽。故欲失溲。足下惡風。然上下所以不交者。責在胃實以隔之。前此止是胃中竭。後此則爲大便硬。硬者必以法通之。不得拘於大便硬。小便當數而反不數。及多印板套語。謂津液當還胃中。而不必遽通也。通之之後。得大便已。則燥結去。火邪泄。於是陰氣旋轉而上升。其頭卓然而痛。陽氣光明而下濟。其人足心必熱。此穀氣下流故也。修園解故其汗從腰以下不得汗。欲小便不得。反嘔。爲陽在身半以上。不得下交於陰。解欲失溲。足下惡風。爲陰在下。不得上交於陽。豈非陰陽不交之症乎。陰陽不交。手足當厥。經云。陰陽氣不相順接便爲厥。今原文無厥逆等症。而强謂之陰陽不交。毋乃不可乎。況與上文爲欲解句詞意不接。故其二字亦無根據。又解頭卓然而痛爲陰氣旋轉而上升。足心熱爲陽氣光明而下濟。果爾則人身之陰氣。不能上升。上升卽頭痛。陽氣不能下降。下降卽足心熱。有是理乎。此論太陽傷寒病。二日當傳入陽明。而表症解矣。若太陽病不解者。不應見陽明症。今反見陽明躁症者。此爲太陽陽明併病。寒邪化熱之象。不當用火熨之法。以火濟火。醫者不知。反熨其背。而大汗出。火熱入胃。胃中水竭。故躁煩必發譫語。至十餘日若欲作戰汗而振慄。自下利者。則表邪欲解。津液已回。此爲欲解也。火熨其背。故其汗從腰以下不得汗。火傷津。故欲小便不得。津被傷。則不當嘔。今反嘔者。胃火上逆也。經云。壯火食氣。氣傷。故欲失溲。足下惡風者。以腰以下不得汗故也。火熱入胃。則大便硬。小便當數。而反不數。及多大便。則津液已回。而胃病已矣。然背上太陽經中之火邪。尚在太陽經。從頭走足。火氣逆經上行。故頭卓然而痛。火性炎上故也。隨經下行。故其人足心必熱。其所以隨經下行者。以穀氣入營。順流而下故也。

太陽篇中第七十四節形作傷寒其脈不弦緊而弱弱者必渴被火者必譫語弱者發熱脈浮解之當汗出愈

淺註。病形初作時。絕似傷寒。見惡寒體痛無汗。等症其脈似當弦緊。今診其脈不弦緊而弱。弱者陰不足。陽氣陷於陰分。傷其津液。其人口必渴。若被火攻者。津液愈亡。致胃中燥熱。必發譫語。然脈弱者。雖不可汗。而見症既有發熱。再審其脈弱中見浮。不妨服桂枝湯、啜熱稀粥。從養陰法以解之。當汗出愈。按仲景不出方。程郊倩擬用大青龍湯。未免太重。余註擬用桂枝湯。然於必渴二字。亦扣不着。今擬小柴胡湯去半夏加括蔞根。仍與桂枝湯合半用。温服覆取微汗。較妥。修園自知其註釋不妥。故復立按擬方。以正其誤。然既以渴爲陰虛。桂枝湯非其所宜。前小柴胡湯。豈其宜乎。此節兩言弱者。一爲陰虛生熱。一爲外邪未解。治法大用懸殊。淺註牽連一片。是以擬方不能中肯。形作傷寒者。病形作時。頗似傷寒也。其脈不弦緊而弱。非傷寒也。脈弱爲陰虛。陰虛則津液不足。發熱必渴。若被火攻者。則陰液愈虛。胃中燥熱。必發譫語也。若脈弱。但發熱而不渴。脈不沈而浮者。此非陰虛之發熱。爲中風表病也。解之

當汗出愈前節云太陽病外症未解脈浮弱者當以汗解宜桂枝湯

按傷寒論一書歷代註家無有得其眞解者不但修園一人而已修園博考各註宗二張之說以作淺註所註如此而崇拜者猶不乏人宜乎仲景之被毁也噫毁仲景者吾固知其愚而無識而崇拜修園者吾不知其何所見而云然拙註撇去各家之說恐未能悉合聖心尙祈海內諸君公同研究庶使仲景之學大放光明於世界以達救濟同胞之目的則幸甚矣（未完）

◎廣虞君哲夫痢疾論

王潤霖

痢疾古稱滯下（下字亥駕切宜讀去聲）亦稱腸澼（澼字集韻匹辟切腸蓄水也）大抵因積熱者多而寒滯者少要皆腸胃不健多食難化先有有形之物停滯者有以致之耳究其治法當先去其有形之滯而無形之感氣自除（西昌用逆流挽舟法不在其內）若欲知其爲寒爲熱在臨病者細加詳審蓋人稟之體質有寒有熱元氣亦有强有弱體寒則受熱亦從寒化用藥固不宜寒下體熱則雖患生冷亦可

醞釀變熱用藥卽不宜溫澀他若弱者病積必壯其氣以袪之强者病久必再逐下以扶之所謂因人而施病爲本而治爲標也況寒熱虛實診督時自有一定之見象可分果見其體氣强壯而所下不爽腹痛拒按色赤氣臭口渴煩熱再合之脈大而實舌垢且膩是可攻之實症畢現斷不可因病家之危懼而放鬆一步非然者素質孱弱偶積成痢一痢則積邪已去正因其虛而未止合之脈亦虛弱舌無垢苔此時仍執痢下尙攻適足憤事虛實寒熱之不同逈不相侔失之毫釐謬以千里司命者可不詳細察之哉致于痢而成疫亦間有之是必風行一時强弱俱病大小相同有由於六氣之所釀有由於飲食之失察（西醫書謂凡痢毒染傳皆以飲食品爲媒介所以病人用之器皿須細洗濆之）遇此者逐邪去積之外疎通導利之中更宜究其天時審其地土然後加以辟毒之法則思過半矣尤何患偶染之痢而釀成大疫哉

予讀第十期醫學報虞君哲夫有痢疾論之作推虞君全論宗旨痢疾皆由時行之疫以向之暑溼食積者爲非想虞君此論必衡以生平之經驗而發決非率而操觚

者比活人壽世務使普天下同道咸知其至痢之由良工苦心固宜爾也予獨何人敢不下風是拜惟蠡聞先師之讌解痢疾如上所云所以不揣冒昧卽本先師之訓而濡筆述之

●喉痧說

楊芳田

醫有二道在識證在愈病而已方劑之熟化藥味之效力則爲習練之工夫信手拈來頭頭是道識此一證毋論古方今方皆爲我所用有兼證自然加減可也所以識證爲最要合參喉痧之病何以發於沿海多發於內地少何以病發在喉而不病別部爲疫邪耶何以年年如此非疫邪耶何以人人病此愚意測之乃人之飮食所生一種痰涎膩於脘膈之間人人皆有在多寡之分沿海爲魚鹽之地不但氣易動痰亦易動魚腥發物多則涎上泛此一發病之因也腸胃滯膩濁氣上沖亦能兼動其涎此有一發病之因也涎既上泛之後有流入氣管者有流入血管者有流入肌肉者各有不同發病皆異若喉痧乃循肺胃之管發於喉耳其寒熱虛實則隨本人體

質而化此病之本非痰非水非火非寒乃久鬱一種牽絲之涎也治法以化涎澤氣略通腸胃使病邪循腸胃而出方保無事也

水鼓病與小便不通之外治法

周頌堯

吾國內科醫士之診斷。無論各種病證。終以書一煎方爲多。而用外治法者甚少。前閱第九期本報。載有黃君眉孫內科用外治說一篇。棒誦之餘。甚爲贊同。蓋鄙人於去年治愈二證。亦用外治法獲效者。茲將其成績報告如下。

河底高某。捕魚爲業。問有劉李之好。其體之屬濕者。先露一斑。一日少腹微覺脹滿。漸漸延及大腹。其形如鼓。胃納大減。先在某醫處診治。無效。後至余處診治。亦無效。而小便驟然不通矣。斯時設仍用利水之湯藥。病必危殆也。余卽在藥廚內取出麝香二厘。梅片二厘。先置臍內。外用車前子二錢。（在鉄船內研末）大蒜頭三囊。搗和敷臍。布袱紮好。另以酒罎頭泥拷細。在鍋內炒熱。手巾裹好。乘熱熨之。至夜半小便忽通。翌日溺更暢快。而大小腹之脹滿。從此消歸烏有。迄已年餘。體甚健康。又有本鎮同春米行周某之戚。小便三日不通。餘無他恙。余亦用前法治之病卽霍然。按此證甚多往往因溺閉脹甚而斃者。諒諸君亦有見已願。我醫界宜。合注意。幸甚甚甚。

●藥物學

中西藥學匯參　鄭肖巖

●草類

●龍膽草

中國學說

本經云骨間寒熱。驚癇。邪氣。續絕傷。定五臟。殺蟲毒。●別錄云除胃中伏熱時氣。溫熱。熱泄。下痢。去腸中小蟲。益肝膽氣。止驚惕。久服益智不忘。輕身耐老。●甄權云治小兒壯熱。骨熱。驚癇入心。時疾熱黃。癰腫。口乾。●大明云客忤。疳氣。熱狂。明目止煩。治瘡疥。元素云。去目中黃及睛赤腫脹。瘀肉高起。痛不可忍。李杲云退肝經邪熱。除下焦濕熱之腫。瀉膀胱火。　時診云療咽喉痛。風熱盜汗。

◎日本學說◎依日本藥局方云龍膽（即健質亞那根）者。為苦味健胃劑。於痴純性消化不良。無胃加答兒症狀之消化不良。酒客之消化不良等。均用之。

◎英美學說◎龍膽草產中國之齊胸山谷及歐羅巴之南方等處。該草高約三尺。其根可入藥。內含一精。即珍提毗。盡近藥肆中所出售者。多為次等。惟切成大片者為上品。有數種常出售之龍膽草根。如紫色龍膽草有點龍膽草藍縷形龍膽草等。而植物學家或以為紫色龍膽草根即藥肆常出售之紅色龍膽草根也。英國出售之龍膽草根。多從日耳曼與瑞士運至。而瑞士人喜用此為補胃藥。

◎醫治作用　龍膽草為苦性補藥。如胃不消化。並病方退而欲補其精神。惟此為有名之藥。間有人用以治依時而作之病。並用為驅蟲藥。與他種苦性藥相同。用水泡酒泡均可。

鄭肖岩按龍膽本經列為中品。味苦性寒。氣味俱厚。沉而降。陰也。足厥陰少陽二經氣分藥也。其用有四。除下部風濕一也。及濕熱二也。臍下至足腫痛三也。寒熱腳氣四也。下行之功與防已同。若以酒浸之則上行。欲外行以柴胡爲主。龍膽爲使。治眼中疾尤爲必用之藥。李瀕湖有云。相火寄在肝膽。有瀉無補。故龍膽益肝膽之氣。正以其能瀉肝膽之邪熱也。但大苦大寒。過服恐傷胃中生發之氣。反助火邪。亦久服黃連反從火化之義。別錄所謂久服輕身之說。恐不足信。且雷斆亦云。空腹服之令人溺不禁。足見龍膽瀉火之力。以故胃氣虛者服之必嘔。脾氣虛者服之必瀉。雖有濕熱。愼勿輕用。乃泰東西醫者以龍膽爲苦味健胃劑。並稱如胃不消化。及病方退而欲補其精神。惟此爲有名之藥。竟以龍膽爲補藥。與黃連同其功用。是不論寒熱虛實。凡胃不消化。概以龍膽黃連療治之。若吾國人尤而效之。恐胃未健而生氣絕矣。蓋彼以龍膽爲健胃補藥。其實體質與中國人不同。飲食又與中國人迥殊。故欲助消化器之能力。居然以苦寒之味爲治療上所必需。讀吾國各家本草。皆從試驗而成。有時瀉肝膽之實火。尚未敢過用。又焉敢竟視苦味爲補藥。以人命爲嘗試耶。

●金鷄納攷

朱阜山

一出產地

本品產於南亞美利加洲波利非亞秘魯厄瓜多等諸國乃由其高地所生之茜草科規那屬喬木等剝取之幹皮及枝皮也印度之錫蘭及爪哇等處亦有之

二發明之歷史

當十七世紀（卽明末時）有印度人某患熱病渴甚不得水見樹下水溜中有水强飲之無何體暢神怡霍然愈迺詫曰神水神水患熱病者聞之無遠近皆踵至就飲病亦愈衆拜曰神水神水西人獨不謂然曰此水能治熱病必與樹有關係迺採其皮沸煎而分折之竟得發明規那皮規那丁幾規那越幾斯規尼涅之四種藥劑其効與溜中之水無異

三釋名

規那皮（舊譯作金鷄那樹皮）規那丁幾（舊譯作金鷄那樹皮酒）規那越幾斯（舊譯作金鷄那膏）規尼涅（舊譯作金鷄那霜

四產品之種類

(一)黃色規那皮

(二)赤色規那皮

(三)褐色規那皮

按以上三者隨其規那亞爾加魯乙度之含量而以黃色爲上品赤色次之褐色爲劣品顧其區別雖變而今之行於市者以印度之赤色規那皮爲最多

五製品之種類

(一)規那樹皮研爲粉末服之亦有用爲煎劑者

(二)規那皮一分酒精五分浸十日取出壓榨而成

(三)規那樹皮末製爲煉藥

(四)規那皮之成分以分折化學製成各種藥品如下

(甲)鹽酸規尼涅(現今醫界所賞用者卯此種)

(乙)硫酸規尼涅

(丙)枸櫞酸規尼涅

（丁）單寗酸規尼涅

（戊）貌羅讃水素規尼涅

（巳）纈草酸規尼涅

（庚）撒里矢爾酸規尼涅

六形狀（本條以下祇論鹽酸規（尼涅省名曰鹽規）一種因其餘各品不過供諸參攷用以治病功効甚微若亦欲詳細說明未免徒佔篇幅無裨實用故從略）

為有光澤白色束針狀之結晶

七味

頗苦

八性

為清涼

九主要成分

以規那亞爾加魯乙度爲主近時專行之印度產者含六%至十%

十生理作用

(一)本品爲下等有機體之劇毒藥有制酵防腐之作用

(二)貼於局所有刺激之作用故其溶液注入皮下則誘起炎症觸於粘膜則覺疼痛

(三)本品於反射的增進唾液之分泌內服少量能亢進食慾消化然連用之則反減少食慾內服大量則發嘔吐及胃加答兒

(四)能防其從血管游走而止炎症化膿之作用

(五)內服少量及中量(五至一●合中國量數一分三釐至二分六釐)則亢進血壓若用大量(二一 至三 合中國量數五分二釐至七分八釐)則心動徐緩血壓沈降更加大量則心筋衰弱終至痲痺虛脫而死

(六)解熱作用一由於殺菌之作用一由減制組織細胞之酸化作用而弱其發温機內用一二時間後始呈解熱之功能十二時間則達於極度體温下降之

際兼發汗者甚少但欲健體之温度低下則甚困難

十一醫治作用

（一）為瘴氣毒（麻拉利亞）瘧疾之類　）之特効藥於瘴氣毒性間歇熱發作前六時至十二時使內服適量又患間歇性神經痛及脾臟肥大者分服之亦有奇效

（二）本品下降體温之性故用於因深部之化膿肺結核（肺勞）肋膜痛（脇痛）滲出物等而起之間歇熱腐敗熱腸窒扶斯（傷寒）格魯布性肺炎各症使頓服式分服之

（三）用於神經性頭痛及神經痛等有効有侵幷腦脊髓之功用

（四）內服少量能增進食慾故為健胃强壯藥用於消化不良及衰弱症等

（五）近今患赤者以之灌腸有効因本品有殺菌之能力

十二貯法

本品接觸大氣之時即放結晶水而風化感觸日光則變質而成褐色故宜密封

於暗色玻璃瓶而貯藏之

十三處方

(一)治麻拉利亞(瘧疾)

鹽規 一、●至一、五

右爲一包在發病之前六時作一次服自翌日一周間每日用宜減去●、五之量

(二)治肋膜炎(脇痛)

鹽規 二、●

揚曹 二、●

右爲四包一日分服

(三)治疫咳(又名百日咳古名頓咳)

鹽規 ●、五至一、●

稀鹽酸 二、●

桂皮酒　五、●●

橙皮舍利別　二、●●

蒸溜水　八、●●

右混和一日六回二日分服

(四)治間歇熱

鹽規　一、●

龍胆越幾斯　適宜

右混和爲五丸發汗一時前作一回服

(五)治心臟內膜炎(本病古時包括於心痛)

鹽規　五、●

昇汞　、●二

蜀葵根末　適宜

右爲二十丸一日三回每回一丸食後服

（六）治貧血（黃疸）

鹽規	二、●
還元鐵	二、五
健質亞那越幾斯	適宜
亞羅毗亞護謨	適宜

右混和爲五十丸桂皮末爲衣一日三回每回一丸至三丸

鴻壽作本篇既竟尙有數言以告讀者鴻壽不通西文是篇所列者乃中東文各書中得來故所漏者必有過於所考者倘海內醫學大家不吝金玉加以匡正則不勝馨香祝禱者也

● 信石考

朱阜山

一出產地

本品於江蘇銅山縣附近及湘南衡山中皆有之然不如信州產者之佳

二發明之歷史

本品於神農本草經無之至唐時千金方中始見

三釋名

生者曰砒石曰砒黃又名信石又作人言製煉者砒霜曰亞砒酸又名鉀養三又作𨰛養酸

四形色

信石之新出甑者作塊透明與玻璃相似若經久則漸變白不復透明故色白而質重

五氣　味性

氣無臭亦無香味無甘亦無鹹性微凉有劇毒

按本品據時珍曰大熱有大毒大明曰暖而有毒然皆非也凡物性之寒暖必以物理之說化學分析之功繩之方為正確時珍大明等說究以何者為依據殊覺茫然欲證明其為凉性為熱性參觀化法條自明

六化法

濃酒五百分能化一分冷水一百分能化一分沸水二十分能化一分鋏養則十一分能化一分甘油則八分能化一分鹽强水則六分能化一分且信石之新鮮通明者用水十二兩則化五錢其陳舊色白者則僅能化一錢五分二釐若以清水十二兩煎沸則可化一兩三錢之多

七生理作用

因神經痛經久性之舞蹈病喘息神經病陷於榮養不良之貧血由女子生殖器病發生之神經病男女之腦神經衰弱生殖器神經衰弱等麻拉利亞(瘧疾)性間歇熱其初期卽用此藥則無効有雖用規尼涅(金鷄那霜)而尚不能治者有久患本病或屢發再發之人本品實有効力若於適當之時連服之則其體質可一變而爲全快不致再行反覆有經各種之治療尙爲不治之病例如惡性貧血(黃疸)腺病(瘰癧)消化器衰弱(胃呆)胃痛慢性嘔吐梅毒用水銀沃度而不奏効則用本藥屢奏功効慢性之肺結核(肺勞)喉頭結核慢性氣管支加答兒

聲音嘶嗄等用之亦有效如慢性之皮膚病於癩病濕疹惡瘡及其他數十年不治之皮膚病必須內服

八醫治作用

(一)中國學說

主治瘧腎氣帶之辟蚤虱(大明)砒霜療諸瘧(開寶)蝕癰疽敗肉枯痔殺虫殺人及禽獸(時珍)

(二)英美學說

信石爲惹胃毒藥之最烈者服之能令人吐瀉並發腦氣筋病食最小之一服則爲改血藥並治依時而作之病凡疾有定候如瘧疾腦氣筋疼之類用藥治療固首推規尼涅次則莫如本品然亦有服規尼涅不愈服信石乃獲全者故久瘧不愈服之最宜又凡一切延纏之症如久患牛皮癬濕癬魚鱗癬水蠱癩及遠年風溼骨疼等服之甚效他如手足交節腫或半邊腦筋作疼等服之亦効第信石一物酷毒異常倘服一厘以外卽能傷生惟服後而不吐必致戕命

無疑且凡服信毒者則必作吐作渴腹熱如焚痛至力乏而後死所以若略服則開胃補身能令各臓多發津液若久服則必眼皮頭皮作腫面部頑梗而癢口則覺熱痛腹則覺脹悶而胃亦多滯服後倘有此種現象者應停止勿服或過服而無以上之現象亦必口多涎沫髮甲自脫其功用又能補腦解熱順氣治跳舞風楊梅類病拘攣風濕氣喘外用能作丹類治癱疽毒瘤惡瘡等亦宜慎用至解藥之解此毒先以胆礬化水灌之令其作吐同時或用鷄蛋青或用牛奶調水或用麵粉攪水令其咽服並以水節洗胃如依此法及早解救定多獲効又一法先服吐瀉後服新製未乾之濕鐵二養三散或鐵二綠三鐵養水或石灰搽油皆可而要惟以濕鐵二養三散與鐵二綠三鐵養水爲最妙以鐵能敗砒毒自不致傷生此法如早用必驗

九用量

本品爲變質劑中之著名藥惟用量大宜注意或奏偉效或來惡果是在其用量如何耳乃日本藥局之極量規定爲一次●、●●五（合中國庫平一毫三絲一日[illegible]、[illegible]二(五毫二絲)然普通則一次自[illegible]。[illegible][illegible][illegible]一(二絲六忽)至[illegible]、[illegible][illegible][illegible]五(一絲三忽)為始又須食後服之

十貯法

本品乃劇毒宜隔斷空氣日光火光注意貯藏之

本篇既脫稿亦有數言奉告海內醫家者因鴻壽藏書無多是篇所列不過本品之萬一耳欲求詳細還請賜教

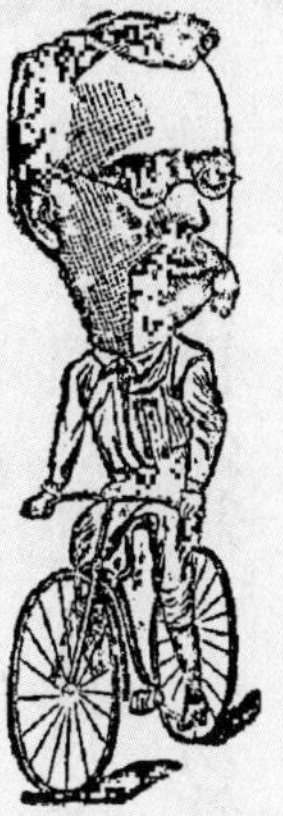

(介紹新著)

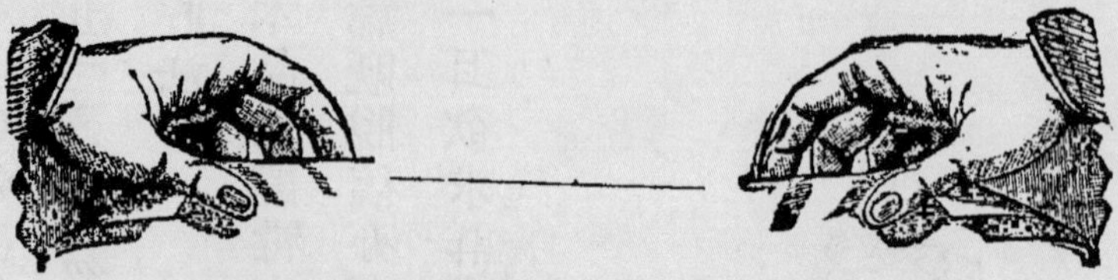

傷寒一得

神州醫藥總會正會長余伯陶先生擅文詞精岐黃學問淵博久爲世人所欽仰前曾著有疫症集說鼠疫抉微行世傳佈醫林視等鴻寶今復於行道之餘出其心得著有傷寒一得一書探微索隱由博反約片詞舉要而精義自昭誠能闡長沙之奧旨示學者以南鍼值此異說朋興絕學將墜之際斯集一出俾益於世豈曰淺尠爰慫恿先生亟行付刊約陰歷九月杪出書定價大洋六角

神州醫藥書報社啓

治癲狂龍虎丸秘方

童葆元堂監製

此方傳自姚江邵友濂小村先生專治陰癲陽狂不省人事登高棄衣笑歌不寐等象或神呆靜坐語言不發輕則用藥一丸重則二三丸立能奏效夫陽狂陰癲見症雖有不同而其爲痰迷心竅則同病者多誤於初起時不知去痰或去痰未盡輒疑原氣虧損遽用滋補之劑謂可培養心神不知愈補則痰愈固結勢必靜則目瞪神呆動則發狂覓死可治之症卒至不治良可悲也此方奏效神速活人無算用此方者勿以猛烈爲疑勿以吐瀉爲懼勿以病人畏服之故少投輒止致藥力不足而不效或暫時見效而病根未除終於不效是則本主人所厚望也

再此病年遠者痰堅竅閉宜先服豬心丸次日再服龍虎丸見效尤速俟病大愈後接服侯氏黑散塡空竅使胞絡痰不復生尤爲周妥

附開猪心丸

猪心一枚（男用雌豬心婦女用雄豬心）用竹刀剖開納麝香三錢外用黃泥封固以絲棉裹之文火煅成炭去泥研末開水呑服一錢

藥彙新編

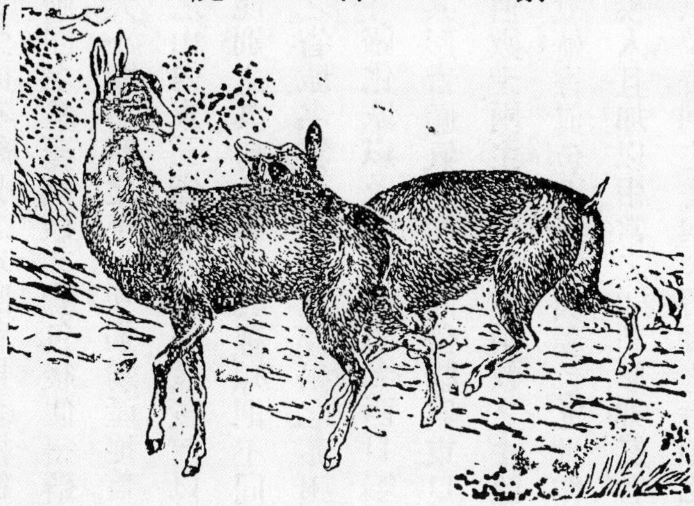

麝香鹿

麝香

頑鐵

編者按近世紀之麝香一物除吾國醫藥界所視爲最重要藥品之外遍銷東西洋各國幾無國不需此誠吾國輸出品之一大宗亦關乎國課民生故編者不厭其煩而詳述之

麝本牡鹿類之一而無角其尾甚短如山羊嘴上之稜牙如野猪其種大小不一皮毛之色生而數變初醬色與褐黑色繼變紅褐至白灰色而老矣全體皆毛維嘴無

鬣其旁面有縱長之班點背則多橫紋然形狀雖笨而腿力甚速故獵捕甚難腹下之臍卽名麝囊割破其囊包後便得麝香矣其肉因香氣芬烈土人視爲美味其囊之大小關乎麝之年歲與强弱產地首推西藏高山中或喜馬拉亞山以及雲貴等省之山內東三省與蒙古亦產黃河以南雖產似麝其實本草所謂香狸非麝也識者能別之其功效雖同其種類則不同也大抵聚於蜀之打箭爐者名川香聚于雲南之省城名雲香陝西之蘭州名芥州香皆良其形圓香氣濃厚歷久不散張家口以外歸化城以及內外蒙古名西口蝙蝠香產于東三省聚于營口者名東口蝙蝠香其形皆匾氣味微薄而帶騷氣東口聚者遜于西口至于最佳之價值市價每斤四伯數十兩至一百數十兩較之十餘年前已漲高一倍皆因銷路步廣生產日少之故麝香眞色乃紫紅與墨色近世作僞者將少許之蝙蝠香雜以多數之香料屑末攙入且加以相當之顏料形如眞者彷彿辨別眞僞者大抵鼻嗅香氣芬烈與微薄以及香料之香與夫麝香之香顯能分別況眞者氣味不但襲人且日久不散僞者香不能襲人稍久嗅之亦乏香氣尙有一法眞僞可以立辨試法需熾炭火一盆

將麝香少許彈于炭火上眞者如燃人髮其質爆烈奇香四溢僞者不但無香且質如灰燼而不爆烈以此試之眞僞立判麝香內結有圓粒或長匾形外紋光滑質堅碎之香氣逾尋常大如黃荳卽名當門子其功效較散香力倍亦有人工造成當門子者試法將當門子泡滾水內眞者依然堅結僞者已化開矣吾國每歲出口售與各國者約三千斤外國收買麝香最多者首推巴黎其次紐約與柏靈若英倫銷數式微年約百斤以內也至若日本近歲步增其銷路現已駕乎紐約百靈之上買去之麝香大抵用之造薰香物類以及貴重之化粧品而用製藥料者亦多有之云噫莽莽神州卽此一端天產之富甲於全球無怪各國之垂涎欲死耶

使君子

福建產者名建君子最佳粗而圓壯殼薄而光潤蜀產者名川君子形長較之建產略瘦色呆肉緺總之體重肉白者佳癟瘦者次是物東西洋用之製疳積糖治小兒食積殺腸胃間寄生虫其效甚大况極其和平惜吾國醫藥界不甚注重未免楚材晉用深以爲憾耳

神州醫藥學報 第二年第十一期

酸棗仁

山東濟南等處產者名東棗仁粒大而壯直隸順德府產者名順棗仁匾而帶長色紫日久不變更佳山西產者粒小色黑次其棗形小而酸較之大棗不同實名同而種子不同也

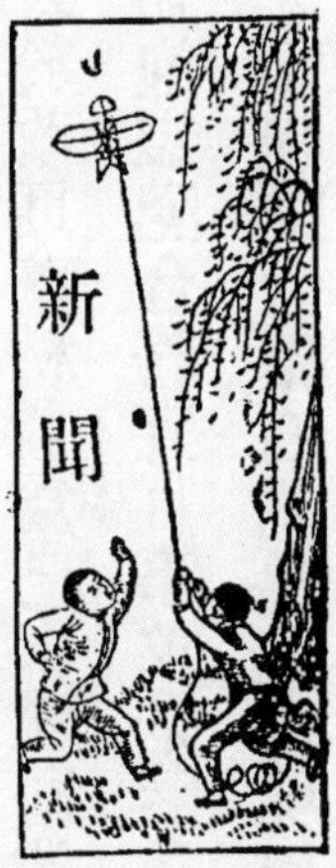

本埠新聞

重修藥王廟

滬城藥局街之藥王廟建於百餘年前廟模宏暢大殿供神農炎帝之聖像莊嚴威武仰瞻之餘莫不肅然起敬現歸飲片同業和義堂經管作爲該同業集議宴會之處每歲聖誕日以及春秋佳節冠裳畢集俎豆馨香亦足以喚起吾人崇功報德之私矣無如年久失修墻垣剝落棟宇傾圮已非復昔日之莊嚴僉謂非重加修理殊不足以壯觀瞻而妥神靈董其事者乃邀集同業會議鳩工量材大加修葺六月而始竣工金壁輝耀煥然一新重九節前爲廟貌重新之第一日各藥肆之主人與經理以及藥行號之來賓彙集一堂衣冠趨蹌倍將誠敬誠盛舉也

各省新聞

營口市聲

營口參茸自去年市價步漲山客居奇獲利甚豐今庚較之昔年大有天壤之別市價雖廉問津者寥寥如晨星藥材各貨自開卯時略覺活潑曾幾何時卽入於寂寞之鄉一般行商坐賈莫不愁鎖眉尖嘆歐戰風雲波及吾國商界暗耗不知伊於何底

未來之神州醫藥蘇支會之先聲

近日中醫藥之江河日下志士憂之自神州醫藥總會成立後各處響應紛紛設立支會以圖普及全國促進醫藥進步蘇閶城裏童葆春藥鋪經理陳彩芳君者藥界熱心人也對於改良藥材視爲已事遇同業中人閑談渠必多方勸導藥材進貨務宜道地一切泡製配合務宜實事求是若貪利取巧視人生命等於兒戲其如存心自有天知之謂何語皆藥石洵爲難得現與醫界同志李卓潁君顧芝選君姚筱齋

君以及王鴻翥之主人王君醫界韓君等討論設立神州醫藥蘇州支會以聯絡總會與各省共同進行聞正在組織中故未發表諸君抱此熱誠毅力勇進且蘇閶乃著名都會人才匯萃之區將後之發達無量可操券期矣

福建神州醫藥分會開正式成立會

福州醫藥界自經鄭君肖巖發起組織分會竭力提倡後進步日臻而入會者亦極踴躍乃於本月初四日開正式成立會會員到者一百五十餘人三時搖鈴開會正會長鄭君肖巖報告開會宗旨警察廳代表蔡君怡宜第三區警察署長吳君寶棻皆登壇演說大意以改良醫藥保存國粹與天產勉勵進行次則副會長陳君剛鈞演說大意以振興醫藥不徒爲同胞生命計并爲挽回利權計折衷以中學爲主間或採西學之所長以濟吾學之所不及語極扼要嗣因時間不早會長答詞後卽閉會撮影紀念頗極一時之盛

雲南警察廳長對於振興醫藥之熱心

警察廳之職務不僅保持地方之安寧而對於人民之衛生尤極注重故與醫藥界

在在有相連之關繫滇省自李公訓庭任警察廳長後適奉政府頒發考試醫生之令獨能切實舉行甄別五次優者准予懸壺劣者無從濫竽地方莫不交口稱頌而對於醫藥分會猶抱維持之熱心是以滇省雖地處邊僻而醫藥極有進步未始非李公之功也

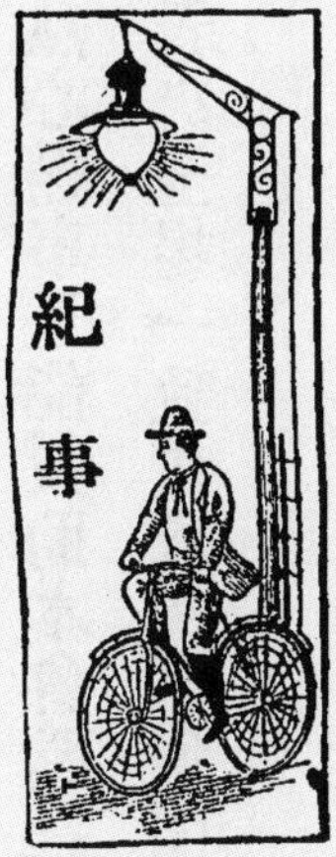

神州醫藥總會紀事

本會前晚八時開會醫藥兩界到者甚衆首由會長余伯陶君宣讀福建分會公函內稱爲報告啓用圖章日期及呈請本省警察廳廳長轉詳巡按使註册存案緣由茲於十月二十二號啓用圖章除呈報各行政分署外合將啓用圖章日期具函貴總會察照施行等因又接九江分會陳震君等來函略謂敝分會自上春成立以來規模粗具正擬從事進行以副貴會諸執事先生維持之苦心且盡我醫藥界一份子之義務奈醫藥研究會原址被軍隊駐紮無處辦公以致會務停滯會員職員均已渙散召集不易殊爲可惜幸蒙諸同志奔走呼號上書請願乃中醫中藥得以保存不廢則以後種種補救之方法各分會自應協助總會力求發達以收全國統一

之效茲一旦將已成之分會任其消滅不僅有負總會諸公之苦心孤詣且於我同胞之生命有莫大之關係震等忝列醫界又復屢蒙雅愛何敢坐視特於月之二日邀集醫藥同人籌議整頓方法羣以經費困難爲詞嗣因再四磋商始得醫藥界數人贊同并允擔任會務及捐款以保存固有機關而擴張總會團力會所現假定李公祠業於昨日遷入該處卽經公訂分會章程抄呈察閱至分會圖記查總會章會第六十一條各分會隸於本會所有圖記由本會發給等情懇請貴總會刋發圖記一方以昭信守而便呈請行政公署立案云云繼由副會長朱堯臣君云十五日大會各省分支會代表及本外埠會員到者定必踴躍本會事務所不敷佈置擬假愛而近路紗業公所爲會場該處堂屋寬廠規模宏大開全國醫藥會於此處較爲相宜經衆贊同當具函向該所商假矣次由各會員提議被選職員資格三條一能補助經濟二熱心辦事三能贊助本會當達如會員具有上列三條中之一條者方爲合格當付表决全場一致贊成次籌備開大會種種手續及討論佈置會場等事而散

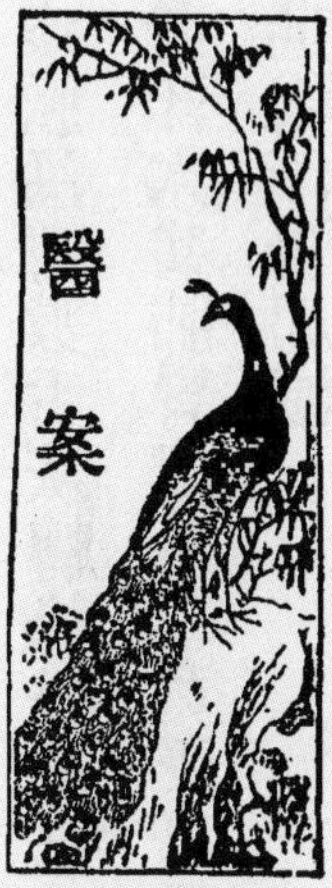

◉醫案

梅詠仙

甲寅陰歷八月下旬同鎮教民木匠九司務身患温熱重症先延某醫生診視不察體質虛實鹵莽從事竟用梔豉湯內雜白蔻半夏厚朴等躁熱刼津之藥予不解其用意何在一劑汗流如注聲帶失音二劑苔灰瘈瘲敗象畢露家屬惶急萬分手足無措有某教友薦予往治予曰此邪熱蘊結津液將亡非宗仲景急下存津之法恐性命危在旦夕但體質薄弱不宜用承氣姑以五仁湯加減試服若下躁糞尚可挽回投劑後果然應驗連診三次病勢逐漸減鬆此九司務之絕處逢生也如某醫生者平日揣摩外境工夫無微不至花言巧語引人入彀而於正當之歧黃學術置之腦後無怪局外以貧夭絕三字加諸我醫界中人豈虛誣哉茲將鄙人先後三方錄

登報端以供衆覽此病究係自愈抑係藥愈惟按語簡單幸勿貽笑其用藥處卽希海內外同道君子匡我不逮而惠教之曷勝盼禱

第一方

肺胃伏邪久而化熱津津汗出口渴便鞕脈洪數舌苔尖絳中灰將有燎原之勢病屬棘手勉擬清化佐以滌痰候政

大麻仁三錢　淡竹葉錢半　瓜蔞仁三錢
肥知母三錢　香青蒿三錢　光杏仁三錢
天花粉四錢　淨連翹二錢　桑白皮三錢
方通草八分　粉猪苓四錢　加鮮葦根尺許

第二方

進清化滌痰脈洪轉數舌灰轉絳登圊已下黑糞兩次身熱漸清伏邪有下達之勢惟初病時發汗太甚肺胃津液畢竟受傷聲帶失音實由此故刻下熱勢雖退餘焰猶存仿鞠通增液湯加減

鮮生地四錢　生薯皮三錢　生白芍三錢
京元參三錢　浮小麥三錢　粉丹皮二錢
京川貝錢半　焦瓜蔞三錢　光杏仁三錢
方通草八分　加竹二青一團鮮佩蘭一錢

第三方

肺胃伏邪已淨惟咳久絡傷胸膺隱然作痛此氣機未調營陰未充使然也法以調養參用前章

米炒西潞黨三錢　軟白前錢半　瓜蔞仁三錢
霍石斛二錢　白歸身三錢　光杏仁三錢
珠兒參錢半　生香附三錢　新會絡六分
妙白芍三錢　加竹二青一團

◎時症治驗

任養和

醫案 四

僘處連日所見時症初則腹痛胸滿氣脹繼則寒熱心煩氣阻抽搐頭搖驟然厥閉診斷之時思此症原因由今夏暑熱太過傷其中氣氣傷中宮失其所守以致寒濕閉於內風寒閉於外內外壅滯肝木不能調達鬱急則風生化爲抽搐厥閉之要症若不速治或治不得法危亡立見予用通關散吹鼻（或臥龍丹亦可、並針人中即（上唇之中）合谷（即虎口）內關（即手後橫紋內一寸）開其外並服樟腦半厘阿片末半厘薄荷油二滴火酒半杯和服（或用外國時疫十滴酒服之亦可）以開其內外開則抽厥隨定內開則腹中脹痛自除乃再以荆防附片枳朴二陳隨症加減以善其後連治數人均皆獲效特將此病形證原因治法錄存敬告我醫界諸同道賜鑒未知當否乞望教政是幸

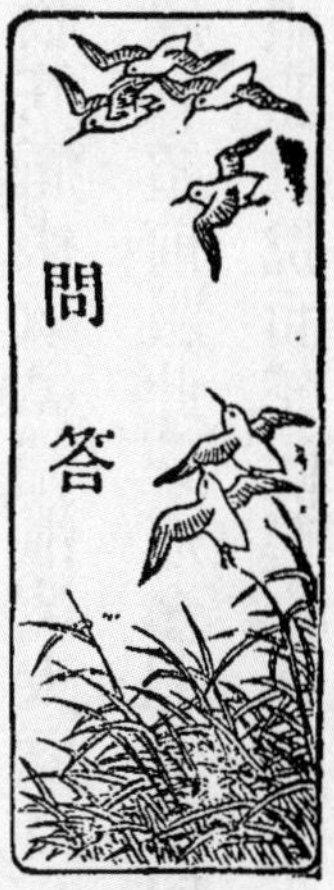

黃君內科用外治法質疑

錢存濟

捧讀弟九期報載黃君眉孫內科用外治法十則鄙人最爲欽佩此簡便之方能愈絕大垂危之證但第九一則關係嬰兒當加深究據云小兒痲發不起用芝蔴五合泡水薰頭面又曰痲證危險用芫荽斤許煎沸湯坐小兒於上薰之並手巾醮菜水拭兒頭面週身冷則再換極效等治再三殫思深多不解竊以痲證多發於春夏之交乃温疹一類若內温之證加以外薰之法在黃君固由經驗得來而鄙人未敢深信望其將此等理由詳明教我則鄙人之幸亦同胞之幸也

質疑一則

王潤霖

予昔從先師姚水一先生遊乙未春有一婦人年卅許風韻嫣然形體壯旺來診師

不問彼姝亦不告診畢舉凡婦人之隱曲病徧詢之皆不對而師爲之窘既而曰予患微疾不過皮之內肉之外有塊如鷄卵日行一部自頭面至足心無微不到且月不爽刻不痛不癢求治者屢矣先生能爲予醫乎師卽拂袖謝曰予不能治而該婦遂亦不悅去後囑予等同學編翻方書竟不能知其爲何病予性好奇迄今猶引爲憾事方今醫學昌明個中必有學問淵博多讀異書者在請有以敎我

答談君再問金鷄納性質

任養和

金鷄納爲各國治瘧通用之品產美利加並秘魯國等處近來印度亦多有之取該樹之皮名曰秘魯皮內含精質甚多各具一種功用內有一質味苦而濇爲金鷄納其類有三分紅黃白三種白者性和平紅黃二種性多烈世所通用惟白色居多功用解瘧補虛腦筋痛痰嗽鼻淵泄瀉大頭時疫等症治病每服三厘補虛每服一厘日服三次治瘧宜超前服此藥戒多服若多服覺身內脹大鼻孔流血耳鳴頭昏心煩眩暈再多服卽虛脫而死此藥味苦性寒西人有兩種製法一用鹽强水製名爲

鹽强桂尼納日本名爲鹽規其色潔白其質輕其性和平一用磺强水製名爲磺强桂尼納日本名爲硫規其色淡黄其質重其性熱若服之宜少以熱製寒而成寒温相等之性如我國清脾飲内用黄芩苦寒泄熱草果辛温散寒二味並用共成治瘧之功然此藥寒熱相等何以爲證每見西書論瘧云寒重用乙必格製散熱重用安知必林寒熱往來用金鷄納霜以此推之寒熱相等無疑矣所云信石乃大熱大毒非煅透不可輕用古語云砒霜煉熱不傷人啻於西洋藥學相符每服僅能一厘七毫六十分之一至十二分之一爲限切勿多服多服害人功用補腦筋袪風濕定哮喘解瘧疾解大熱解梅毒此藥大熱反能解熱此藥大毒反能解毒其物理化變不可思議但鷄納與信石均能治瘧其二味功用各有不同鷄納重於驅寒泄熱信石重於扶陽逐痰凡治瘧者初則利用金鷄納久則利用信石水不得先後誤用爲要我國醫學正當共謀進步略舉所知用以敬告鄙人學淺筆拙望勿見責是幸

◎答本報第十期朱君振華問一

王葆年

疝症有七雖有囊痕皮腫之殊要不外寒結膀胱血凝氣滯而成夫膀胱者太陽也陽爲寒水之府體本屬寒復受寒結奚啻雪上加霜能不爲之冰凍哉卽以物理喻之萬物皆遇熱而脹遇冷而縮惟冰則愈冷愈脹貯水於瓶中結堅冰瓶卽碎裂其明證也疝氣之腎囊腫脹何異於此不觀夫患疝者小便必艱乎顯見其水凝不行之象也故當療以熱藥亦融冰之意耳管窺蠡測不識然否還希明道者有以指教爲幸

答朱君振華第十期學報問一

錢存濟

疝者腹痛病也金匱以繞臍疼痛爲寒疝大略少腹有形結痛者皆得謂疝其證不獨男子有之而女子亦有經云任脈爲病男子內結七疝女子帶下瘕聚瘕聚卽女子之疝七疝者一曰衝經云督脈生病衝從少腹上衝心而痛不得前後爲衝疝二曰狐經云肝所生病爲飧泄狐疝狐疝臥則入腹立則出腹三曰癩經云三陽爲病發寒熱其傳爲癩疝癩疝頑痲不痛睾丸大如升斗四曰厥厥疝少腹結痛手足厥

逆五曰瘕瘕者假也假氣以成形時聚時散六曰㿗經云足厥陰肝經病丈夫㿗疝婦人少腹腫七曰㿉㿉者久閉不通此七疝也後人謂筋水氣血寒狐㿗爲七疝其說雖異其理則一大都不外任脈與厥陰二經厥陰肝木睪疏泄睪丸屬肝病疝症多睪丸腫大牽引少腹而痛睪丸腫大則囊與皮隨之而眩大非腎囊獨自而痕也至云疝症屬寒須服熱藥而瘳者其理不盡然也况疝症有七寒居其一豈可概以熱藥爲一定之治法耶總之疝爲陰病乃氣血凝滯所致有寒熱濕虛氣分血分之別寒則多痛熱則多腫溼則腫墜虛者亦腫氣分多動血分不移治法當以任脈厥陰二經爲主其利溼驅寒攻瘀調氣解鬱補虛隨證斟酌可收成效是不能專以熱藥爲法應定後人之腦也管窺之見未敢爲是切希

指謬

答問二

父母所生者身天地所賦者性人具其性性各不同性所發者情情者喜怒哀懼愛惡欲也情之所用皆出於心心者君主之官神明出焉故孔子云心不在焉視而不

見聽而不聞食而不知其味可知人之飲食亦皆心所主心有所好好之心有所惡惡之好者多食惡者不食至於幼時欲食長時忽然不食者是偶一多食所傷之故也幼時不食長時忽然喜食者乃性本不欲食後因緩誘其性使性與食物相投而不生惡則自然喜食總之好惡皆心所主亦由情性所偏耳

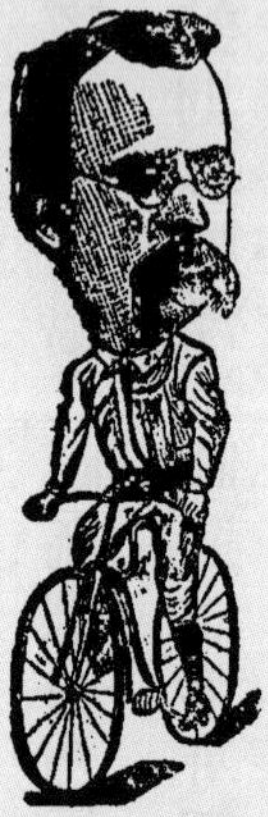

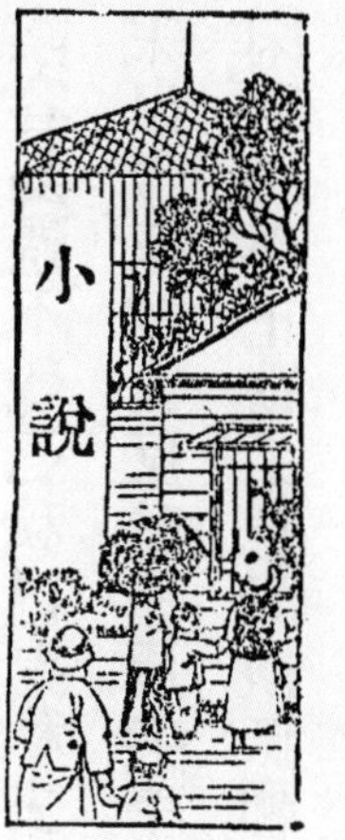

醫藥小說 燃犀

蓮子

第八回 假斯文庸醫談道學 眞熱心良友荐醫生

話說包宋忠自從錢阿看家內毛遂自薦冒充醫生騙錢之後偏巧被他診過的病人都好起來了看官們須知錢阿貴一家的人都染的紅痧症發作時候雖然來勢甚猛滿身發燒筋骨酸疼其時待紅班發出自然熱退疼止不服藥亦能全愈況而藥味雖則亂開而分兩極輕所以尚無吃壞之處錢阿貴却感恩不忘逢人說項表揚得宋忠天醫降世一般黃叶村中無人不知宋忠的醫理高尚不到一个月宋忠家內門庭如市營業發達宋忠初起的時候所開的方都是東抄西襲遇着寫不出的字未免面紅耳熱胸前心頭亂跳後來日久慣常臉亦厚了有了本錢買些醫書

看看閑時與隔壁訓蒙村學究閑談被他又懂幾个字義他却夜郎自大自視甚高囑縣工做了一塊商標上寫着儒醫包宋忠專治男婦大小方脈一切疑難雜症兼治花柳毒門下疳白濁定了出診門診的醫例大擺起醫生的架子頓時作威作福起來他的妻室李氏眼見得近來有喫有穿天天見着雪白銀洋賺進早笑得眼睛縫也沒有如何再肯與宋忠尋事見着宋忠的時候不像從前的滿臉濃霜他料遇着宋忠出診歸來早已站起了身體春風滿面裝着笑臉問長道短你今天出去西風狠大身子覺着冷麼再加壹件衣服哩早上喫一些兒東西此刻腹內饑餓麼有時宋忠發怒對着李氏高聲喝罵李氏却柔聲順氣依舊含笑答道你在外面受了誰人的委屈別氣壞了自己身體哩宋忠心內思着一月之前李氏與此刻大不相同先前是尋事吵鬧下堂求去的撥辣貨現今是怡顏悅色治家有理的賢內助正是安樂光陰容易過不覺三秋已過秋去冬來一陽巳復萬病回春一般人家正歌年豐人壽宋忠壹家的人反愁鎖眉尖李氏新買的衣服首飾漸漸又入長生庫裏一日宋忠閑着無事正歎生意清淡無聊之際見錢阿貴走進門來宋忠急忙站起

來迎了出來道貴哥多日不見請裏邊坐阿貴隨即坐下兩下裏道了寒暄都問了聲好宋忠道吾兄下臨未知有何見敎阿貴答道吾今天到行小行的擋手曾先生談及吾們東翁三齡的公子生一奇症形如咽喉病請了許多名醫都無術治好所以東翁寫信于我們行內囑留心尋訪醫生不惜重金延請急速去看治好了的酬謝是一定極豐的所以我在行內誇你這樣脈理精明經驗已久我們一家的人都被你醫愈曾先生聽了我的話叫我趕緊來請你着我立刻伴到敝東那邊去宋忠聽了阿貴一番話心裏非常快活面子上却裝出不願去的式樣說道不瞞貴哥說我自從懸牌之後承你的譽揚生意極好如若到貴東那邊去非一二日不可主顧上來又沒有人代診錯落生意還是小事躭擱病家最對不起的阿貴春風滿面道自已兄弟不妨講句發趣的話現在醫生都像靑樓妓女一般一天包幾多錢有了錢嘸不做不到的宋忠聽了反覺局促唻了阿貴一眼道我却不是這樣人阿貴笑道我本說戲話你千萬別認眞說罷伸手懷內取出四塊洋一封的請封道請你先收了明天如果不能回來照樣就是宋忠道何必這樣我是歷來不計較的阿貴催

着宋忠卽刻同去宋忠叮囑了李氏倘如有人來請我你回他卽日就回來別錯過了生意遂與阿貴二人各坐一頂轎子至無錫車站買了二張常州的三等票上車擇座坐定二人閑談起來宋忠道你們東翁你與我說過姓唐麼他家內究竟有多少產業阿貴道我們東翁姓唐號萃臣年已望六三年前膝下尚虛家內三位姨太太都無生育說起家資實有七八十萬他自己想後嗣絕望的了族中雖有姪輩承繼想他一份大大的遺產我們東翁看他們都是浮蕩子弟心中都不悅意東翁的見識狠高他意思身後遺產如若付與姪輩轉運到銷金窩去寗使我做个慈善界的偉人所以遇着水旱災象以及養老憐幼紅十會等慈善事業成千整萬的銀子拿出來成他的素志宋忠道貴東也忒慷慨了什麼許多銀子都做好事阿貴道常言道一錢不落虛空事有了善因必有善果因果二字是有的善舉做了亦不少到前年果然二姨太太生了一位白胖胖的公子正所謂天道無私宋忠微笑點頭正在那個時候聽得汽笛嗚嗚響了一聲車已至常州二人站了起來走出車站叫了轎子竟往城內而去正是禍福無門人自召蘭因絮果似秋毫

此去分教豎子成名庸醫生翼且聽下回分解

第九回　掌上珠奇疾苦呻吟　鄉下醫初次入華門

却說宋忠阿貴二人乘轎進城走了許多路到一處廣闊的街道見一所巍巍高牆赫赫門第的面前就停了阿貴付了轎錢宋忠瞧那墻門上四个大字世科甲第兩扇黑漆的大門上二个斗大的獸環却閉着門左首離大門一丈光景見一扇側門阿貴就讓宋忠前走進門瞧見十餘个管家的模樣人都坐在水磨懶橙上瞧着二人傲不爲禮阿貴正想上前詢問却巧裏面踱出一个二十餘歲氣宇清朗的管家二爺身穿元色湖縐棉袍元緞的馬掛對着阿貴微點了頭道錢先生難得來的裏邊請坐這位尊姓阿貴道高升兄弟長久未會了你好呀我是行內會先生叫我請這位姓包的郎中來看小少爺病的二傍的管家聽見是請來的醫生免强都站了一站滿臉上露出鄙賤宋忠的樣子宋忠自漸形穢不與計較高升引二人進內由正廳東首廊下穿過月洞門兒見一字式高平屋十餘間走到第三間門口高升懷中取出鎖匙將門開了門簾揭起讓二人進房嘴內說道對不住就在小的房裏權

坐一坐停一回待我去通報此刻吾家老爺肝火甚旺我不敢去稟稍停氣平我去回便了阿貴道甚好有勞你了你們小少爺的病甚麼樣子煩你說給與包先生聽高升嘆了一聲氣道自從姨太太生了一位少爺之後吾家老爺歡喜不得了雇了个奶媽周媽奶水雖好年紀狠輕吾家老爺不放心又雇了個育小兒有經驗的李媽那个李媽出身也是大家丈夫是唸書的因爲貧得不堪他家內子女成群食口浩大所以出來帮那人家我們老爺曉得他養育過六七个孩子況見他年已四十餘歲了性格温和作事仔細就託他照管小少爺那李媽受了重託格外小心比他自己兒子還要保重吾們太太姨太太還不放心晚上睡後每天必要親自去看二躺這樣終算仔細麼十天之前仍是伶俐嬉笑那天到了傍晚的時候驀地裏啼哭起來周媽趕緊哺奶那小少爺喫了一口奶更然哭的利害嘴裏叫道痛呀問他在那處疼一隻小手指點口內吾家老爺趕快請二三个郎中來看都說他是喉症喫的藥一些不見功不知看過了多少醫生初起時奶也能喫藥也可灌不果喫的時候啼哭不休自從昨天起奶也不能喫藥也灌不進哭聲也沒有二只小眼微微的

開着聲息全無說到這裏只見一个管家搬了兩碗茶進來遞與二人高升附耳對阿貴道吾們小少爺是不中用了勸你們令友別進去討沒趣阿貴點頭道承情關照阿貴隨與宋忠商議了一會遂對高升道既到這裏必須去診脈回去曾先生面前亦可銷差煩你囘一聲候東翁的示便了高升答道這樣我就去囘後再來請包先生宋忠連說不敢不敢且說高升去了許多時候方進來道裏面沸反的鬧得利害吾囘了遍吾家老爺只是搖頭說有名醫生都沒用鄉間有甚麼好郎中說到這裏幸虧吾們太太道危險到這樣管甚麼鄉間的好的歹的死馬當做活馬醫你快去請來我就跑了出來包先生你別動氣進去看病要留心別鬧亂子宋忠連聲唯唯站起了身體整一下衣服隨道煩你引道高升答應聲是領着宋忠灣灣曲曲穿堂入室行到一所五間高樓屋的簷前高升向着屋內叫道裏邊的姐姐上頭去囘一聲包先生請來了宋忠聽見裏邊嬌的的應了一聲隨着小脚走扶梯聲響不多一囘就下來走到門口撑起軟門簾現出一个十五六歲體態輕盈眉目如畫的使女輕啓硃唇道太太說請說畢站在傍邊高升讓宋忠進門宋忠瞧着室內擺得精緻非凡都是從來沒有看見過無心細瞧急急隨着使女上樓行過堂樓將要進套

房只見那个使女放輕脚步稍稍的捲起門簾打个手式叫宋忠進去宋忠會意入內只見靜悄悄的鴉雀無聲二个老婆子坐矮櫈上在長窗下守着風鑪上藥罐西首一字式的十二扇精細刻花屏門左首一只紫檀琴桌上面擺着紅木架上霽紅官窯盆供着滿滿的一盆大香櫞右邊都是紫檀的單靠茶几那琴桌傍邊一把紅木安樂椅鋪的織絨錦墊坐着一位年近花甲方面大耳的老翁宋忠留心瞧他那橘皮臉上都是淚痕那一副紫醬色的臉如罩了濃霜一般縐了一雙壽眉連着威而不露的眼睛格外可畏嘴邊一部花白疎而且粗的鬍像亂草一般一望而知是憂悶已久少眠之人身上穿的是古銅色嘉緞珠皮袍罩着銀鎗海虎絨馬卦頭上帶着尖頂瓜皮帽兒足上登着闊樑元緞鞋雖則精神困頓却也氣宇非凡宋忠自漸形穢然又不敢懈待心知一定是唐萃臣了定一定神搶步上前就地一揖道這位就是唐萃翁晚生久仰得狠那老翁微微欠身點一點頭却仍舊坐下也不言語宋忠受這冷待不覺面紅耳赤進又不便退又不能呆若木鷄像失去三魂六魄一般正是

求榮反受辱　拍馬術欠高

畢竟宋忠進退兩難如何診治病且看下回分解

醫零藥碎

一得錄

蓮子

本埠某醫會决議案內有一條令各醫生如用金石斛須藥方上註明原枝字樣推其宗旨在於杜絕藥鋪水浸失其素有性質之弊誠法良意美然某醫會諸君知其一而不知其二未免南轅而北其轍也考金石斛之外層罩有透明之膜皮且金石斛紋理是直紋而無橫紋若原枝入罐煎熬恐不易得其味苦之濃汁此被外膜皮堅包之原因也况金石斛最道地者最堅結洎夫堅結者更不易得其濃汁如果革除水浸與火爍之弊須切如川石斛相等之片然後能得濃厚之汁閱者諸君如以予言爲謬請將同類金石斛二份原枝者一份切片者一份各入一罐同煮然後嘗其味之濃薄方知予言之確耳請諸君試驗而更正之

醫藥筆記

藥快（十四）

蓮子

附骨疽　一

古云牛溲馬勃亦是藥籠中物其意勸世人勿輕視微賤之品而醫藥稍一不愼致喪其身在在皆是噫服藥可不愼歟歷觀近社會庸醫僞藥害人之外尙有一知半解之徒悞服藥劑致傷其生指不勝屈余所耳聞目擊者二則錄後以警告世人之對於藥材萬不可不愼也

數年前蘇人都某年已冠薔嗜阿芙蓉成癖偶病延醫藥方中需淡竹葉三錢郭某素操韓康業家内好有藥品甚夥以備不時之需郭固弱不勝衣藥爐茶灶相依爲命郭妻某氏略識文字承夫指導對於藥劑粗知一二量水稱藥視爲司空見慣匆促間將番瀉叶誤作淡竹叶稱入服後忽大瀉一日數十遍急邀原醫至詢其致瀉之由醫亦駭然莫名其故極力剖白其方中萬無瀉劑正爭論間郭某自床第間呻吟而言曰噫我知之矣醫驚問其故郭對其婦曰汝之竹葉是否在梳妝枱抽斗中取乎妻曰然郭曰誤矣誤矣速解救此番瀉叶也余之大便恆秘結數日不下意爲服瀉叶數分卽可通便嗚呼今誤服至三錢安得不瀉死乎其婦涕淚交流求醫急投止瀉等解劑卒至無效而斃嗚呼慘矣

鄞郡西鄉某甲之子年將弱冠學業於滬上某藥鋪離家臨行之際其龍鍾老態無識之母囑之曰兒去離娘甚遠諸宜小心保重汝之孱弱身體我家貧乏資購滋補之藥餌汝何幸而得此業若汝覺勞力之後疲軟不振可暗服補劑諒店鋪內如九牛之拔一毛無人悉而責汝也汝記之毋忘甲之子唯唯而別乘長風破巨浪舟抵滬濱擇日進店謁師昔日活潑潑地之頑童今則爲循良之學徒矣同儕悅其和師亦愛其勤青眼待之會冬季同夥煎膠通宵達旦一日時已四鼓同伴倦徵寐某甲子惑於母命思膠能滋補盍竊飲之意決覷同伴仍熟睡私將煎就之鹿角膠尚未凍結者取開水化液狂飲一大碗畢意甚得未幾入睡鄉黎明後同夥起覷某甲子血流涔涔然急呼醒之知鼻衂初尚涓滴後勢如泉湧塞鼻則從口而出同儕懼急延醫至按脈洪巨逾常人詰之初含糊不答再詰之始言曾飲鹿角膠醫問飲幾何指桌上之碗餘瀝尚剩師與醫均大駭即進犀角石膏等涼劑及種種解藥鼻衂更猛竟不及救治而卒

蓮子草此慘劇二則畢不竟擲筆三嘆吾國家庭間婦人之無知識致演此悲劇

一則離鸞別鵠一則抱痛西河一時之誤遺恨終身可不懼哉能不愼乎

●短論時評

評蟾蘇丸製造之優劣

頑鐵

蘇閶之雷允上上海之誦芬堂其所製丸散之神效早已膾炙人口婦孺皆知不勞予之諜諜夫同一蟾蘇丸也誦芬之丸試入溫水即化其他之大藥肆之丸雖入沸水而不即化何也噫予不得不羨誦芬堂之智而歎他肆之愚也夫蟾蘇丸者暑藥類之要劑也猶如行軍中之先鋒隊等耳兵貴乎神速若兵至敵陣偃旗息鼓坐視敵氛方張然後從事於干戈欲求戰之不潰也難矣故人之患痧胃暑者如强鄰壓境人之服誦芬之蟾蘇丸者如令勇銳猛進之軍隊急施武力抵抗以逸待勞彼强敵既難得其利不久即和平矣若服他肆之堅而不易化之蟾蘇丸猶令老而無識之主將雖有麾下精兵觀望而不開戰坐失機宜遷延復遷延坐令敵氛强盛致我于死地而不自知者乃服堅而不易化之害也噫嘻人孰不喜備而避煩人之常情

也今誦芬之蟾蘇丸與夫他肆之蟾蘇丸其料之道地同其分兩輕重同諸君乎其不同之點在于製造耳按誦芬之製此丸也與尋常水泛各種丸同樣製造其他藥肆則不同其法需一式之大磁碗兩只晒於驕陽烈日中須候炙手可熱然後將製就之丸藏在磁碗之內擦磨至再放白蠟少許仍復擦磨如此數次然後能成光亮堅固之丸因欲其光亮堅固不得不用少許之白蠟所以入水成不易融化之結果因服後不易化而致同等之佳原料反成遲緩漫性之藥劑可不惜乎予是以佩誦芬之事半而功倍製造簡略而效驗速可稱智矣夫若他藥肆之不惜光陰反成服後延緩之弊愚莫愚于此但彼等何以如此之愚無他彼等腦筋中印有專求形色上美觀之惡根性耳巧者倡於前盲者從於後所以成今日之習慣嗚呼一般專講形色不求效驗者可以悟矣生死關頭對此能不歉否盍起而改良乎在于一舉手之勞也

●咄咄鴉片烟之魂

短論時評　五

短論時評

數年之前朝野始知鴉片之害甚於毒蛇猛獸由是乎上下一心官廳宣嚴厲之禁示志士立會社以勸導此不啻吾國四萬萬同肥黃粱夢醒時也于是父戒其子兄勉其弟妻勸其夫子諫其父官廳准人告密拘押也罰金也風行雷厲凡潔身自好之士早與阿芙蓉斷絕關係懦弱之輩亦殫于禁令何敢以身試法黑籍中人方慶更生反弱爲强肇基於此孰知一波未平一波又起彼黑海中沉溺之人正欲渡登彼岸忽被日邊一陣罡風吹墜于藥海之內藥海之潮流發源于黑海雖吾國民高尙有識者不致入此魔障而少數無知之徒飲酖止渴日復一日恐日後同胞皆有滅頂之禍也同胞其速醒

或問余曰何爲藥海對曰子何不思之甚耶凡人之服藥也非萬不得已因病而始服故服藥者求乎病之脫離也嗟乎病雖若愈而藥終身不能一日離此之謂病已愈乎未愈乎亦可謂病雖愈而嗜藥之病終身不能愈也

或曰敢問此等藥竟有何種魔力能令人是斯愛戀答曰無他鴉洋烟之魂耳

●人蓡白鳳丸

此丸能調和血氣培補天眞凡胎前產後臨產無所避忌卽老髦婦人勞弱室女亦可郤病延年如病勢沉重者日進二三丸素體虛弱者接服一二月可起沉疴其婦科一切大小各症靈應異常本堂選料擇吉虔製精備識者珍之治症列左照引送下引中未註分量者每五分爲度或用黃酒或淡薑湯下俱可

一調經種子川芎砂仁湯下頭暈眼花生薑湯　一月事先期生地黃芩湯

一月事後期炮薑湯下體肥者陳皮製半夏川芎湯冲酒下

一經來不止黃芩製香附炙龜版黃柏湯下

一經來忽止牛膝澤蘭桃仁川芎卷柏湯下

一月事不行酒下有孕能養胎經阻卽通行

一不思飲食開水下骨節疼痛黃酒姜汁下

一懷胎咳嗽紫苑天冬桔梗甘草桑皮杏仁各五分竹茹二分煎加蜜下

一懷胎發冷柴胡當歸湯下咳嗽吐酸黃酒下

一瘡久不斂日服一二丸外貼如意膏

一小產各症阿膠川芎炙草艾葉當歸湯冲酒下一丸

一素患小產炒黃芩焦白朮當歸川芎白芍湯下體寒者除黃芩

一赤白帶腹痛當歸赤芍製香附炒地榆川芎湯下

一肥胖子宮冷橘紅神麯製半夏川芎白芍香附湯下

一月事或遲或早香附陳皮蘇葉烏藥湯下

一月水將行小肚痛川芎元胡當歸湯下

開設上海英大馬路西市

一久痢炙黃芪焦白术湯下
一心痛乳香元胡當歸甘草湯下吐水者黃酒下二丸
一經閉生蒲黃澤蘭木香桃仁川芎白芍湯加酒下
一白帶炙黃芪焦白术醋炒艾葉當歸湯下
一痛經吳茱萸二分煎湯送下
一懷胎煩悶心驚胆怯麥冬去心茯神淡竹葉湯下
一懷胎腹滿頭痛脇腰痛川芎白芍陳皮蘇葉大腹皮當歸甘草各五分加薑煎湯下
一懷胎肢體面目浮腫如冰狀薑皮陳皮茯苓皮焦白术川芎大腹皮煎湯下
一懷胎忽仆目弔口噤角弓反張羚羊角一錢獨活防風川芎當歸棗仁茯神杏仁米仁各五分木香甘草各三分加生薑一片煎湯下
一懷胎喘悶妨食足腫足指出黃水靑木香炒陳皮香附烏藥炙甘草各六分蘇葉三分加生薑三片煎湯下
一懷孕之後常服保胎臨盆易產淡鹽湯下
一產後自汗體虛炙黃芪當歸煨姜湯下
一產後血虛發熱當歸炮姜煎加童便下二丸甚者加人葠傷寒傷暑實熱實火癲狂癍疹等證勿服忌食生冷油膩等物

童葆元堂

坐北朝南石庫門內便是

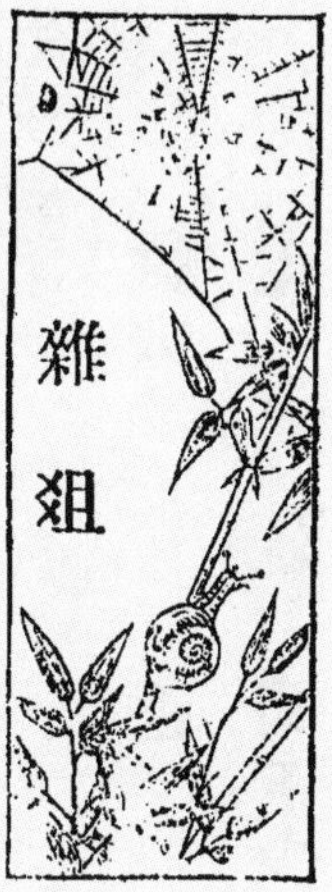

神州醫藥學報校勘記（第二年第九期）

錢縉甫

廣藥物當明製劑論　李君之論後段全與仲聖反對得黃君詳細辨之如撥雲霧而見青天有功吾道不淺中間論中西醫學同源異流引證皆確鑿比附皆親切非中西學俱有工夫不能如是了了也

內科用外治說　近有錢唐吳氏著理瀹駢文一編專論內科用外治之法較此篇爲詳備且文筆奇工實醫門之空前絕後之作也

肺勞證治說意　重用瓊玉膏不用知母貝母及阿膠五味說自有理但不可拘執耳　第十四行飛字應作非篇尾附論能免於天亡能字應作欲

痰飲腫脹治驗　前用帶皮苓八分後用帶皮苓八錢輕重相去太遠想有訛字

間症兩則　服附子至百斤之多眞奇聞也　第七行下字應作夏亮字應作亮

拉雜篇　第六行欶字應作欺

醫藥雜俎　首節言敵魯精於醫今考遼史有醫案一則大可參觀請錄於下　初樞密使耶律邪軫妻有沈痾易數醫不治敵魯曰心有畜熱非藥石所及當以意療䀚之使狂用泄其毒可也於是令大擊鼓於前翌日果狂叫怒罵力極而止病遂愈　末兩節言貝母解鬱結車前治產難均引毛詩愚按毛詩說藥處極多就管見所及述之如中谷有蓷之蓷是益母草采苓采苓之苓是甘草蔦與女蘿一爲寄生一爲兎絲臝之實卽瓜蔞實也其餘如四月秀葽或說是遠志其樫其据之樫或說是西河柳隰有杞桋之杞舊說是枸杞此類殆不能盡舉無遺　薄言有人之人應作之

九期雜俎校勘記

頁數	行數	正	誤
三	七	司下少一卿字	

四　三　眼下少一痛字

五　四　之　八

徵求中西實驗方

周莘農先生欲刊驗方分贈於人慈善舉也如有實驗良方無論中西請留地址逕寄無錫西門外棉花巷周小農收如入錄者出版後當按名郵贈

介紹新著

仲景傷寒論自經王叔和編次後眞傳遂失聖道晦蒙千餘年來陷我醫界於黑暗地獄而徒開各家聚訟之門可痛孰甚今　包識生先生繼承家學以二十年伏案之勞著有傷寒章節傷寒表傷寒方歌傷寒講義等力正各家之訛謬直接仲聖之薪傳章旨詳明開卷了然不啻爲神州醫藥界闢一新紀元刻經同人慫恿已付諸剞劂十月間准可出版定價極廉預約減半世有崇拜仲景傷寒論而欲求眞詮者定以先覩爲快也

張仲景傷寒論眞本再世

價目

傷寒章節四角

傷寒表(圖序附)四角　預約半價　空函恕寄

傷寒方歌　四角

傷寒講義二元

神州醫藥書報社露布

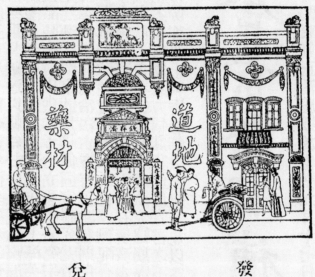

中國藥品發明最古神農嘗百草尙矣後世良醫如扁鵲倉公俞跗華陀之倫凡以起沉疴躋壽域莫不惟藥是賴功效大著蓋調中滋陰理形氣審虛實固我中藥之妙用也故自三千年來民各盡年而多壽考近世人心日黜藥以僞製方不證古民乃夭札西藥乘其敝遂以暢銷於中土既爲國漏巵且又未必果適於吾民也本主人胞與爲懷心焉憂之爰於民國元年在上海英租界浙江路中高築洋房營造藥鋪內置藥品陳列所以供參考附立醫學研究室以資討論欲膠之陳則設膠廠欲酒之美則建酒棧門市飲片購備固宜講究丸散膏丹修製尤賴虔誠恐引單之不載藥性著專集以詳論治法古方有靈驗者則保守之新法有優美者則襲取之採辦揀選必擇眞純雖耗費資本不計也調劑配合務求得宜雖勞心力不顧也子程子曰一命之士苟存心於利物於人必有所濟本堂主人願守此旨深自勉勵固不欲以欺我者欺人更不欲以欺人者欺天總期盡善盡美庶幾利民利國茲屆三載始敢問世各界貲臨者方信其貨眞價實言之不謬也本堂當於新市良辰奉贈五彩精印月份牌並上料香油等以誌紀念並以答賜顧諸君之雅意焉

本堂主人謹啓

虔合景岳百補大全鹿丸

本堂採辦關東眞正活鹿擇於舊歷九月十七日天醫良辰宰合並虔修人參再造丸茸桂百補丸洞天毓眞膏玉液金丹等特此佈聞　上海浙江路中錢存濟堂謹白

中華民國郵政局掛號認爲新聞紙類

神州醫藥學報

第二年十二期

月出一册准陽歷十六日發行

本報十二期總目次

民國三年十二月十五日出版

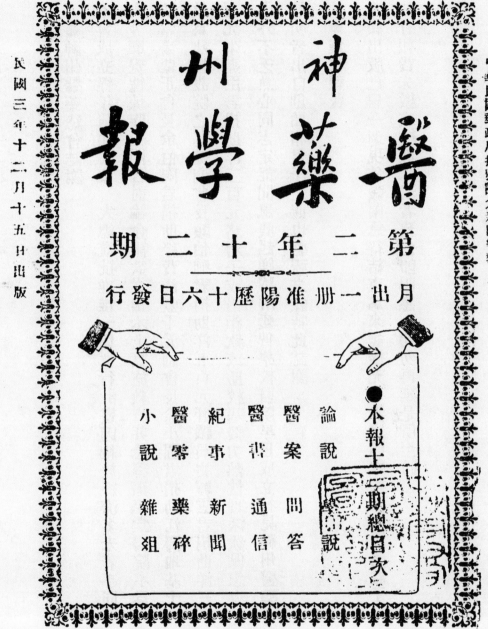

◉神州醫藥總會誌謝

本會成立經年請願業蒙　大總統批准惟一切進行計畫因絀於經濟多未着手同人等靡覺愧悚昨經開會討論僉謂欲從根本上實施救濟非急籌辦學堂醫院不爲功當場蒙正會長余伯陶君捐助經費洋壹千元副會長徐小圃君捐助江灣地基十畝爲建校設院之基礎副會長顏伯卿君捐助洋五百元評議員崔驥雲君捐助洋三百元朱堯臣君捐助洋二百元諸君子或捐鉅欵或助校基毅力熱忱實深欽佩想海內外不乏熱心同志定能聞風興起踴躍解囊俾學校醫院早日成立行見神州醫藥昌明皆出自創始諸君子之賜也馨祝之餘特此誌謝

◉催收報費

本報出版已屆一週現値歲闌急待結束爲來歲擴充地步定閱本報及代派諸君子如有報費未繳或繳而未清者務乞卽賜惠下切勿再延是所至盼

◉神州醫藥總會第二年第十二期目錄

目錄　二

上洋朵芝堂

製監大悲救苦玉雪丹

此丹耑治傷寒天行疫癘時氣傳染一歲之中一方之內男婦大小病患相似謂之瘟疫並治中風中邪癰疽瘡瘇熱毒壯盛霍亂絞腸急痧暴症命在呼吸不及延醫服藥及自縊溺水魅魘卒死心頭尚有微溫或癲邪狂走狀類心瘋或誤中食毒藥毒一切跌撲損傷瘀血在裏百虫蛇犬所傷毒氣內攻但用此丹內服外敷應手神效百發百中有起死回生之功又治婦人月閉鬼胎小兒驚疳客忤等症每用一丸重者酌加小兒半丸滾水化開送下本堂揀選道地藥料擇天醫療病良辰於淨室中誦大悲寶懺一永日虔誠修合應驗如神並將療病服法略詳於后

惟是藥本昂貴俱皆珍品購者珍藏幸勿穢褻　或善良君子施送濟人其功德豈有限量哉　虛勞孕婦忌服

一治傷寒時行瘟疫寒熱頭痛胸悶髀酸一二候身熱不解神昏譫語開水化服一丸如身熱不盡再進一丸立有奇功

一治痰厥不省人事用陳胆星五分冲開水化服一丸

一治肝氣厥逆不省人事用生石決明二兩煎湯一茶盃化服一丸或開水化服亦可

一治小兒痧瘄時疹用西河柳五錢煎湯化服一丸未透足再進一丸輕則半丸

一治癰疽發背腦疽疔毒一切無名腫毒外用土牛漆一兩搗汁調藥半丸敷之內用開水或生甘草三錢煎湯化服半丸大症一丸未成即消

一治爛喉痧症痰涎壅塞口禁身熱命在頃刻急用開水化藥一丸徐徐灌下立刻回生再進一丸即愈

一治一切咽喉急症服之立痊或用荷葉三錢煎湯化服亦可

一治小兒急慢驚風身熱嘔乳驚悸抽搐便青用鈎藤一錢煎數沸去渣量兒大小和服半丸或一丸作四次服之立效如月內赤子胎驚不乳用藥一丸分作四塊研極細末安在乳頭上與小兒吃乳同下之立愈

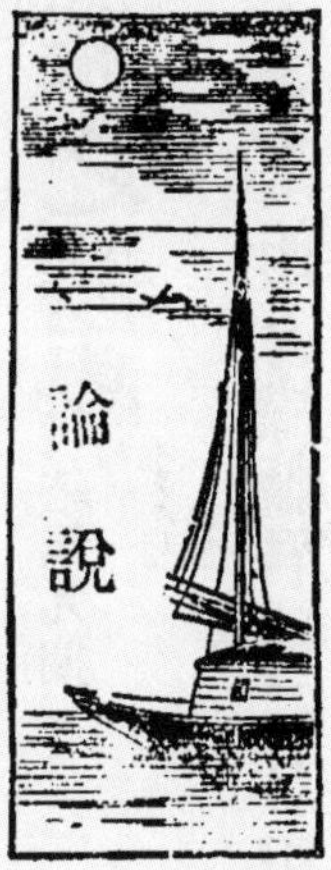

敬告全國醫藥同胞芻言

陳震

我中華自神農發明醫藥治療以來。後之學者。著書立說。代有傳人。固已導醫源之先路。備藥產之大觀矣。惜乎晚近人心。捨本逐末。奧妙難窺。陳言徒拾。遂致前哲之明言至理。得其粗而不及其精。習其常而不通其變。所以日漸退化。醉心歐風之輩。反謂西醫西藥。出我上。鄙中醫中藥。不足以治病也。不知我中華至今四千六百餘年。天下之大。人民之衆。凡有病者。莫不藉醫藥以求安痊。中華之醫。何嘗不精。中華之藥。何嘗不靈。但後世薰蕕相混。品類不齊。處此二十世紀學業競爭時代。優勝劣敗。天演之公例也。上年教育部所定醫藥校章程。全倣西法。而中醫中藥。置之不論。有心人深爲憂慮。幸余伯陶先生以此事關係中華前途匪淺。特邀集各省醫藥同

神州醫藥學報 第二年第十二期

志奔走呼號上書請願始獲批准保存。然既邀允准。則保存之法。吾人當各出其心思才力實事求是。以謀進步。倘再大夢未醒。不圖存立。則醫藥前途之危險。非予所忍言矣。況現在上海已設立神州醫藥總會。爲集合全體之機關。編輯神州醫藥學報。爲擴充智識之導線。而各縣分會。均已先後成立。則聲氣既可相通。智識亦易交換。若徒具其名而無其實。深恐我四萬萬同胞之生命。難免不操諸外人之手。而我四萬萬國民之生計。更難免不被外人攘奪。鄙人一介寒儒。稍通醫學。前在敝處組織分會。藉以輔助總會。爲一致之進行。誓與我醫藥同胞發展我中醫中藥固有之能力。以達醫藥精良之目的。庶幾人無夭札之虞。地盡天然之利。種族可以強。蓋藏可以富。國家前途莫大之利益。皆將於我醫藥界是賴。千鈞一髮。急起直追。作醫藥根本之計畫。是則私心之所願望而不能已於言者。願與我醫藥同胞共勉之。

史學家之醫學 續第九期

錢縉甫

元史方伎傳李杲　西台掾蕭君瑞二月中病傷寒。發熱。醫以白虎湯投之。病者面黑如墨。本證不復見。脈沈細。小便不禁。杲診之曰。此立夏前誤用白虎也。白虎湯大寒。非行經藥。止能寒臓腑。不善用之。則傷寒本病。隱曲于經絡之間。倘更以大熱之藥救之。則他證必起。惟溫藥之升陽行經者可用。有難者曰。白虎大寒。非大熱何以救。杲曰。病隱於經絡間。陽不升則經不行。經行而本證見矣。本證治之何難。果如其言而愈。

縉甫按。此語誤投白虎。致寒邪隱於經絡間。用升陽行經之劑。俾經氣行而陽氣鼓動。本證必然復見。本證不難治。然則是案也。非治病。直以藥治藥耳。詩曰。

白虎湯方治熱邪傷寒。誤用病增加。商量升發行經劑。救逆全憑識不差。

傳又云。馮某年十五六。病傷寒。目赤而頓渴。脈七八至。醫欲以承氣下之。杲切脈曰服承氣則殺此兒。內經有言。脈數為熱。今脈八九至。是熱極也。而會要大論云。病有脈從而病反者。何也。脈之而從。按之不鼓。諸陽皆然。此傳而為陰證矣。令持薑附來。以熱因寒用治法處之。汗出而愈。

縉甫按。此證若因脈七八至而用寒涼。病必不起矣。於按之不鼓處認脈以熱

因寒用法立方識精而術巧卒致汗出而愈後人大可取則也詩曰脈來八至熱中存重按無神當別論熱劑因寒寒不格回春術妙是東垣

傳又云裴澤之妻病寒熱月事不至者數年已喘嗽矣醫者率以蛤蚧桂附之藥投之杲曰不然夫病陰爲陽所搏溫劑太過無益而反害投以寒血之藥則經行矣果然

繙甫按血得熱則行得寒則止此證得桂附無益投以寒藥反效可見治病之法無常必當變通活潑但第一義要見得眞耳詩曰數年不月是何因斷病全憑識病眞陽盛搏陰休用熱清凉一劑效如神

傳又云王善甫病小便不利目睛凸出腹脹如鼓膝以上堅硬欲裂飲食且不下甘淡滲泄之劑皆不效杲曰膀胱者津液之府必氣化乃出焉今用滲泄之劑而病益甚者是氣不化也啓元子云無陽者陰無以生無陰者陽無以化甘淡滲泄皆陽藥獨陽無陰欲化得乎以羣陰之劑投之不再服而愈

繙甫按膀胱化氣便溺無病過用淡滲致下焦陰氣傷殘則膀胱爲之不化此

證自不能不養陰。詩曰。膀胱化氣溺如泉。陽盛無陰氣乃愆。淡滲湯方毋再進。羣陰藥隊服安然。

(論)中西醫藥優劣論

田焜

人稟天地陰陽之氣生而成形。故人身藏府經脈肢骸。莫不與天地陰陽之理相參。故經曰。善言天者。必有驗於人也。以天人之理一也。醫能合天人之理而推之。則可謂之至聖矣。是以先聖作內經。專闡此理。欲使傳之萬世。保其子孫無虞夭亡之患。誰知後世愚昧者衆。不能尊而守之。竟欲以西法而磨滅之。良可慨也。而不知西法之劣於中醫者。實難言喻。今試就西醫最精最能之剖解者論之。驗藏府之形象。察血脈之動靜。詳骨節之大小。辯筋絡之短長。無一不惟剖解是賴。可謂詳且盡矣。不知此皆求之頑形。無甚關於醫學。故內經略而不詳。然內經於剖解之法亦嘗用之。何也。欲知藏府大小高下堅脆偏正。非剖解不能明。故先聖用之以驗藏府而參以陰陽五行之理。合於外之形色。因此悟及望色而知病所在。察形而知藏府之大小高下。自是而後。驗藏府之法。不再需之以剖解。故剖解之學。棄而不用。世人不察。反謂中醫不明剖解。亦已過矣。果中醫不明剖解。何經書於藏府之形象受榖之多少。亦無不備載及之耶。究之中醫得理。西醫得法。理則善變而能悟。法則固執而不化。是以西醫自昌明以來。所剖之人。不知其幾百萬。祗精詳於無用之頑形。而望色察形之理。陰陽變化之用。全不能覺悟秋毫。由此觀之。理之與法。孰精孰粗。中之與西。孰優孰劣。稍具智識者。自能明之。何今人不察。反欲自棄其至精至優之理。而習彼至粗至劣之法。是亦舍珠求櫝之愚矣。余復何言哉。

◉論醫藥界之結束

崇肖葵

臘鼓頻催。桃符未換。人安排其煖閣。雪飛舞於梅枝。此時期非中華民國三年最後之月份乎。惟其爲是年最後月份。而此時期。遂爲是年一大結束之時期。上自政府諸公。下至士農工商之庶民。莫不將是年所經過者。咸注意於結束一途。而結束結束之聲。遂遍於吾人耳鼓。醫藥界承此潮流。凡是年所經過者。亦當爲之結束。勢之所必然也。醫藥界之結束。當注意者。約有兩端。一曰文字上之結束。一曰經濟上之結束。

文字上之結束。乃智識之結束也。苟無文字結束之預備。則此經過一歲中。其智識有無增長。不得而知之也。醫藥書報。係增長智識之導線。欲爲文字結束。當憑書報爲標準。例如今歲過目諸書。曾經熟讀者若干種。曾經瀏覽者若干種。何處有新發明之學理。可以增長智識。何處係轉述他人所發明也。可增長智識。何處有荒謬之言論。足以妨害智識。何處係沿襲他人之荒謬。亦足妨害智識。均須特別注意。是文字上之當結束者。此其一也。至於報之結束。凡係他人之稿。當一一較勘。其是非與否。雖已經同志者較勘。仍當細心玩索。未容人云亦云。而忽視之。凡屬自撰之稿。其是非與否。宜俟他人評論。未可自定。然亦須嚴加省察。何者出於臆說。克免杜撰之愆。何者出於抄錄。近於掠美之嫌。有則改之。無則加勉。夫然後智識日增而又日長。是亦文字上之當結束者也。

經濟上之結束。乃財政之結束也。有個人經濟。與公衆經濟之別。个人經濟。關係於醫士家屬之貧富。公衆經濟。關係於醫學進化之前途。昔者醫藥中人。有因讀書不就者。有是商賈無資者。爲謀利計而業醫者極多。爲學問計而習醫者極少。故對於一已診金。每有完全規定。對於公益事務。則又吝惜錢文。噫个人經濟知注意。公衆經濟不注意。致令中華醫學日見退化。處此歐風東漸之時。豈能免天演淘汰之公例乎。今值一歲告終。個人經濟。固當結束。而公衆經濟。如會費報費等項。亦當有結束預備。或个人經濟。萬分困難。致令結束公衆經濟之志願。尚未能償達。亦當量力籌措。先繳若干。以濟公衆經濟之急需。是亦結束之道也。

結束云者。質言之。是進化之後盾。析言之。又若進化之先聲。不有進化。何爲結束。苟無結束。安知進化。余故拈結束二字。願與同道中主張醫藥進化諸君子共討論之。

◎振興中國醫藥實爲當今急務論

匡第春

嗚呼吾中國醫藥腐敗至今日可謂達於極點矣謬誤相承眞贋雜出以神州幅員之廣而無一完全之醫校以黃農遺傳之裔而竟乏醫藥之知識及不幸而攖危急

疾病始歎無良醫良藥足以起死而回生不其晚乎而醫生藥肆但冀足以達金錢之目的更一任病者之生死莫或顧問夫生命至重而竟藐視玩忽若此更奚怪歐風美雨遂乘隙而來侵試觀通商巨埠東西醫藥懸牌設肆於其間者日益盛當此競爭之潮流設吾猶不自警覺亟亟改良不僅利源被奪是懼中醫中藥勢不為西醫西藥所淘汰不止故今日最急之務莫如振興吾中國固有之醫藥使中醫之技能中藥之效力確能表暴於世則自足以取信於人更奚有於西醫西藥侵入之足憂然振興醫藥根本之圖非先擬設醫學校實施完全之教育不為功而欲實地練習求臨床之經驗猶非兼立醫院不可若醫院立矣醫學校設矣設無藥品陳列所以判別驗品之優劣無化驗場以化驗材料之眞僞則仍足爲醫藥前途之障害四者互相連屬最爲要圖苟能得國家補助一一舉行豈徒醫藥兩界之幸實爲神州生民之福即或不然合二十二行省之大四百兆人民之衆業醫藥者盡其義務弗業醫藥者亦勉爲公益通力合作積極進行行見金匱玉函之祕將悉闡其精微七方十劑之奇亦盡收其神效如是則我中醫中藥且將駕西醫西藥而上之更奚患

國粹之不能保守社會之不相信仰者哉

(四)衛生衫與娠婦之關係

顏伯卿

浙寗王姓婦年三七每妊娠至兩月必漏血小產一年連殞兩胎次年又受娠來就診六脈平和尺脈滑動月事五十餘日不至因求安胎之法問已前之墜胎有無以手持高取物或房勞過多之事皆云無之又問有着窄緊之衣衫否則云常着衞生裏衣余曰卽此之故已足墜胎矣蓋時式裏衣必從頭上套下兩手伸直持高緣手太陰之脈起乳上三肋端其系者橫出腋臑中廉達肘循臂入寸口上魚際大指內側若兩手伸直持高其乳房之管則隨之而高初受胞胎數十日間形似珠露吸力未大偶有所動隨之殞墜囑渠換着寬大裏衣每月服保產藥品間日服泰山磐石飲數帖果漏止胎安十月足而產下此皆趨時新之所害也嗚呼世之喜新厭故其又奚止此一端已哉

(五)醫藥危言（續十一期）

包識生

七改良方案

夫中醫之所以無進步者以其不求實事也尤以方案爲腐敗之媒介每觀市上之醫案何常不言之條條是道然往往案不符證藥不符案者十居八九病家無知被其所惑者誠不少也況近世之醫生知方案說得明白可以欺人卽注重其精神於天士醫案等書猶士子之熱讀八股應試者同嗚呼今之醫生終不從經文上用功終無振興之日以鄙人之愚見可舉事直書加以斷語可也當照北京警察局所定之規程可免許多流弊也

八改良藥劑

中國之藥材欲其振興非改良藥劑不可改良者亦非盡用化學之法也因其間有可化分者有能分化而失效力者有萬不能化者當隨種類以定之也如肉桂丁香松香巴豆草麻等取油黃連甘草等製爲流膏干姜大黃等製粉草烏木鼈等製酒不下數百種立可變糟粕而爲精華者也若人參黃芪等品使製鍊卽失其本性者可彷罐頭食物之法製就用法便利而且永不變壞也

九仿造新藥及應用材料

夫近年西藥之流入中國每年銷數達數千百萬若不仿造將來漏卮日大損失甚巨也如石炭酸海典仿金鷄納以及種種最常用之藥料材料吾必彷造之以免金錢外溢但吾國習西醫者不思提倡良可嘆也

十獎勵醫藥人才

夫欲謀强種强國必先從科學與實業爲基礎科學與實業又當注重人才也然人才難得古今皆然卽文明各國之人才能發明一種學術者亦千萬人中一二人而已也今吾醫藥界欲求學術之進步及藥物之改良則非從獎勵人才不可獎勵之法何卽獎金及專利是也古云重賞之下必有勇夫今吾國醫藥界欲謀進步之法則當先重懸賞金則凡一切絕學秘方搜羅必廣中醫之推行五大洲指日可待也（已完）

人參再造丸

開設英大馬路西市坐　童葆元堂

治男婦眞類中風中寒痰厥氣厥偏風偏廢顚癇鬼魅遍身麻木四肢不遂骨節疼痛筋脈拘攣不能俯仰口眼喎斜頭目眩暈紫白癜風左癱右瘓一切風濕諸痺及小兒驚風等症此丸驅風散火益氣養血活絡調元舒筋骨逐頑痰治療甚大靈驗非常眞有回生之效故曰再造幸弗輕視每服一丸小兒減半孕婦忌服湯引列后

一中風中寒中痰中溼中祟生薑湯下　一卒然暈倒不省人事竹瀝湯下

一偏身麻木半身不遂温酒下　一痰迷心竅淡薑湯下

一五種癲癇金器煎湯下　一陽明頭痛川芎白芷各三分煎湯下

一骨節疼痛手足拘攣温酒下　一夜夢鬼交失神失志燈芯桂圓湯下

一山嵐瘴氣琥珀研末冲湯下　一急慢驚風薄荷三分煎湯下

一諸氣不順廣木香三分煎湯下

一腸癰痔漏大便純血及糞後下血焦槐米二錢煎湯下

一痢疾初起紅白相雜及久痢不止炙甘草一錢煎湯下

一淋管作痛便血便毒生甘草稍五分泡湯下

一從高墜下畜血在内蘇木五分童便半杯煎湯下

一小兒月内將丸泡湯日服以解胎毒若夏月炎天服少許不生瘡癤

北朝南石庫門内便是

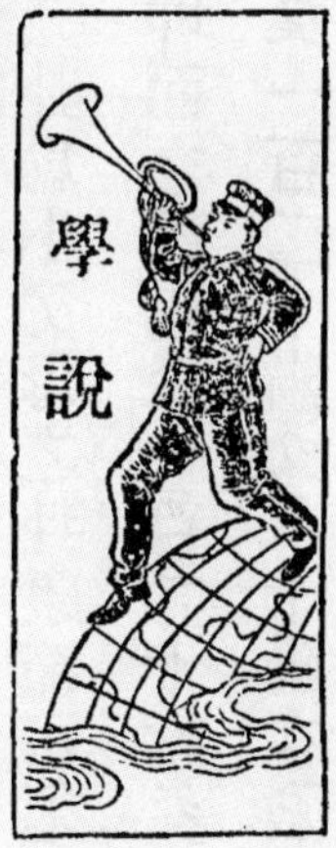

◎病理學

◎天眞辨解

沈思誠

黃帝內經首以天眞名篇天眞二字卽道字也唐虞以執中言孔子以仁言曾子以心言至子思始實而指之曰性盖人與物莫不各有性而皆賦於天所得於天惟此爲眞耳孟子道性善乃緣子思而言以後世言之則性理二字也旨各不同所分在曲折而實則一以貫之內經乃三墳之一雖爲醫書之源其書博大精深包造地天化之理該古今聖賢之道乃虞唐以前論道之書也有可以從醫道解者有不可以從醫道解者若槪以醫道解之豈惟有牽强之弊所失亦非淺矣仲景爲醫中之聖所以只從三陰三陽三焦立言誠有見於此也尊仲景者首推思邈亦於仲景之外不著一辭思邈乃修鍊家豈不知五行八卦所以如此者與仲景心心相印也迨宋

人以後之書始多將五行八卦五運六氣參入爲言在作書之意豈不以爲此皆內經所載是不可以不論者殊不知人身內自有人身內之理若將造化流行之理拉入人身而言試問審症用藥將何所據乎所謂賢智而生妄見於仲景心法尙未參透耳故後世之書只可節取不足以爲根據者以語多支離故也余不敏敢天眞二字亦只作別解不敢扯入康節謂孔子祖三皇而兄五帝子三王而孫五霸於天眞之旨豈無所指哉若男女之生則當以羲圖證之羲圖地交天而成泰天交地而成否男生於泰起以甲寅女生於否起以甲申男女雖生於否泰而此二卦乃大父母之卦萬有一千五百二十之策繫之西銘曰乾吾父也坤吾母也指此二卦而言又當求之於復姤夏至午中而陰生冬至子中而陽生陽生先震震爲長男陰先生巽巽爲長女震一陽在下故男之生有極把巽一陰在下故女之生成陰戶合之乾坤爲復姤此二卦爲小父母之卦康節曰須探月窟方知物未躡天根豈識人指此二卦而言自坤而之乾陽爻一百二十陰爻八十陰在陽中男得陽多以氣爲體自乾而之坤陰爻一百二十陽爻八十陽在陰中女得陰多以血爲軀震生於坤得老陰

之策十六精生二八之數三八木男至此肝膽已壯血化爲精矣六十四而精竭老陰之數盡長男老去成乾矣巽生於乾得少陽之策十四而經至二七之數二七火女至此君火已生任脈通矣四十九而天癸絕少陽之策盡長女老去成坤矣其氣血之在人身也督脈統三陽由背而行於面氣無形男之血本少故男之乳不能結而爲大任脈統三陰由少腹而上於面血有形女之血本多故能結而爲大產後而乳汁生者污穢去盡陽氣得以釀而變之也女之美者在色以血精之散佈於面也參同契曰陰在上陽下奔雖指任督而言亦可以爲男女乳之分別矣男之精至應陽之動女之經至應月之盈虛此皆羲圖之可證者震巽既老中男中女始用事乾坤相交卯酉以下坎離分主離錯坎爲未濟坎錯離爲既濟此二卦又六十四卦之源委故康節曰既濟未濟成六十四也一交而生少男少女再交而成老陰老陽少男依乾故父之所愛者少男少女依坤故母之所愛者少女三交則復生震巽乾坤坎離乃分佈於震巽艮兌中之卦以成造物後天文圖皆從此演出若僅執坎離中一爻而言卽以爲男女之斷按圖求之得無異乎既濟可以觀已生之卦未濟可以

觀未生之卦此周易下經所以終之以未濟也夫子贊易曰乾坤毀則無以見易易不可見則乾坤或幾乎息矣所慨深矣此則因論坎離而一及之余於學問醫道本屬膚淺何敢肆口而談因閱報所載將有蹈宋人以後之弊或因此而成爭端夫吾道中理有不精辨之則可若存攻訐之見則屬不可何者攻訐成而意見紛意見紛而決裂成是欲維持醫道轉於醫道增一厲階矣可乎哉故不揣盲昧草此辨解以爲就正如有荒謬有以敎我獲益實甚若陰陽五行之理人身內亦非不有三陰三陽五藏六府卽是其說不知者昧漫談者妄亦醫家一大機關也余不贅

浮腫鼓脹病診治學說

劉丙生

余於念年以前。撰有經歷雜論一卷。內有浮腫鼓脹辨一篇。將古今所有種類。分別診治法。已詳言之矣。爾時除古人已言之者。止增溫病氣復之腫。及陽明熱結當下不下。能傳變爲浮腫。二條而已。不謂。近今禁煙令嚴。戒煙之人。又生出一種新發明之浮腫。不可不與同道諸君。共加研究也。因吾國人嘗通心理。及粗知醫學者。大率皆知有溼熱水腫一症。横於胸中。其他種致腫脹緣因。皆罕聞罕見。致於戒煙丸藥之毒害。變爲腫脹之理。則更聞所未聞。鮮有服從此說者。今年相火司天。夏無雨露。凡患浮腫鼓脹者。溼腫甚少。熱結陽明變爲腫脹者甚多。而因戒煙丸藥流毒。變生腫脹者。亦復不少。而皆服燥濕利濕。以致夭枉者。指不勝屈。余目擊心傷。不忍不傳診治辨別之法。以公諸世。夫濕腫皮膚之色。黃如發麵。毫無血色。熱腫與藥毒腫則否。間有病勢已深。血球已敗。亦有現貧血狀者。然背光視之。仍覺紫暗。如靑蓮色。隱於皮膚之內。唇舌爪甲皆然。此眼法望診之分別也。以手指頭按印處。色淡白。指縫夾處。必有血色。非溼水之腫。毫無血色也。此手法觸診之分別也。言語呼吸。聲音乾脆。多徵角二音。不似溼水之腫者。聲音潮潤疲緩。兼宮音之悶聲。羽音之斷聲。此耳音之聞診也。若用西法聽筒。心房搏擊聲。腸胃收縮聲。必速於平人。若問起病之初。必覺食思不振。飲量不減。或喜飲惡食。此脾之甜肉無病。胃汁不充之象。非若溼水之腫者。甜肉發大。脾乏收縮力。能食而不能飲者比也。此問診之分別也。至於脈象則洪大而數。有力。鼓指。或沉細而數。按之有力。或濇小而按之有力。有力者。言其上下起狀能振指也而無和滑之象。和滑者。言往來波浪之流利也。醫治得法。則脈轉和滑往來波浪流利如珠矣。非若溼水之腫只有往來。而無起伏者比也。此三指切診之分別也。以上脈象。皆病未至不救之象。若病深津液元氣已傷。則脈無上下起伏之力。但有濇小沈微之象。則胃陰已乾。胃氣欲絕。不及救矣。此四診辨症之大略也。考其致腫之因。其不因戒煙者。則受天空火土之炭氣而生熱病。傳入陽明腸胃之間。腸胃中飲食之糟粕。變爲木柴質之燥屎。西醫以窒夫司名之。當下而不敢下。僅以淸潤之藥去其大熱。大病雖轉危爲安。而此熱結遺留胃主肌肉。肌肉得此熱力薰蒸而爲腫脹。其輕者不藥可愈。但得飲食滋潤之力。潤去燥屎。卽消患於無形矣。但恐燥之利之。誤作溼治。傷其津液。則非條辨增液承氣不爲功矣。亦有非熱結而屬於燥結者。則平潤以下之。或脈小舌白。陽氣素虛者。則溫潤以下之。燥結去。腫自消矣。其不因天空之氣。而因戒煙以致腫脹者。則戒煙法之不善也。戒煙之藥。每有用溫熱燥烈之品者。其治法與治熱結相同。有單以煙灰土渣戒者。其治法則與治燥結相同。有用參片戒者。則砒毒發作爲砒蠱。則用解砒毒法。與潤燥法以治之。

有用嗎啡戒者。則嗎啡毒發作而爲腫。則以解嗎啡毒法治之。然無論其嗎啡砒石煙灰土渣及温燥桂附等品。其耗傷胃腸之汁液。使木柴質之燥屎。而不能得其自然滑潤以下行。則一也。故最忌作溼症治之。以益其乾燥。使人胃汁速亡也。其數種之中。治法之難易。病勢之緩急。更有分別焉。煙灰土渣。最滯於腸胃。極難蕩滌以剷除之。而其用量必多。其積滯於腸胃者。必重用增液承氣。每有滯未盡而陽氣欲衰者。則必加温潤。如歸身。淡蓯蓉。紫蘇子。杏仁泥。及潞黨參之類。以防其陽虛。有用煙灰與鹽與茶葉拌炒者。則其血更不足。此則更宜兼補其血。然此二種毒性緩。雖存量甚多。可緩緩以剷除之。則其收效也亦難而緩。其用嗎啡砒石者。則二物皆有戟刺性。其毒甚烈。有腐腸爛胃之能。其傷人也速而易。嗎啡爲罌粟之精。植物之中砒霜也。其性燥濇升提。戟刺神筋。使人奮興於俄頃。解之之法。惟有以滑潤下行四字對待之。如生甘草。大豆漿。大豆油。生鷄淸白。蜜及蜜餞橄欖。靑果靑梅等類。皆可常服食者也。解砒毒亦可通用。解砒毒更有鮮薜荔葉。綠豆衣湯。可常服食者也。但服余方雖仍以其致腫之藥。戒煙可也。服余方以解之。斷然無害。若怕死重吸洋煙。則無不死者也。愼之愼之。切忌回癮。則無救矣。

喉痧說辨

朱阜山

僕讀第十一期醫報閱楊君芳田所著喉痧說一篇卓識偉論確是經驗家言然以理論繩之略有不符僕也何知妄敢辨論幸今學術昌明時代討論不厭求詳故與僕所聞見差異之點分辨如下仍乞楊君指教焉

楊君云（沿海爲魚鹽之地不但氣易動痰亦易動魚腥發物多則涎上泛此一發病之因也、腸胃滯膩濁氣上沖亦能動其涎此又一發病之因也）

觀楊君所列第一因似本病之原因以沿海之人多食魚類而發殊不知魚類之肉最易消化除有毒科外爲吾人有益之食物較獸類之肉爲優日本醫學博士北里氏所著之食物衞生論曰

魚肉爲吾人所賞嗜其成分含有多量之水分與脂肪白質粘分澱粉等依其種類而所含之成分各異要之魚類保有吾人好食品之特性其滋養之厚薄比於

於羊牛豚類及其地諸食品中占優勝之地位者也况魚類不特以甘美之味爲吾人所嗜好且營養上有許多之効益吾人無論貴賤視爲不可缺之食品恰與歐人之貴重獸肉全相同一者也

證以北里氏之說魚類除有毒外爲有益於吾人未聞爲本病之原因也所列第二因腸胃滯膩濁氣上冲何以能動涎而成爲本病按涎者液也即口內唾腺中分泌之一種液體也日本醫學士宮島滿治郎所著之解剖生理及衞生其解剖條曰

唾液腺共分三種均有輸出管分泌唾液注於口腔

(一)耳下腺　此腺最大在耳翼之下部其輸出管穿通頰筋當上顎之第二臼齒處開口於口前庭

(二)顎下腺　在顎下三角部有纎維囊其輸出管開口於舌下

(三)舌下腺　此腺最小在舌下部粘膜之下其排泄管及與顎下腺同開口於舌下

其生理條中曰

唾液含有一種之酵母能分解小粉質爲糊精及糖質吾人每飯當咀嚼時稍覺甘味是卽小粉與唾液醱酵而爲砂糖也

觀宮島氏之說涎之發生本於三腺涎之作用又能分化食物爲消化系中之一種主要之液與本病之原因亦無絲毫之關係也

楊君又云（涎旣上泛之後有流入氣管者有流入血管者有流入肌肉者各有不同發病皆異若喉痧乃循肺胃之管發於喉耳）

上文涎之所出業已辨明無須再贅所云上泛未知從何泛出楊君未曾明言無從研究若流入氣管之爲病不過片時之氣嗆耳至流入血管及肌肉更無可解血管藏於筋肉之中有發血迴血兩管其名稱不同其作用因之亦異欲說明此血管之作用非本篇所許總之此兩種血管全由心臟統轄之非遇創傷及手術之解剖無細微之缺陷流入之途徑何從臆測至流入於肌肉亦莫知其由也想僕少讀醫書之故耳又列發生本病之導線以爲涎循肺胃之管上泛而致不知此涎乃生於口中祇有下流何能上泛並何能發生本病繩之學理似無可通

楊君又云治法以化涎澤氣略通腸胃使病邪循腸胃而出方保無事也原因既誤治法亦差涎乃生活所不可缺之液不可化亦不能化也至略通腸胃而可保無事亦難深信葉天士先生曰

雍正癸丑年以來有喉痧一症發於冬春之際不分老幼傳染殆遍發壯熱煩渴斑密肌紅宛如綿紋咽喉疼痛腫爛如火團之內熾脈家見其火熱之甚也投以犀羚連梔之類輒至隱伏昏閉或喉爛廢食延挨不治或便瀉內陷轉瞬凶危醫者束手病家委之於命孰知初起之時頻進解肌散表温毒外達十愈七八

證此以談本病治法非略通腸胃所能愈也明矣以上所述不過就僕所見聞者與楊君不同之點略為辨明本病詳論俟諸異日

●駁陳修園傷寒論淺註

沈後卿

太陽上第三十七節太陽病十日已去脈浮細而嗜臥者外已解也設胸滿脇痛者與小柴胡湯脈但浮者與麻黃湯

淺註太陽病頭項強痛等症。五日少陰至十日已去爲十一日。正値少陰主氣之期。其脈浮爲太陽細爲少陰。而嗜臥者太陽少陰之氣兩相和合。故知其外已解也。設令胸滿脇痛者太陽之氣欲從胸脇而出。不得少陰之樞轉也。蓋少陰爲陰樞。少陽爲陽樞。惟小柴胡湯能轉其樞。茲與以小柴胡湯。藥症若對。卽立效。若脈但浮而不細者。是太陽之氣自不能出外。非關樞也。與麻黃湯以達表。此節言太陽病或傳少陰。或傳少陽。或不傳少陰少陽而仍在太陽者論治法也。淺註誤點首在將脈浮細一語。強分脈浮爲太陽。細爲少陰。搆成太陽少陰俱病之定案。遂以嗜臥爲太陽少陰之氣兩相和合。以胸滿脅痛爲太陽之氣欲從胸脇而出。不得少陰之樞轉。故與小柴胡湯以轉其樞。語語糾纏。文與意旣覺支離。藥與病更相抵觸。此眞謬誤之大者。不亟辨之。貽誤匪淺。夫太陽爲表。少陰爲裏。師旣明言外已解。是太陽之表病已解也。太陽表病已解。尙安得與少陰之氣兩相和合。若果太陽之氣與少陰之氣和合。是爲兩感病。安有兩感病便得謂之外已解哉。淺註乃云。太陽少陰之氣兩相和合。故知其外已解也。旣知其外已解。而猶謂太陽少陰之氣兩相和合。一似所以知其外已解者實由於太陽少陰之氣兩相和合也。然則患太陽病者。豈必待其與少陰之氣和合。方能知其外已解耶。況外邪已解。則不可再事解外明矣。而乃與以小柴胡湯。夫小柴胡湯。爲少陽和解之劑。今修園既以胸滿脅痛爲症兼少陰。豈不知少陰爲水臟。寒邪既傳少陰。則陰盛陽衰而爲寒病。救陽猶恐不及。尙堪與以小柴胡湯耶。(按)太陽傷寒病。十日已去至十一日。又値少陰主氣之期。脈浮細而見嗜臥之症者。爲邪傳少陰。外已解也。不可發汗。設脈浮細。不嗜臥而胸滿脅痛者。邪傳少陽也。與小柴胡湯。若脈但浮而不細無嗜臥胸滿脅痛等症者。邪在太陽而未傳少陽少陰也。與麻黃湯。

太陽上第三十八節太陽中風脈浮緊發熱惡寒身疼痛不汗出而煩躁者大青龍湯主之若脈微弱汗出惡風者不可服服之則筋惕肉瞤此爲逆也

修園解脈浮爲邪在於肌而表虛。緊爲邪在於表而表實。不知脈浮爲太陽病之總脈。無論太陽何病。其脈必浮。以太陽主外故也。浮而緩者爲中氣。浮爲緊者爲傷寒不得以浮爲中風脈也。仲景論傷寒。間有但言浮脈而不言緊脈者。若論中風。則不言浮緩。卽言浮弱。從未有以脈弱爲中風病也。又解發熱爲太陽標病。試問太陽標病因何病耶。太陽傷寒中風。以及傷溼中暍。皆能發熱。皆可謂之太陽標病。不指出傷寒中風而但言標病。豈太陽標氣自病耶。又解惡寒爲太陽本病。太陽之本爲膀胱。本論云太陽病不解。熱結膀胱。其人如狂血自下。未嘗以惡寒爲膀胱病也。若云太陽之上。寒氣主之。惡寒爲太陽本氣之病。則無病人皆有本氣。皆當惡寒。有是理乎。又解脈微弱汗出惡風。爲少陽亡陽之脈症。亡陽者陽亡於外也。陽亡於外。則汗出惡寒。不當汗出惡風。若以汗出惡風爲亡陽。則白虎湯症之汗出惡風。桂枝湯症之汗出惡風。皆謂之亡陽。可乎不可。(按)此節論中風而兼傷寒之脈症。故用大青龍湯兩解之。若脈見微弱。卽少陰陽虛之脈也。不可發汗。汗出惡風。中風症也。亦不可以大青龍湯發其汗。故不可服。服之則陽亡於外。故筋惕肉瞤。此爲治之逆也。

未完

◉讀第十期學報虞君哲甫論痢疾篇書後

徐蓮塘

虞君哲夫論痢一篇。發明疫毒二字。辯症立方。誠爲卓見。粵稽古人。如張潞玉用人中黃配葱豉。開其始。葉天士乃用銀花涼解之。吳又可專用大黃驅逐之。而喻嘉言則謂上焦如霧。升而逐之。中焦如漚。疏而逐之。下焦如瀆。決而逐之。其病雖分上中下。其治法則必佐以解毒。叮嚀再三是諸賢略備治法而未闡明病原也。今虞君發明疫毒。解毒施治。首用黃金湯。深入古聖先賢之堂奧昌明醫理。厥功偉哉。鄙人略於痢症稍具知識。爰揚榷而書諸後。攷痢症爲歐亞各國所同患。然地處熱帶。令當夏月爲多。倘或發見於餘月。勢必萃聚於一方。與時疫痘疹相似。辯別之法。如疫症暴發吐瀉交作。初患之時。重輕不同。而身強之人。病勢有力。反覺其大便難。如乾霍亂者。甚至口渴舌黑。呃逆譫語。腹空如甕。或遺出膠血。黃綠等色。或全下白膠。膠愈多愈劇。皆屬危險之症候。其因則緣大腸內皮生炎一二處。以致直腸裏急。鄙意大略新病以治炎爲本。解毒爲標。若治久痢。酌量固澁。至於水瀉一症。轉而不吐。蓋從風從濕。留戀一經。祥辨舌苔。就病用藥可耳。尤有至要機關。不可不明。如內蓄暑濕。外受秋涼之氣。迫遏不舒。輾轉傳邪。變爲腹痛裏急。其邪阻胃必嘔。阻腸必腫。治法須以化暑養血爲主義。暑化邪自去。血養腫自消。痢亦隨之霍然矣。又或患痢日久腹反不痛。此乃元氣已脫之象。宜亟於化暑劑中。佐以培補氣血。用人參於朮川連。重用歸芎地黃。少與烏梅。再佐青蒿知母車前雞蘇散等味。氣足則營血足。血足則藏陰足。滑能去着。邪解腫消。何致日久失治。爛腸胃耗精血竭脂膏。草菅人命不可救藥。世有未諳此理。純用澁藥作治痢之秘旨。往往變症百出。貽害甚烈。卽不然矯枉過正。不明虛實。驟進補益諸品。妄希扶正化邪。邪若內陷。其亦殆哉。經云五實者死。五虛者死。治痢關係。豈不重要。竊願操懸壺術者。必於虞君論說。首先研究。然後處實新久。臨證細參。則醫學昌而種類保。庶不負虞君救世之苦心也夫。

雲南怪症治法之研究

張邁荃

閱十期新聞見雲南大理府。忽然發現一奇症。初起時患者鼻孔中。無故生蟲。形似螞蝗。粘貼鼻喉之間。痛癢難耐。欲吐不出。欲咽不下。未幾則蟲深入頭部。卽不能救藥而死。現有將死體考驗者。其法以藥末吸入鼻孔。使蟲爬出。猶能蠕蠕而動云。鄙人按此症發生必非無因。或由大雨水後。山虫水蝨。乘水飄泊。迨水退土乾。其所遺孽種。又經晴日蒸曬。煆爲極微細之分子。因不得濕潤之氣。還其原素。乃煆之愈久。其體愈輕。遂得挾埃而飛舞空中。人偶觸之。其從口入者。或可從口出之。卽與食飲併入者。亦可由消化器以磨滅之。惟從鼻孔入者。一得濕潤。卽可附麗而爲之窟于是時時得肺氣之噓育。時時得腦汁之涵濡。所以突然長大而成爲螞蝗形也。據鄙人抽象的懸斷。斯怪症發生之大概如此。治法總以殺虫爲主。殺虫之品多矣。今試以最簡易者言之。購雷允上紅靈丹少加明礬粉(百分之十五)吹入鼻中。如從鼻孔能窺見其形者。用針刺破。醮藥敷塗。則庶乎近之矣。何也。據痛癢難耐而推測之。痛則風濕相搏也。癢則風熱合煽也。清熱除濕驅風之中。而加以敗毒殺虫之品。蟲生物也。生物而致之死。尚可與人爲患乎。再詳紅靈丹之功用。犀射硝蜍爲主成分。加以明礬粉以分清鼻孔液汁。使濁涕從鼻孔流出。其蟲亦化膿水而下也。內服必須與外治具同等之藥性。使蟲不能生長而消化于無形。亦未可知。鄙見如是。以供同道研究。幷乞賜政。

附錄怪症

清光緒三十年間崇明外沙永昌鎮左近有沈姓者慣以雞鴨毛消息耳內以爲開竅煞癢之用旋得一病耳內痛癢始則微纖則甚將近一年其痛日作一次或二次痛甚氣絕良久方蘇遍請醫治有以爲肝膽火旺有以爲腎虛火逆又有以爲時邪風痛百藥無效其人體瘦神疲自問必死一日耳內微痛而脹偶然以水烟袋鉗子一鉗再鉗若有物然乃緊鉗之而其物出也身長寸許其色如血頭微黑細推其虫類其由毛消息介紹入耳乎抑從別故而發生乎總之虫出而病不復作幸矣亦危矣。

藥物學

金鷄納霜砒石治瘧功用成效考

劉丙生

中醫之腐敗敗於未明內經六氣之眞理也西醫之蓬勃蓬勃於中醫附會其說也使吾人之業醫者能明內經六氣組織而成六經六經生病亦由六氣偏勝成分失中而致醫者用藥治病亦不過去其有餘補其不足使還其固有之成分而已又何

致附會其說也。夫瘧者。寒熱病作發有時之總稱也。其種類甚多。不勝枚舉。有因外感六淫。不兼內傷者。有外感六氣。而兼內傷者。有單因內傷。不兼六淫者。其內傷者。尚有二種。一種因飲食不愼。有形之物質。傷其脾胃臟腑者。有一種七情不適。純屬於無形之神氣受傷者。外感有一氣一淫者。有兼感二氣二淫者。變化輕重。治法甚多。皆能獲效。此中醫量病者虛實寒熱。審症用方。不拘於古人治瘧之方。而能愈諸瘧之病者也。丙生幼時。十三歲四月底。病瘧間日一發。至次年四月未愈。遇一七十餘歲任靜老醫汪子孚先生。診視後曰。病邪已無。但陰氣不復。易愈耳。授六味地黃湯命服二帖可已。後卽購六味丸服之。以善其後。丙生由此凡遇瘧病。不作瘧治。但求其病之因而治之。無不易愈。今西醫治瘧。皆用刻板呆法。吾見其功過。亦不能相平耳。夫金鷄納樹名也。生於阿非利加洲南部。取其樹之枝葉。煎煉成霜。其性與中醫草果霜相等。其味苦。其用燥。非寒非熱。實陽明燥金之正盛氣也。中醫每將燥氣混作火氣。固有認爲熱者。又有將燥金正氣。混爲寒水者。故又以爲寒。其實卽西風吹乾萬物之氣。其氣質之微點。皆多角細胞形。天以此氣生五金礦物質。以造人身骨齒之要素也。燥金之勝氣。則西北方之大剛氣。內含弗素之微點。弗素一名紫氣。又名尅銷。能蝕玻璃鋼鐵。能加入玻璃料內。造成假金剛鑽。弗質微點。每含於西北海岸岩石片內。化學家名之曰鈣弗二。用硫酸浸鈣弗二。加熱。則弗氣出矣。齒骨之表面曰弗瑯質。卽弗氣所生成也。金鷄納則燥金正氣所生。其味苦者。則兼勝己之化也。此燥氣之專精也。以之治濕氣化瘧。甜肉發大者。無不應手而愈也。此卽中醫縮脾之功用。此卽中醫燥濕之功用也。用之當。其良好之成效固甚速也。用之不當。其不良之成效。則無人知。無人能治矣。何以謂不良之成效。因金鷄納具有截瘧治標之能力。凡各種瘧疾。服之皆能暫止。如阿片烟治病之靈。而一遇胃汁不足之人。則其弊立生嘔吐。故其功用。又與阿片烟相彷彿。阿片烟亦燥濕之藥也。故西人又每以金鷄納戒烟。以爲奮興劑。以爲補劑之用。但非濕邪當燥之病。用之非不暫效。旋卽復發。旋發旋服。遂致成癮。終無愈期。癸巳年吾友張長慶患瘧。服金鷄納一年。未能脫體。後生嘔吐不納飲食之病。延吾治之。吾診其脈小濇有力。舌光無苔。中心有白刺一攢。狀如少舌。吾斷之曰。胃中有白色燥屎。當下去之。先以溫潤加調胃承氣湯與之服七劑。白屎乃下。又服二月。方下盡。後瘧愈。一年之內。仍服調胃承氣散。飲食乃香。如間一二日不服。則不香。如是又一年。而後可以不藥。其餘久服金鷄納治瘧。瘧不愈而變生鼓脹噎膈貧血病乾血癆者。不勝枚舉。砒石性燥。亦燥金之勝氣所生也。內經曰。凡物之極盛者。則兼勝已之化。勝金者火也。砒石性燥極有似火化。非火化燥也。因其毒烈有似火之象也。其實燥極而已。五行水土火風。皆能生物。惟燥金專主肅殺。不能生物。但能成物。故金曰堅成。植物動物有機者。當之則死。死者遇之則變爲無機礦物。可以不朽不蠹。此卽金氣堅成之理也。砒石之治瘧疾。所治者惟寒痰水飲甜肉生涎汁太多。赤血球變爲腐敗之白血球者宜之。取其比金鷄納燥性更烈更速也。若遇燥氣傷液。暑熱傷陰。卽久瘧大虛之症。禍不旋踵矣。中醫不信內經六氣之說者。皆坐此不明五行之理。只粗知南北水火二氣。不知東西金木二氣本來面目。甚且暑邪本氣。溼邪本氣。亦每每混雜而不能分別。此中醫不能振興之病根也。讀古人書而不暇潛心研究。每反誣古人氣運之說爲不足憑信。皆淺學之流離經叛道之夢語也。吾嘗輯六淫直經一書。作暑邪本氣辨。風木本氣辨八風圖說。五疫論。燥金。疫傷人最多最速最暴論。惜無力刋送行世。俾得喚醒同胞共學之人。以保存中醫之血統也。

◉柴胡攷

鑒南　龔敏

學報第二年第一册內載藥物學論柴胡語極明浙同人深佩其中有眞僞不可不明白解之査柴胡有二種一曰金柴胡用根其性相近石斛有竹葉柴胡用苗此仲師柴胡湯常用之品勿論北產川產只須實係竹葉柴胡卽可用其色青綠其花細黃微靑莖直中通白瓤卽竹葉柴胡之眞矣若專指某省產者適用亦覺苦人所難況柴胡體輕價賤藥中多用之品若運數省藥商不樂只要辨明眞僞自不誤人北產者其質稍硬性兼消導南產者其質稍軟性兼疏散滇南產者尤多土人採藥售賣誤將竹葉防風雜於柴胡之內粗心人難於辨認防風有三種一曰杏葉防風一曰繡球防風一曰竹葉防風竹葉防風與竹葉柴胡相同防風開細白花味微辛柴胡開細黃花味微香乾時則黃白不分其防風葉係三葉相竝柴胡無相竝之葉柴

胡根硬防風根軟除此實難分別錯誤不堪業藥者不可不細認其藥中以僞雜眞者難以枚舉容暇時陳之以作醫家小補

中西藥學滙參

鄭肖巖

●草類

●蒼朮

中國學說

本經云。氣味苦溫無毒。主治風寒濕痹。死肌。痙疸。作煎餌服。久輕身延年。●別錄云。去頭痛。消痰水。逐皮間風水結腫。除心下急滿。及霍亂吐下不止。暖胃消穀嗜食。●弘景云。除惡氣。弭災沴。●甄權云。主大風。𤸷痺。心腹脹痛。水腫脹滿。除寒熱。止嘔逆。下泄冷痢。●大明云。治筋骨軟弱。痃癖氣塊。婦人冷氣癥瘕。山嵐瘴氣溫疾。●劉完素云。明目。暖水臟。●李杲曰。除濕發汗。健胃安脾。治痿要藥。●震亨云散風益氣。總解諸鬱。時珍云。治濕痰留飲。或挾瘀血成窠囊。及脾濕下流。濁瀝帶下滑瀉腸風。

日本學說

從來漢醫以爲有强壯健胃發汗等之効。與其他諸藥品配用焚之可除濕氣。此焚燒之風。行於德川時代。每年初夏之候。城中焚之以爲常例。

鄭肖巖案本經及古方蒼白朮二種。率多通用。自陶阮居分別用後。而蒼白二朮。乃判爲天淵。宋元以後。醫林奉爲標準。始各施用。各家本草從經驗而辨別之。絕無籠統之弊。不意日本松村任三氏。以爲凡曰蒼朮曰白朮曰唐種曰漢種者。皆爲蒼朮非異種也。是竟混白朮爲蒼朮矣。且云嫩根曰白朮。老根曰蒼朮。此又未知吾國天產之物。其氣味形色。皆從道地而來。考驗未精。奚怪其立說之未當耶。攷本經蒼朮名山薊。別錄名赤朮。氣味苦溫辛烈。產茅山者最勝。堅小有硃砂點者良。或用米泔浸。或用芝蔴炒。皆所以制其躁也。能疎泄湯明之濕而安太陰。且能發汗而除上濕。與白朮之止汗則異。以故古方平胃散同川朴用之。治中土敦阜之太過。二妙散同黃柏用之。治下部溼熱之疼腫。至於經驗方。有服朮法。能烏鬚髮。駐顏色壯筋骨。明耳目除。風氣。久服令人輕健。他如鄧才筆峰雜興方及吳球活人心統。皆有蒼朮膏之製法。而薩謙齋瑞竹堂方。李仲南永類方。有蒼朮丸萬表積善堂有蒼朮散。皆所以除風溼而壯筋骨也。王璆百一選方。有固元丹以蒼朮爲君。配以製法。能治元臟久虛。聖濟總錄。鉄甕城申先生方有交感丹。能補虛損而固精氣。此足見古人以蒼朮爲要藥。用之得法。故功効尤速。而日本學說竟言蒼朮白朮之效能相同。僅於利尿餘熱等用之。經驗未富。故未知蒼朮之著效多矣。

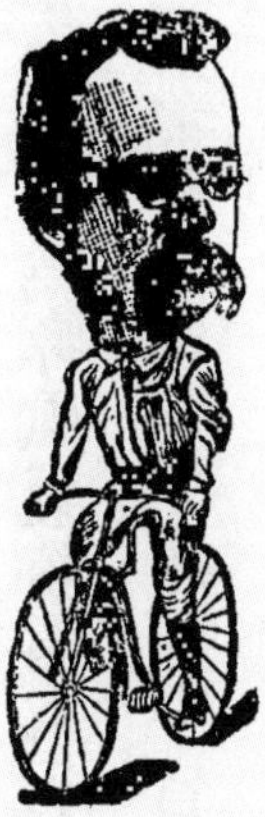

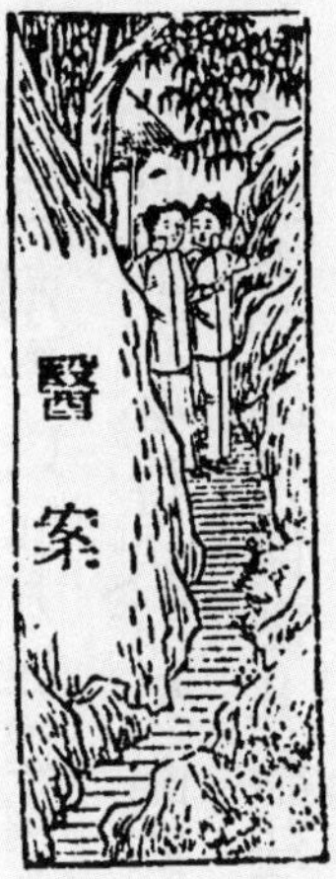

灸法治記

王葆年

癸丑十月李子然表兄之夫人產後患瘧兩月後其女忽殤大慟昏仆牙關緊閉呼吸亦絕急延醫作湯藥療治奈已無法灌救復經針刺丹田氣海關元等穴亦冥然罔覺自上午八時起至下午十時羣醫束手咸謂病象如斯惟有理後事而已李君愴地呼天不勝悲感其鄰余某促李君來邀予診予有親誼乃冒露而往按脈已伏牙關不開呼吸已絕目閉面白猝然視之死象畢露其所以斷其未死者惟身猶溫輭耳予曰此非死象也李君曰豈猶有可救之法乎予曰此病由產後氣血未充復經瘧邪煩擾氣血無生發之機更因喪女過悲而暴厥卽素問所謂悲哀大甚則胞絡絕是也五絡俱絕形無所知憂思驚恐致胃氣虛閉於中焦不得上升下降當灸

中脘穴以闢中樞但延時已久其有効與否尙未可預決也李君曰治或無効决不咎君予諾之乃用四神丸五錢令煑湯備用卽令袒腹仰臥施以艾灸之法一壯面轉赤二壯脈起三壯手足引四壯呼吸作五壯牙關開六壯至八壯知痛（病者以手拂灸處故知其知痛也）而口張作索飲狀卽以四神丸湯進之吐稠痰一小杯神識頓清惟不能言語李君曰何以不能言語得無變爲啞者歟予曰素問云內奪而厥則爲瘖痱眞火將衰故也再灸一壯以濟火至子丑之交陽氣舒乃得言語也姑靜候之乃囑以四神丸湯頻進而別翊晨李君復來云昨夜二句鐘已言語矣惟精神倦怠肢體懈弛請再一診予乃偕往爲之復診脈形沉細口渴眩暈舌苔紅滑體倦神呆乃書一方用炒焦柴胡四分製附子三分土炒黨參一錢蜜炙枸杞子一錢五分石斛一錢五分酒炒當歸身三錢干首烏三錢烏藥一錢五分煨天麻一錢蘇子三錢進一劑再以前方加越鞠丸三錢服兩劑而愈噫觀於斯症牙關緊閉湯藥不進針刺無效必待灸而牙關始開則爲醫者自當備知方法庶乎其有濟否則徒以一紙藥方謂卽足以盡其職任危乎殆矣方今歐風西來自後我醫界之

所需於手術者正多乃今之知醫者類多拘泥一紙藥方并吾國古時所傳之針灸學而而不之知寧足以爭存於天演淘汰中乎讀本報第七期論說及第十期醫案因作此記亦聊以促起吾國醫界之注意云爾

◉記案一則

王潤霖

柴泮生者年二十餘業米而司下鄉購辦者也雖盛暑嚴寒不輟一日今秋八月七日偶患寒熱因腹飢自買好桂圓二百文食之至初九午刻來招予診予適因應滬上友人招未往遂延其親黃某治大旨謂暑熱挾食正在發泄難許卽退且恐化熱入裏藥則蒿菊芩枳等服一劑不見退象復請何某診治謂傷寒挾食始進梹枳蘇朴纔見其化熱煩渴也卽進麥地至十四日病勢更危不得已再來招予診予卽應命往至其臥室則親戚數十輩咸集牀畔類皆惶恐失色察病人狀見其氣噓噓上逆手習習蠕動神色雖清而面赤目紅若有大怒然煩渴脘悶肌削多汗舌焦齒黑唇裂而干且起殼如蟬脫大便如墨陽物收縮病者指胸告予曰心口難過時覺痞

塊上升欲絕復舉其淒楚之聲曰予欲食西瓜可乎蓋欲食已久矣予再診其脈六部俱洪大有力兩寸略見小數旋告侍者曰當茲盛熱一身津液消爍殆盡剩此一團火熱與偶食之桂圓互結填膺病之危急不容毫髮若再因循勢必墳事頃病者欲食西瓜西瓜性能瀉熱承津病狀如此正是要藥尙可須臾遲乎急辦急辦掉頭下梯而其毋尾予後也曰症防發疹何先生嘗屢言之今飲西瓜熱雖得退其爲疹子之內陷何予歎息言曰惟其熱邪不退刼津疹子所以不得出況此症暑濕內盛未必定有疹子發也言盡於此聽否任汝遂處苓連羚斛等告辭時在下午四時也逾二時又來招予請再試一診熱可退些否予往而病者西瓜已大啖見其目紅稍退唇燥舌焦亦化去過半胸口尙覺結熱時沖予卽慰之曰病少殺矣苟事靜養今夜猶可望退些遂與辭出予以爲明晨必有大好消息及十五信息杳然予正詫異間有友來曰昨夜泮生病又請某醫診治竟是發疹子現白瘖已見點矣西瓜幸少食耳予曰熱勢得西瓜而殺氣分餘邪化爲白瘖正因其熱退而得泄是西瓜之大功烏可婦咎友遂亦唯唯別至十七其毋忽顧予曰泮生謝先生恩已向愈矣今請

早駕爲泮兒安頓善後予斯時聞斯語如熱鍋上蟻卽踵泮母往至其室卽聞其嘹亮之聲曰先生來何早小子已得慶再生微先生許食西瓜曷克至此予亦謙讓之見其神色安靜面白肌瘦舌轉淡紅脈亦盡軟所謂胸中痞塊者斯時消歸烏有某醫所謂痧子者痦白幾點寥若晨星惟以大便不快爲苦予卽處以育陰淸熱佐以潤腸之品數劑而安今躬來予寓行見其盧山眞面矣

予錄此案非自炫其能也實深感乎吾鄉習俗而發蓋吾鄉之病家一見寒熱病不問是寒是熱皆以發點灑是慮（發疹痦吾鄉俗稱點灑）誤點灑之必發也所以用藥喜偏於泄散且有誤泄散是熱藥遂喜用熱藥以熱能外泄也吾界中亦遂推波助瀾動以發點灑爲聳聽病家計于是不病外感則已病必發點灑也必服熱藥以泄之也偶有以南陽正法治病不問其點灑之發與不發但使病魔之早退以語病家病家必疑且懼而不敢問津矣嗚呼習俗之壞一至於此誰挽狂瀾而爲無量數蒼生乞命耶予錄此案竟而愴然者久之

再西瓜攷西醫學說含有黴菌炎夏亦不宜服啖此者每多痢疾攷中醫說西瓜味

甘性清涼能解煩除渴戲稱天生白虎今柴君服此正見其除煩解渴之妙用未見其徵菌人腹釀痢之患豈眞有病病當之耶噫

▲疫證治驗兩則

謝池春

西街龔仲欽三月中染疫初起形寒發熱周身痺痛心煩口渴某君以傷寒法治之病勢轉劇至夜半叩門求診余至見病人天庭晦暗面垢睛赤口氣頗重四肢厥逆神識昏昧舌苔厚布黃垢邊尖紫絳脈六部遏至數數模糊余以爲疫毒壅遏肺胃絡瘀血凝當用

生石膏二兩　鮮菖蒲六錢　法半夏四錢　鮮竹茹四錢

犀犀尖一錢　北細辛二錢　生大黃六錢　野鬱金三錢

絲瓜絡四錢　人中白五錢　飛靑黛五錢　銀花露二兩

明日午前復診但有矢氣腑垢未通餘症如昨惟脈象稍有次序神志較爲淸醒耳方用

生大黃七錢　生石膏二兩　元參心六錢　紫降香汁四錢

陳金汁一兩　元明粉六錢　鮮生地一兩　鮮土牛膝汁一兩

摩犀尖三錢　生桃仁五錢　飛靑黛六錢

傍晚下堅糞兩枚長五六寸舌苔稍化煩躁減神志清舉家相慶以爲病退矣詎黎明時忽來叩門云病已危急僅存一息須破格一診希倖萬一余至見病人兩手撮空神昏目竄鼻煤齒垢氣粗如喘脈六部俱伏急用

摩犀尖三錢　芒硝六錢　全瓜蔞六錢　生石羔二兩

羚羊角三錢　陳金汁二兩　生枳實五錢　鮮桃花瓣五錢

生大黃一兩　元參一兩生桃仁五錢

其時桃花正開另用鮮桃花八兩煎湯入淨桶中令扶病人坐於桶上約十分鐘之久

至午前十時續得黑栗糞十數枚又得醬糞不少病人自呼快意余傍晚往視見周身微汗內外之熱俱淨苔布薄白津液已回脈惟虛軟神倦欲眠至此而驚風駭浪

一霎皆平余亦爲之大快但與清餘熱養胃陰調理數日而痊

本鎭長發酒坊秋間一飯司忽染疫症上吐下瀉所出皆赤水腥臭刺鼻面黑肢厥周身靑紫不及服藥而死同日起病者五人一爲最重名永祥徽人吐瀉黃水羶臭異常肢厥神躁天庭黑暗目陷睛赤音煽如啞舌苔滿布黃濁邊底紫絳六脈遏數冷汗淋漓煩熱口渴欲飲冰水余至見病情如此當用

生石膏二兩　陳金汁二兩　法半夏三錢　鮮貫仲四錢

寒水石六錢　銀花露二兩　元參一兩　鮮竹茹五錢

碧玉散五錢　淡黃芩二錢　鮮生地一兩　肥知母三錢

野鬱金三錢　焦山梔五錢　行軍散二分

明日午後覆診上吐已止下瀉大減四肢轉溫脈來細數小便通躁熱去十之六七苔化薄黃惟喉音低煽如昨天庭仍晦暗耳擬方用

馬兜鈴四錢　飛靑黛五錢　淡芩錢半　銀花露一兩

生石膏一兩　元參六錢　竹茹四錢　肥知母三錢

飛石滑四錢　人中白三錢　連翹四錢　野菊葉汁五錢

三診見病情大鬆喉音亦亮惟小溲短赤內熱未清而稍覺口渴耳續與清養肺胃連服六劑而愈

元參心五錢　連翹三錢　金石斛四錢　人中白錢半

帶心麥冬四錢　淨銀花五錢　焦山梔四錢　鮮竹茹三錢

生石膏六錢　鮮沙參四錢　鮮生地五錢　鮮荷梗尺許

治驗一則

邱老業漁常入水掏魚雖嚴冬兩足沒冰窖中不稍息也平居酷愛火酒前年兩足病廢先覺麻木後漸腫痛歷服中西祛風理濕活血散寒之藥另用薰洗針灸之法愈治愈劇遂癱臥在床將及半年以為此生無向愈之日矣一日余自鄰家視病一垣之隔得聞其呻吟呼痛之聲詢諸鄰友備悉病情余願擔義務為之診視入床見病人臥牛衣中兩足腫痛不能移動自膝以下按之沉冷如石兩脈沉弦籌思半晌

忽憶家傳秘方治下部足膝之疾甚效遂開方用
白馬脚壳屑二兩　醋炙爲末分五次服用陳酒冲下　小川芎三錢　當歸尾五錢　牛膝梢四錢　伸筋草四錢　淨紅花三錢　紋秦艽三錢　川獨活三錢　北細辛一錢　豬後脚骨兩根　鹿角片三錢
藥煎三次兩次服一次煎洗
一劑痛減其半兩劑腫退三服之後能勉起洩溺五劑服完可以依傍牆壁步出房門惟兩足終覺軟弱坐立稍久終覺痲木因馬脚壳屑鄉間不易得僅照原方再服五帖可以徒步出門矣調理半月餘健飯如前仍理舊業病家駭爲仙丹聞者咸爲奇事余亦爲之大快但不解此方之奇妙至於如此豈白馬脚壳之力量乎抑適逢其會一時僥倖乎故以質諸
同志諸高明

黃疸症治驗

任養和

黃疸爲今時面目身黃之病其類甚多有陰陽女勞濕邪入血胆汁入血之異其形證治法亦各有不同所治陰黃有茵陳四逆陽黃有茵陳蒿湯女勞有燒裩散按法治之均可獲效惟濕邪入於血分之黃與胆汁入於血分之黃治之殊非易易昔日治一婦人溼邪入於血分週身之血盡化爲黃水不獨面目身黃及唇舌指甲均無血色髮焦身倦腹脹腿酸經閉氣喘病延年餘四方求治服藥均無一效予思此症補血則助濕利溼則傷血合治兩難徧考方書均未見治此症有實在明文後徧檢西書論及血虛之黃宜鐵礦養治之又考西洋藥學鐵黃養乃鐵與礦强化合而成能補血去濕與我國青凡功用相等復又考查中國方書可有青凡治黃之法至閱種福堂良方條下有餘糧丸方內有醋製青凡並註明能治虛黃脫力等症予以此丸治之每日用一錢分二次服之連服旬日腫消黃退再服旬日唇舌轉紅再服旬日髮脫重生再服旬日經閉復來症屬極危此方治之而愈今秋治暑溼伏邪化爲黃疸燒熱煩渴洩少便溏面目身黃尤如黃柏之汁予用梔豉溫胆合茵陳四苓連服六劑熱減胸宣惟身黃不退復考究中西方書見英國海得蘭醫士所論有熱蒸

胆汁入於血分化爲身黃延久不治則肌消而死方用汞錄與輕瀉之劑治之終考西洋藥學汞綠乃水銀製成能引藥入血分於我國輕粉相同予在原方中加輕粉四厘研細分二次與藥同服連進三帖其身黃全退因之掩卷嘆曰十室之邑必有忠信全球之大何地無才勉將治驗兩方錄呈於後以備諸君子採擇並呈大高明指政是幸

餘糧丸

皂凡（八兩用紅醋二碗煅紅放地上出火毒）餘糧石（四兩醋炒七次）砂仁（四錢姜汁炒）白荳蔻（三錢）枳殼（四錢炒）厚朴（四錢炒）上廣皮（三錢）乾漆（一兩炒到烟盡）白芷（二錢）鐵梗茵陳（五錢不見火）川貝母（二錢）海金沙（一錢）益母花（五錢）廣木香（三錢）地骨皮（二錢）

右藥共研細末搗棗肉爲丸梧子大每服（五分）每日二次孕婦忌服服此藥忌河豚終身不食蕎麥

治胆汁入血身黃方

香豆鼓（三錢）生山梔（二錢杵）製半夏（三錢）上廣皮（錢半）炙甘草（一錢）赤茯苓（三錢）生枳殼（二錢）炒六麯（三錢）姜汁炒竹茹（一錢）西茵陳（二錢）木猪苓（三錢）福澤瀉（二錢）

引淨輕粉　四厘　研細分二次和服

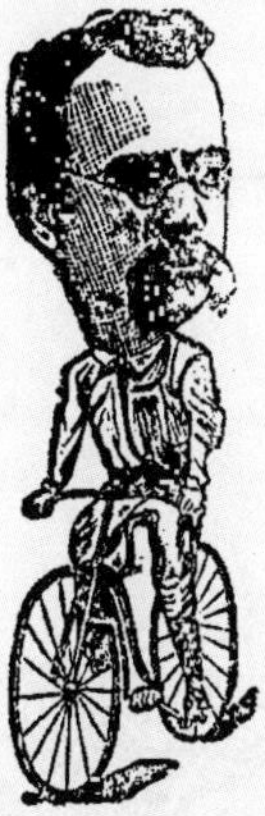

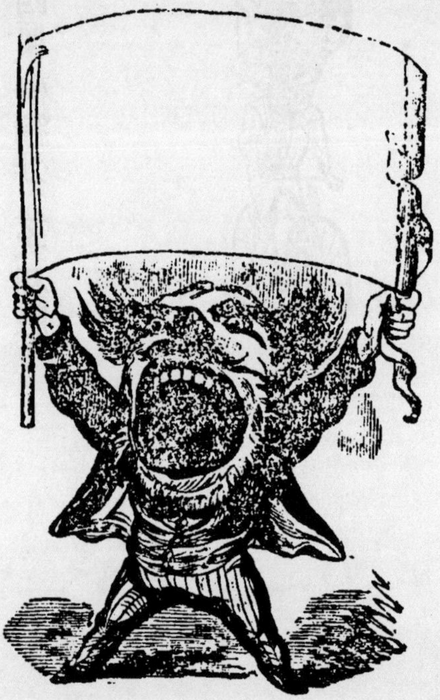

童葆元堂

開設上海英大馬路西市

參桂鹿茸丸

治眞陽虧損羸形疲弱命門火衰添精益髓固天眞能種子壯筋骨調和血脈凡一切內虧之症皆由先天禀受不足少年勞傷過度久服固本還元潤鬚黑髮長壽廣嗣功效難以盡述婦人下元虛冷並皆服之每服四錢淡鹽湯送下

參茸衛生丸

是丸能大補元陽添精益髓壯筋健骨凡老年陽痿乏嗣房事不舉少年下元虛弱腎氣不固惟此丸最宜常服每晨用淡鹽湯送下一丸久久服之則固本保元壯陽種子烏鬚黑髮返老還童洵衛生之要藥廣嗣之妙品功難盡述

坐北朝南石庫門內便是

治癲狂龍虎丸秘方　　童葆元堂監製

此方傳自姚江邵友濂小村先生專治陰癲陽狂不省人事登高棄衣笑歌不寐等象或神呆靜坐語言不發輕則用藥一丸重則二三丸立能奏效夫陽狂陰癲見症雖有不同而其爲痰迷心竅則同病者多誤於初起時不知去痰或去痰未盡輒疑原氣虧損遽用滋補之劑謂可培養心神不知愈補則痰愈固結勢必靜則目瞪神呆動則發狂覓死可治之症卒至不治良可悲也此方奏效神速活人無算用此方者勿以猛烈爲疑勿以吐瀉爲懼勿以病人畏服之故少投輒止致藥力不足而不效或暫時見效而病根未除終於不效是則本主人所厚望也

再此病年遠者痰堅竅閉宜先服豬心丸次日再服龍虎丸見效尤速俟病大愈後接服侯氏黑散塡空竅使胞絡痰不復生尤爲周妥

附開猪心丸

猪心一枚（男用雌豬心婦女用雄豬心）用竹刀剖開納麝香三錢外用黃泥封固以絲棉裹之文火煨成炭去泥研末開水吞服一錢

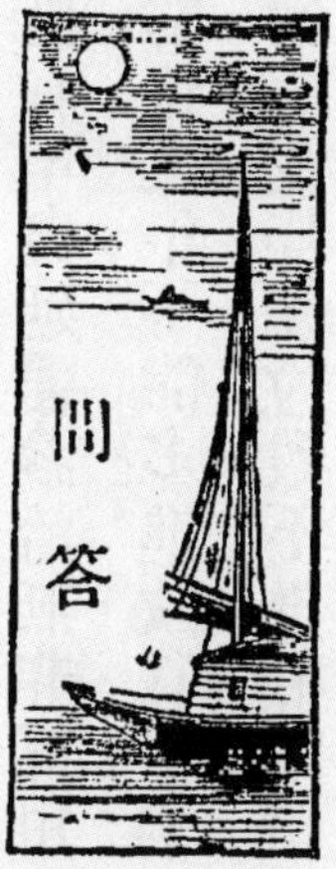

◉信石質疑

錢存濟

讀本報十一期朱君阜山之信石考其云性微凉有劇毒力駁時珍大明性熱之非並以化學證之末又云服信毒者必作渴腹熱如焚鄙人既不諳化學又不明生理惟見每服熱藥過劑者則發熱如焚其性凉之藥服後亦發熱如焚者終未之見也鄙人不敏敢請

朱君明以教我並希　有道同人將信石之果凉果熱研究發明俾後學有所適從不致望洋之嘆實鄙人之幸亦醫學之幸也

問　黎肅軍

問遠志一藥本經言其主治欬逆然觀通常方劑中多用爲交通心腎之品鄙人讀

問答　二

書甚少不知中醫書有何方劑曾引用遠志治效之方願淵博者有以教之

問　華錦堂

女科證治準繩候胎篇中載有子死母身存或即母亡存子命等詞難產關係至大並未辨別脈法明以示人引爲憾事稽諸各書僅言觀察面色舌或口吐白沫等法而已錦堂書未多讀問難無方茲幸醫界昌明又喜熱心諸君互相研究敢祈同道於難產毋死子存子亡毋活之脈象詳述之俾後學者有所遵循不獨錦堂一人忻幸已也

問病二則　徐鳴石

吾鄉宋君桐隱年逾五旬素有煙癖故體甚羸瘦向患脘痛痛時粒穀不進嘔吐酸水屢發屢愈已有年矣延醫診治無非都用溫通之法如附桂良姜畢撥吳萸之類服之尙有效驗惟近年不能多進飲食多納卽欲停留作痛必嘔吐數天然後痛止今春舊病復發晝夜呼號粒穀不進氣喘自汗四肢厥冷羣醫皆云不治宋某亦自

知不起矣其戚某傳來一方用白荳蔻十粒煆瓦楞子一兩共研細末開水送二小匙其痛可以立止試之果然從此痛病若失惟元虛未復耳今夏雖有小發卽用是法無不應手奏效故此藥宋君常備帶於身上月因事至申寓於旅館同寓有富陽客亦患是症是夜大發宋君卽以所備之藥令調送匙許亦卽告愈按此方並不見於方書而於胃脘痛之症如無關係何靈效若此之神不知其理由安在宋君每小發卽調服雖屢見效然久服不知日後有無偏害卽請　諸大家討論賜教苟此法盡善還祈登入報章俾海內患此症者又得一捷徑方法也

某君年四十五歲自幼卽患腹痛痛在脘下臍上屢治罔效痛時起居飲食均可照常並無嘔吐痞滿之苦腹亦柔軟不堅惟喜按之而覆臥若腹中有推蕩聲則痛可隨減小便淸長則痛愈小便不利則痛發偶多飲茶水或過量飲酒睡至半夜痛勢大作鼓腸則腹中如有水聲必欲大吐涎沫然後痛止或云積水蓄飲或云停痰留濕曾投五苓散無效今春服控涎丹果泄瀉濁沫數次共服兩許雖若有效驗總未杜根此丹藥性猛烈不敢常服其白荳蔻煆瓦楞子之方不知與此症相宜否並懇

諸君賜教幸甚

問症一則

朱鎣

僕今年三十歲於十八歲時患痔疾每大便時必下血綿延至二十四歲時又脫肛至今歲七月間於肛門之前腎囊之後略偏左邊皮下生一硬核如橄欖大按之不痛祇於皮中動搖即請醫診治用犀黃醒消丸內服麝香外貼並無効果又至八月下旬至戚家坐小車一日回家患處作痛按之穿矣少有膿汁其穿之路徑由患處穿至肛門內面其膿汁由肛門流出現在每日出膿少許堅硬如故敝處外科專家絕少內服不効外面又不能貼膏實在無可如何故特將病情詳細開泰乞登入問答一門徵集諸君子效方

疑問一則

吳步雲

蘇屬黃埭鄉有婦人年近不惑去夏偶得噎嗝飲食喉管作梗及至今春粥難下咽

屢醫罔效今夏初乘航來蘇至西醫處求救當經西女醫士用橡皮帶探法不得入强探數寸許喉路窄小洞如筆管仍不得進女醫棄帶卽用右手中指進力探之又不得入分寸西女醫束手無策謝絕之聞逾數日餓餒而死未知其病之理由何在用何藥能挽囘請諸大名家研究之

答黃君眉孫所問下血症論

沈思誠

氣痛婦人恒有之症其發多在月事將行之時有單腹痛有腰腹脇俱痛有心腹連痛又有幷背俱痛者痛雖不同原皆由好食生冷寒積脾中脾陽不能運化至期血不得行因而作痛氣症也實寒積中之血症法須溫脾去積而理氣稍加行血之藥自可以愈惟多不斷根欲其不發須於食中全戒生冷寒食使脾陽壯運任督流通發時佐以斡旋之藥寒與血不積脾中斯症方可全愈至於腸紅不止乃此中之變症矣婦人在四十外天癸將絕爲崩爲漏亦屬恒有之症蓋前有所積至此終必去盡其致此也或因食燒熱動風之物熱性下行引血而趨於陽明若屬冷性破血之

物則腹必大痛瀉歸前陰不入大腸血經瀉後衝陷營中督脈不趨太陽而乘任瀉血所以不止督任既不循經厥陰太陰之氣亦隨之而俱陷氣愈陷則中宮愈不能轉運肝脈必見虛或結脾脈必見沈遲而細腹與脇俱痛矣食鴉片而血漸減愈者鴉片性能約脾將脾氣攝著血不下行矣身癢而腫者血雖攝著風不得散發於外矣面黑者脾中寒毒隨烟性而上侮也包醫之藥不過能散去其風故腫消他仍無益飽悶繼作卽是有積兩脇緊痛乃肝氣橫口燥咽乾乃脾無生意無精液上升大便久閉乃血去多復經鴉片之氣薰攝腸成枯澀後醫用桂附亦只據脈之沈細而用若細爲研究則此症在此時桂附已屬當禁非救症之藥矣至黃君診時愈屬茫無頭緒乃盧扁望而去之之時謂尙可生吾亦不信其求服之藥乃將積氣降下所積死血不能隨下戊已分離故向上嘔出越數日而死乃脾絕上下之氣脫矣疑嘔時尙有別蟲在內余見若此質之社會黃君以爲何如

按此種症不可多用破血墜氣之藥桂附亦所當禁欲求其愈在轉運得法耳並質之諸君以資核奪

答顧君赤白芍疑問

沈思誠

余赤白芍辨非不經歷語但只據吾鄉之採製而言蒙將各地道示知獲益多矣細而究之有不得不與君言者形質大小粗細物生之自然土沃肥大且嫩土瘠條雖長而細略大中有硬筋生於淨質土外皮光潤雜質土皮多麤糙且黑紫紅粉紅是其本色淡紅已經製造積之久始有赭色煑熟則內外皆如玉版箋色皮之光潤粗糙即屬刮與不刮以火炕乾中色紫紅不惟易斷體且較輕所云赤芍易斷想即火炕法但與以日乾者巳有有香氣無香氣之分日乾亦不易斷煑熟不惟難斷體亦稍重赤芍惟牡丹根可混入視屬二種或此之故作白芍皆取質之肥而嫩者赤芍則不然亦相形見異以白售多而赤售少有筋或老者即棄之取其可愛作爲淡紅粉紅者以其可作赤芍售古方本只芍藥後世乃分而爲二予究其性不同故有生熟之說若執赤白而求山生種植予敢謂其必無有之牡丹根矣君識多見廣自不難由各產處究其如何收法如何乾法若所示知與余所製無甚異也且亦何妨將

園圃種植者掘出其根數條如予說而一試之

◉答錢君存濟傷寒疑問

沈思誠

問太陽篇四十九節二陽併病太陽初得病時發其汗汗出不徹因轉屬陽明至更發汗則愈

答二陽併病一句提綱語太陽之交太陰於此而發之汗出不徹因轉屬陽明爲二陽併病龐氏所補麻黃湯麻黃質輕能散寒無升提力杏仁性降喩氏擬桂枝加葛根湯葛根宜熱而不宜寒此轉入症乃常見之症原屬轉入法當升提余常用 桂枝 白芷 炙草 蒼朮 橘皮 紫蘇 有時或加羌活或加藁本生薑引

問太陽篇等八十九節云汗家重發汗必恍惚心亂小便已陰疼與禹餘糧丸至究竟當用何藥

答汗家只知發汗之家不當發矣而重發之傷其營致胞絡虛必恍惚心亂而神不安肝無血養氣下降小便已則陰疼禹餘糧石中之粉仲景用之意取鎭中除溼方

旣不傳惟有逆仲景之意據現症而立方玆擬一方以求政

白朮　黨參　珠砂　棗仁　當歸　白芍　杜仲　炙草　川芎　茯苓　王日

休補用禹餘糧赤石脂生梓皮赤小荳赤石脂不見爲當梓皮小荳更屬無取未審

是否

問傷寒膀胱蓄血症本有抵當湯丸等方至不使病人拒絕云云

答膀胱蓄血一症吐血症則其源溺血症則其委仲景抵當湯丸源委皆到但水蛭蝱蟲不用久矣不有代藥醫爲症困病爲症死是誠問之不可不問者亦擬一方以待政　血竭　牡丹根　海金沙　茯苓　臨服藥時入生蘿蔔汁爲引

問傷寒少陽病提綱口苦咽乾目眩其發熱爲寒熱往來方只小柴胡湯至究以何方治之爲當云

答口苦咽乾不盡屬少陽提綱語原須會悟寒熱往來乃少陽的症仲景只出小柴胡湯亦非少陽專方所以如此者以舍此又難以挈其綱領也仲景方法之妙多屬如此後人疑不全宜矣陳修園說屬多事語置之可也治法余惟以

問答 一〇

沙參 麥冬 赤白芍 柴胡 甘葛 黃芩 花粉 枳殼 茯苓 焦楂 木通 甘草 燈草 竹葉輕重加減用之

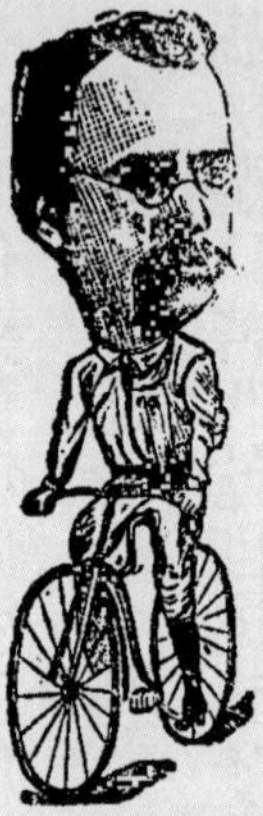

◉藥彙新編

頑鐵

苦李仁

直隸東昌府產者名府杏仁粒匾皮白最道地山東卽墨縣產者名女姑杏仁其粒大小圓匾不一亦佳禹州四川營口以及夫他處均產其種卽吾人所食尋常之杏子也維良劣不同耳近數年來吾國杏仁聚處推烟台爲首屈一指因南方雖產不及北地之到處皆有杏樹見也近世界理化學日精將杏仁製成香皂不特氣味淸香令人神爽且較他種香皂易去汚穢誠妙品也所以泰東西各國爭購之日本人購去皆入藥劑所需以及夫製療肺藥水歐美各國則否專供製造物之原料也吾國每歲輸出萬幾千擔此言烟台一埠其他尚不在此數也天津等處業鹹菜者將苦杏仁浸入水內泡出苦水略加食鹽數日後卽成淸美之食肴矣北人酷嗜此猶如南人之喜食鹹花生也

甜杏仁

按甜杏仁之杏樹較之尋常之杏微有不同其樹矮短而葉稀春時所開之花則雷同維所結之菓大培尋常而味殊惡土人不喜食因其味微苦而酸淡不若尋常之杏鮮美可口也土人除碎核取仁之外將鮮杏投入篦糖後晒乾卽成杏餔考本草名巴旦杏其實叭嗟之誤也近世產於北直隸天津祁州順天等處道傍山麓隨地皆有玉樓人醉花開燦爛時奚啻一色杏花紅十里耶無如除直隸之外甜杏仁之踪跡甚稀豈無人移植抑如江南之橘遷至江北爲枳耶是物除入藥之外大而宴會小則茶點皆需此故價値之步昂也聞之前清宮廷內府歲需甚鉅政體已改共和删除糜費此項亦在被除之例年來各國恆購去其用於製造物果品藥劑與苦杏彷彿每歲輸出亦亘其額無從調查云杏仁之優劣須擇粒大皮白爲佳紅皮飽壯尖小而方形者名龍王帽圓形者名曠杏白皮尖灣者名九道眉圓者名套邊小者均稱京杏仁因種類之不同與地質之殊異耳

神州醫藥學報　第二年第十二期

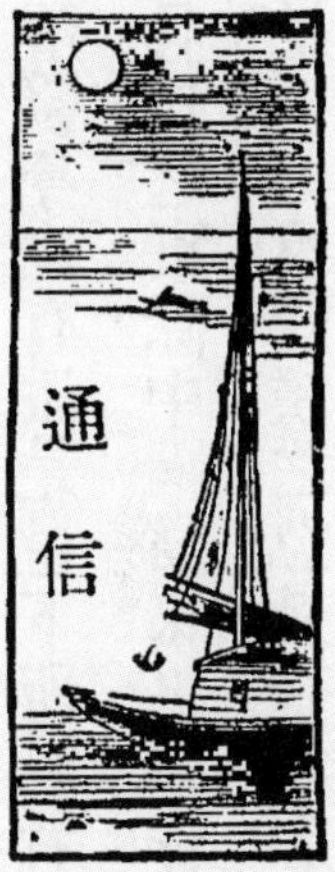

◉覆陳也愚討論醫學流派書

袁桂生

也愚仁兄先生足下夏間承惠書并承寄示醫史研究會章程以事冗未及作覆嗣又奉惠書猥以拙著醫學流派論力闢流派之說辱荷下問沖懷雅度令人欽佩當以此事之是非得失明眼人不難辨之故遲遲未覆昨閱中西醫學報見其中刊有足下此書僕雖疎慵胡可不覆一言吾國醫學凌夷至今極矣幸賴海內外志士起而提倡得以放一綫之光明僕不自量輒效前馬時有論列因鑒於載籍浩繁必須貫通今古融會百家始能得其眞際爰有醫學流派論之作主張冶今古於一爐破孤陋之積習亦不過自攄胸臆獨紘哀歌自適其志而已乃承足下不棄貽書辨難

足下來書首引四庫全書提要謂儒之門戶分於宋醫之門戶分於金元好問撰傷

寒會要序。知河間之學與易水之學爭。觀戴良作朱震亨傳。知丹溪之學與宣和局方之學爭。此雖四庫全書提要之言。而實非確論。蓋四庫全書提要醫家一門。本非名醫手筆。不過當時儒臣中之略知醫理者。濫竽充數。自不免有耳食之談。此亦勢所必然。未可以其出於四庫全書提要。而遂奉為典要也。孟子曰。吾於武城取二三策而已。況門外漢所撰之醫書提要乎。若以寒溫攻補各為一派。則仲景思邈當兼數派。徐之才十劑。亦可分作十派。而今日西醫家之用冰罨法。及硝黃巴豆瀉葉牛乳雞蛋牛肉汁者。亦將以寒涼攻伐滋補等派稱之矣。而其用剖割注射等法者。亦將以剖割注射等派稱之矣。竊恐世界醫家未必能公認之也。至於用藥有四方風土之宜。此則醫學中之普通常識。此而云派。則藜藿膏粱老少強弱。無不可以派稱矣。統觀足下來書。洋洋數千言。并未將鄙人眞實紕謬處。確切指出。但左牽右引。支離附會。曲解醫學之有派。是足下所爭者。祇一有派與無派而已。夫派之有無。拙作已詳言之。且按之實際。中國醫家之著作雖多。而實皆因病施治。實事求是。初無派之可言。故足下亦承認僕之意見。合漢唐宋元明清為一手。而又必欲分派。僕初接足下來書。茫然不知來意之所在。既復檢閱尊作醫史目次。乃恍然於足下之隱情。足下以尊作中已列醫派一門。故不容他人置喙。不知此大誤也。十步之內。必有芳草。十室之邑。必有忠信。四海之大。豈無明眼人耶。況足下方以醫史研究會之名義號招。乃反恤乎人言。又況足下亦嘗枉顧。囑僕入會。共襄盛舉。假使僕不謹愼冒昧從事。能不遺悔於後日歟。僕馬齒徒增。一無建樹。乃辱足下過獎。以泰斗二字加之。僕何人斯。曷敢當此。然嘗誦太史公之言矣。高山仰止。景行行止。雖不能至。心鄉往之。願與足下共勉焉。　袁焯頓首

◉致袁桂生述潛齋叢書並討論友人病源書　李嘯雲

桂生先生閣下不奉　教者數載於茲矣近承友人惠寄醫藥學報得讀　尊撰王孟英醫案選序知潛齋叢書十二種已由李平書先生刻於滬上弟素喜讀王氏書而所藏者亦祇坊刻五種今得此信曷勝雀躍惟弟前寓禾時知陸君昌年藏有潛齋叢書十種五種與坊刻同餘五種僅記其二曰古今醫案按選曰歸硯錄為李刻十二種所無當承陸君慨允借抄詎甫竟歸硯錄一册(共二册)適以有事返里後

遂不復至禾至弟所抄之歸硯錄一册上卷爲王氏所輯童拭廬陳夢琴管榮棠諸君案下卷則半癡醫案也因

大著有王氏醫案選及宋元明清四朝名家醫案中删削王案取其純正之舉故貢其所知若此惟　大雅採擇焉友人患病多年歷治不效今將病源錄登學報務希不吝

珠玉　惠賜良方俾得宿疾漸除曷勝感盼之至

僕自幼出天痘時遍身密佈無隙地眼糊鼻塞嗣後鼻中常患多涕旣而自幼至少漸增多痰自少至壯漸增咳嗽今年三十有四矣齒漸長痰漸多計每年自元旦至除夕無一日不嗽痰無一時不嗽痰隨嗽隨出隨出隨生每日出痰無算而痰之生亦源源不絕但天熱則痰稠而少天寒則痰薄而多天熱則偶一咳嗽天寒則不時咳嗽且畏寒殊甚衣被必較人爲厚不必冬令之嚴寒也但秋風一起四肢已時現清冷至冬寒朔風起則手足無温暖之時矣故夏令雖亦畏熱然身體頗快冬令猬縮室中尤諸多不適平時又最易感冒稍受風寒必形寒內熱咳

神州醫藥學報　第二年第十二期

嗽大作痰更多於平時冬令又易停食粥飯非大熱食後即覺停滯時時噯酸聲甚響又有咳血之症其原因起於少時持重物後共發數次一在瘧熱熾甚時一在行路過多時一由夜深少睡一由心火憤鬱近數年來約每年一次或二次惟血並不多隨痰嗽出色不鮮紅有一次因傷風鬱熱嗽痰甚艱自服川貝末一錢適是日天熱午飯後忽覺面赤火升咳出鮮紅純血數口嗣後遂不敢再服川貝末少年時喜飲酒往往沉醉後因咳血症發遂立志戒飲迄今已五年矣（此五年中雖絕不飲酒而血症則仍發也）此外又有內痔之症過勞則發至於飲食頗能照常大便易致堅燥近服乳白魚肝油覺漸潤小便時注射力甚薄弱曾服罐頭牛乳鷄子魚肝油等物無甚效驗惟今春服乳白魚肝油數月覺皮膚稍澤肌肉稍豐然於痰嗽未能少減也隨處涕唾既爲社會所嫉惡而中年以往二炁之乘除漸衰將必增氣急痰喘之症用特縷陳巔末敬乞海內

諸道長先生研求實際發抒偉論或定服食之方或指衞生之法俾數十年之宿疾得以逐漸祛除則僕之所身受者不啻再生之德矣謹爲馨香禱祝以俟

通信　六

李嘯雲代述

訪友　張邁荃

讀頑石藥彙新編時評短論蓮子燃犀小說時論間評或據精義以發揮或寓勸懲於意表當頭棒喝聾聵皆驚其意無非欲我醫藥兩界精進無窮不惟達保存醫藥目的且駕乎歐美科學而上之鄙人讀其文而心儀其人者久矣然而我道多隱君子有名頑鐵名黃連名遠志名不平名隱公名談患叟者今頑石與蓮子其卽諸君子中之一流歟胡竟使人可望而不可卽耶鄙人苦于不知其里居姓氏不能直接訪道瞻仰之私無時或釋其憤爭名攘譽而蹈徐孺子徐冲晦之芳躅乎抑恐道高毀來而避揚子雲左大冲之時議乎敬求將來投稿不吝金玉爾音或者同社中有能識盧山眞相者不妨詳爲揭示得以時常領教所深願耳雖在識大識小未可强同而究之靈犀一照百怪潛形庶不致庸醫謬種貽外人之口實也禱甚慰甚臨楮依依曷勝翹企之至江蘇海門張雋才謹啓

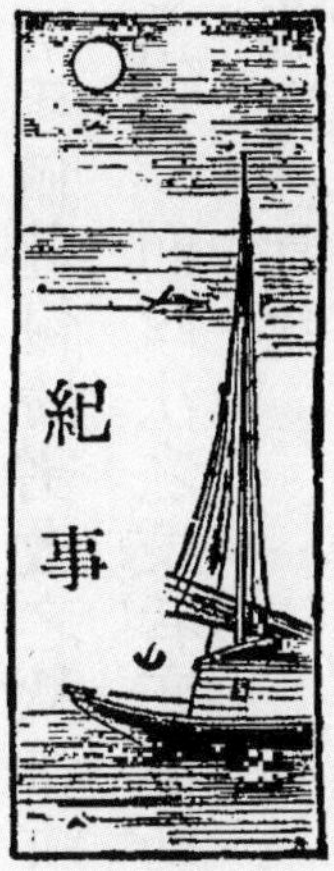

◎神州醫藥總會大會紀事

本會既擇期於陽歷十二月一號開選舉大會先期發通告致各省分支會及本外埠各會員並開臨時職員會籌備開大會手續大會前一日特開歡迎會於事務所歡迎各省代表是日代表及各會員到者百餘人首由余伯陶君致歡迎詞代表致答詞後相繼演說大致係痛陳吾國醫藥前途之危險策勵各省同志作一致之進行至十一時始散會及至一號特假愛而近路紗業公所爲會場天氣晴和國旗飄揚臨時各職員精神煥發十時許相繼蒞場十二時各處代表及本外埠各會員亦陸續戾止。各處代表到者福建王菊初君河南陳鑑堂君雲南楊曉帆君江西汪厚圃君湖北楊闓川君南京濮鳳笙君杭州應鶴峯君蘇州徐季和君溧陽陳逸卿君松江查貢夫呂巷聶毓芳君海門張始生君甯波胡作屏君鎮江袁桂生君靖江蔣雨塘君烏鎮楊澤民君崑山王葆年君南翔黃頌淵君常熟龐鳴鐸君日本張植生君及至二時來賓及會員一堂濟濟乃搖鈴開會先奏琴繼公推黃涵之先生爲臨時主席登臺宣佈開會宗旨並謂今日得與各省醫藥界薈萃一堂至深欣幸鄙人雖不屬於醫藥界然希望中醫中藥之振興實與諸君日此心理故今日來與斯盛有二層之表示一層係欽佩在會諸君之熱心一層係希望將來能達到振與之目的語極懇切鼓掌如雷次

漂陽代表陳逸卿君演說略謂我中國醫藥之所以不振者由於歷來醫藥兩界分道而馳是以往往有極經驗之良方而藥非道地泡製偶乖卽失其功用故欲策醫藥之進步非兩界聯絡一氣公同研究不爲功今聯絡之目的雖已達到而進行之方針尙未着手値此優勝劣敗之秋惟祈熱心同志急起直追庶免被淘汰於天演界國粹固當保存而西法之良者亦不妨採取求足以療病而利源不外溢是爲進行第一要義衆鼓掌次

福建代表王菊初君云鄙人藥界中人也此次貴總會以成立經年照章應開選舉大會敝分會特委任鄙人爲代表不遠數千里而來今日獲與會觀光至深欣幸惟願諸君猛力着鞭籌辦學校醫院次第進行從此中國醫藥昌明同胞無枉死之憂有幸生之樂前途幸甚衆鼓掌次

呂巷代表聶毓芳君讀開會詞曰我神州醫藥學會成立迄今已屆一載乃於十月十五日集全體會員開第一次常年大會於上海其間歷艱阻策進行痒諸君之心力以有今日之成蹟懿歟盛哉足以頌矣雖然始基甫奠來軫方長煒爲會員之一份子其敢爲自美之辭以自頌乎夫中華醫藥之學發端於四千年前自岐黃講內經神農嘗百草延迄今世代有傳人而自西學浸灌以來社會之信仰幾漸移於西醫西藥轉舉我固有之國粹而藐忽之間嘗揆厥主因實維渙散惟其渙散也故賢者祕其傳而不肖者得皮相以欺世斯會之設非所以謀聯絡萃學說羣策羣力以發揚蹈厲我四千餘年之學術乎今會員之數不可謂不多矣而衡之全國猶千萬之一也會員以外之傳絕學擅秘術者猶不知其凡幾也以斯會爲醫藥學之薈萃

而自封猶是管窺蠡測之見襲其膚廓而狃於偏私也然則今日者不過神州醫藥學會之雛形耳後此之分支會以壯勢力設醫院以收實效辦學堂以培後學嚴取締以杜奸邪仔肩正重非持之毅力灌之以熱血斷難達其目的煒也不才對於斯會不能有所建白深滋愧𠬝惟冀斯會之擴張實效之早收區區愚衷企望甚殷願於諸君共勉之

松江王退悟讃頌詞曰歎吾道之不振兮日風撼而雨戕傷精粹之盡棄兮襲唾餘而夸張醉歐西之新說抑古學於不揚賴諸君之毅力成斯會於滬江驅魑魅而燃犀燭兮深喜夫國家之日昌

張始生君云鄙人今日專自海門來預斯盛會得聆各省同志之偉論至深欽佩據鄙人之意外埠之進行莫不視總會爲標準醫藥界應改良之處宜由總會隨時宣布俾各地有所遵循收效自宏從根本上救濟籌辦學堂固屬急務而推廣報帋灌輸我國固有之醫藥良法於人民尤爲要着現所發行之學報鄙人極所欽佩惟欲普及於非醫藥界宜另刊單張羅列淺說與學報相副而行盖欲達振與我國醫藥

之目的非先收回社會上之信仰心不可衆鼓掌次

崑山代表王葆年君云吾國醫藥宜改良者甚多不僅爲保存國粹在在關繫我同胞之生命卽以處方一端而言字體務求清楚鄙人在鄉言鄉往往有醫家所開之方爲藥店所不能辨別以致誤給他藥而誤事者指不勝屈以後願同志中互相勸勉此乃有關同胞生命問題幸勿以事小而忽之衆鼓掌次

蘇州蔣厚柏君演鄙人在蘇習與東西醫士遊東醫告予從前日本醫藥亦崇漢法自德國學說輸入後漸被淘汰今吾中國醫藥界前途亦極危險是非急從根本上救濟不爲功衆鼓掌次

顏伯卿君云鄙人謬承諸君推舉閱今一載於本會進行毫無建白惟願新舉諸君戮力熱心共振會務第一興學校爲培植人才之基礎立醫院以救濟同胞之疾苦惟茲事體大全仗諸君子各盡維持之義務俾大事可以告成衆鼓掌次

余伯陶君云本會成立經年尙少成績實在愧對諸君惟會事之進行全恃羣策羣力蓋本會固爲改良醫藥進行之機關然苟公衆放棄其責任則亦僅成爲集合團體之一名詞衆鼓擊今各省同志靡間遐邇惠然辱臨對于改良醫藥之熱心已可

概見自不患不能達到最初之目的鄙人無限欽感況振興中醫中藥不徒我醫藥界負當盡之責凡屬我國同胞宜亦人人所贊成衆鼓掌望各省代表及同志竭力鼓吹共起維持俾醫院學堂次第成立此則鄙人之大願也衆鼓掌次

包識生云今日係選舉評議員明日由評議部選舉正副會長請各省代表及同志明日午後惠臨事務所一俟會長舉定後進行之計畫待解決者甚多祈諸君子稍留數天公同集議逾時投票選舉評議員四十人乃全體攝影奏琴散會

二日午後繼續開會於事務所由評議部選舉正副會長余伯陶君得票最多數當選正會長顔伯卿徐小圃二君當選醫界副會長葛吉卿楊丹霞二君當選藥界副會長

九日晚復開會於事務所推舉各埠評議員及交際調查員並推舉本會各職員會員到者甚衆推舉畢正副會長乃提議籌辦醫院學堂事僉謂不可一日緩全場一致贊同當由余伯陶君特捐經費洋一千元顔伯卿君特捐洋五百元徐小圃君慨助江灣基地十畝爲建造學堂醫院之基礎崔驤雲君特捐洋三百元朱堯臣君特捐洋二百元此外進行事宜因爲時已晚不及討論乃搖鈴散會

●人葠白鳳丸

此丸能調和血氣培補天眞凡胎前產後臨產無所避忌即老髦婦人勞弱室女亦可卻病延年如病勢沈重者日進二三丸素體虛弱者接服一二月可起沉疴其婦科一切大小各症靈應異常本堂選料擇吉虔製精備識者珍之治症列左照引送下引中未註分量者每五分爲度或用黃酒或淡薑湯下俱可

一調經種子川芎砂仁湯下頭暈眼花生薑湯　一月事先期生地黃芩湯

一月事後期炮薑湯下體肥者陳皮製半夏川芎湯沖酒下

一經來不止黃芩製香附炙龜版黃柏湯下

一經來忽止牛膝澤蘭桃仁川芎卷柏湯下

一月事不行酒下有孕能養胎經阻即通行

一不思飲食開水下骨節疼痛黃酒姜汁下

一懷胎咳嗽紫苑天冬桔梗甘草桑皮杏仁各五分竹茹二分煎加蜜下

一懷胎發冷柴胡當歸湯下咳嗽吐酸黃酒下

一瘡久不斂日服一二丸外貼如意膏

一小產各症阿膠川芎炙草艾葉當歸湯沖酒下一丸

一素患小產炒黃芩焦白朮當歸川芎白芍湯下體寒者除黃芩

一赤白帶腹痛當歸赤芍製香附炒地榆川芎湯下

一肥胖子宮冷橘紅神麯製半夏川芎白芍香附湯下

一月事或遲或早香附陳皮蘇葉烏藥湯下

一月水將行小肚痛川芎元胡當歸湯下

開設上海英大馬路西市

一久痢炙黃芪焦白朮湯下
一心痛乳香元胡當歸甘草湯下吐水者黃酒下二丸
一經閉生蒲黃澤蘭木香桃仁川芎白芍湯加酒下
一白帶炙黃芪焦白朮醋炒艾葉當歸湯下
一痛經吳茱萸二分煎湯送下
一懷胎煩悶心驚胆怯麥冬去心茯神淡竹葉湯下
一懷胎腹滿頭痛脇腰痛川芎白芍陳皮蘇葉大腹皮當歸甘草各五分加薑煎湯下
一懷胎肢體面目浮腫如氷狀薑皮陳皮茯苓皮焦白朮川芎大腹皮煎湯下
一懷胎忽仆目弔口噤角弓反張羚羊角一錢獨活防風川芎當歸棗仁茯神杏仁米仁各五分木香甘草各三分加生薑一片煎湯下
一懷胎喘悶妨食足腫足指出黃水靑木香炒陳皮香附烏藥炙甘草各六分蘇葉三分加生薑三片煎湯下
一懷孕之後常服保胎臨盆易產淡鹽湯下
一產後自汗體虛炙黃芪當歸煨姜湯下
一產後血虛發熱當歸炮姜煎加童便下二丸甚者加人蔘傷寒傷暑實熱實火癲狂癍疹等證勿服忌食生冷油膩等物

童葆元堂

坐北朝南石庫門內便是

外埠新聞

嵊縣醫藥研究會開會紀事

嵊縣醫藥研究會去年由王石芾等發起逐將內部組織法次第就緒已於前月十一號(卽陰歷八月二十一日)假城中藥業公所正式舉行成立大會是日城鄉到會會員四十餘人官廳及紳商學各界到會五六十人頗極一時之盛

上午開會秩序(一)振鈴開幕(二)公推王石芾為臨時主席報告成立原因(三)選舉正會長王蘋達得二十九票爲當選舉(四)選舉副會長王石芾得十六票爲當選(五)搖鈴散會

下午開會秩序(一)振鈴展幕(二)副會長宣讀會章并報告開會宗旨(三)縣知事訓辭(四)來賓次第演說(五)會員宋心谷演說(六)副會長代正會長答辭(七)搖鈴散會

斯時不及撮影各職員亦未選定老藥公所爲常　地址近日正在討論進行方

法

醫零藥碎

修齋筆記　蓮子

予前記誤服藥二則皆卒至不治致戕其生者尚有二則幸得解救之法不致不起亦云幸矣姑錄之以告閱者諸君對于藥材宜鄭重毋草草以身輕試也

距今數月之前本埠法租界洋行街某行雇扛夫甲乙二人至自粵中來之某輪船扛藥酒一壜行至中途時宿雨初晴道路泥滑前者稍一不慎踏跌于地後者力不能支酒壜傾碎藥酒四溢甲素不善飲鼻臭馥烈之酒味已覺難堪乙固酷嗜杯中物日沉溺于醉鄉終日辛勞汗血之資悉舉以付酒家覩甕雖碎餘瀝尚夥喜若狂急飲之覺味甚醇厚慾壑未滿又連飲之始拾破壜肩殘酒至某行乙玉山已頹須臾出言無狀跳躍發狂行主人知此非尋常之醉思解救之法緣服者乃馮了性藥酒也性頗烈治風濕最驗服者皆少許毋敢多飲今乙飲若是之多安得不狂耶正

言間乙果猝倒于地手足厥冷慮汗如雨不省人事詢粵人得解法用白糖塞于醉者口內良久始醒復以糖水灌之臥數時方醒而愈耳

短論

論自由競爭與托辣斯主義　　頑鉄

閱者諸君驟見此標題定曰余曾染洋迷病喜用新名詞以眩奇其實非此意別有原因也請畢其說按近年來吾藥業販運貿易(指生藥原料)日見衰敗如江河日下生計之困年不如年不知伊于何底識者憂之試聚集長幼賢愚羣議挽救之策必皆曰無他整其行規重增利息維持市價强行干涉毋使其賤則盈餘可待厚利可獲也噫此性質近乎壟斷而歐美所謂托辣斯主義因有是乎變成售價步昂進本抑賤之弊況售價昂則銷減進價廉則產少日復一日生計界之恐慌更甚于今日也此利不足以償弊明矣然則自由競爭果優于托辣斯乎余頗難斷定維自由競爭之優點在於人人欲良美其物品祇廉其價値固尚勝一籌也嗚呼此皆治標

之談若求吾業營業發達舍改良藥店昌明醫學之外豈有他種方法耶

○小說

醫藥小說 燃犀

蓮子

第十回 探病源良朋代畫策 尋根究乳媽訴原因

且說正宋忠在進退兩難之際只見方纔領進來的使女鶯聲歷歷道太太請先生進去裏面請坐罷那宋忠聽了似醉方醒就與唐萃臣鞠了一躬踱進內房瞧着房內的陳設更覺壯麗楠木牀前梳粧桌畔擺了一隻楊妃榻兒榻上臥着一个面黃肌瘦的孩子氣息若有若無的微微呼吸榻傍坐着一位五十餘歲老嫗穿着藍縐紗的皮襖元縐紗的裙帽兒上嵌着一顆黃荳一般大的精圓珍珠臉上愁容滿面老淚橫流手執了一串念珠在那裏默誦佛經西首坐了一個中年婦人雖則衣服樸素却也清潔異常也在那裏歎氣榻邊站一粗壯少婦對着孩子流淚繡幃內釵光鬢影隱隱約約微聞婦女悲泣的聲響宋忠朝着老嫗打了一躬趕叫一聲太太

嫗急忙還禮遂道先生請坐只見使女在榻前擺了一只鋪錦墊海棠式的櫈宋忠隨即生下老嫗道吾家孩子的病情先生想必已竟詳細了現下這樣危險總求先生盡心診治得能邀萬一之幸我們唐家感先生的恩是沒世不忘的說罷咽喉塞住不成聲了宋忠謙了一番用心瞧着孩子按了一回脈覺着脈象沉細浮滑呼吸短促遂煩奶媽抱起看了咽喉見喉間黑沉沉地似被物梗在兩傍以及舌根均像白腐一般宋忠情知極重的症不敢輕易開方恐遭沒趣僞說道太太小少爺的病症雖重我們做醫生的有割股之心但是府上醫生請了不少湯藥雖已見效或者草頭藥可以挽回俗語說得好丹方一味氣殺名醫晚生去研究研究老嫗道全仗先生的大力宋忠答道不敢站起來辭了出房仍由伴進來的使女領至下樓簷前高升接着伴出去仍回高升的臥房阿貴迎着問道小少爺的病究竟怎樣宋忠不語只是搖頭慢慢的大家坐下遂講方纔情形並說唐莘臣看輕不招呼他自己懊悔不該來此受這沒趣高升道包先生別生氣吾家老爺素來最謙和的因小少爺病到這樣連日憂悶傷肝所以發脾氣呢在宋忠的意思不肯開藥方免得再受沒

趣阿貴慫恿他道我聞得小兒科又名啞科因小孩子的病究竟疼在那處小孩是說不明白的做醫生又不能盡心體察胡亂開方所以不容易治愈兄弟意思煩高升暗下悄悄地叫周媽來探問仔細寫一个吃不壞的方子塞塞責豈不好嗎宋忠不置可否到是高升道錢先生的話狠是小的私下去喚周媽來說畢一流烟進去一回兒高升進來領着內房見過的少婦高升掩上了房門阿貴宋忠還未開口高升便佯嚇道周媽叫你來非爲別事就是吾家小少爺的病據方纔這位包先生私下對我講道這个病症狠寄怪一定是受了驚嚇或者食物吃壞的所以這樣危險本要告訴老爺因爲你的責任狠重所以喚你來的你好好的說與包先生知道不許講一句謊話你若遮遮蓋蓋不說實話將後你別懊悔那周媽聽了一番話嚇得眼淚直流再也說不出話來宋忠附和道周媽你別害怕好好的說罷你的錯處我決不告訴你們老爺的周媽道我抱小官官再小心也設有況有李媽隨着太太姨太太照管不致于受驚若說食物我們官官不太喜喫的就是粥飯和糕餅可喫的拿出喂與他喫吃不得的連我也不許喫甚麼爲吃壞呢你們別欺嚇我我自已也

急殺哩這樣的好地方不多時不能亨受了說罷眼圈一紅阿貴道周媽你別慌不用性急慢慢兒想有甚麼喫錯食物和驚嚇過麼說出我們設法把你的官官醫好豈不好嗎周媽聽了說得有理點頭默想一回道有一天李媽的女兒來了他娘兒二個談話我覺着不便就領到太太房內齊巧那天姑太太初到太太與姨太太都伴着講話官官又怕面生的人要啼哭我就抱出去從西側廳走過碰着厨房燒火的張媽那張媽是我家的近鄰和我狠要好見着就和我講閑話我亦不知不覺的隨他到後門口瞧着挑擔買糟田螺的官官捐着要喫我就買些與他喫了二三個就不要了難道這星東西就會喫壞麼高升聽着拍手道對呀對呀一定是這個緣故周媽恨恨的釘一眼道高升你不要含血噴人傳進裏邊去不得了的高升道你別急方纔包先生說過喉嚨裏黑壓壓好像甚麼東西塞住這樣說來就是吃的糟田螺上面的蓋塞住咽喉就不能飲食宋忠道若是確實被田螺蓋遮住吾有絕妙的治法衆人爭問用什麼可治宋忠慢慢的說出來正是　自古飛災從口出歷疾病口招來欲知宋忠這樣治法且聽下回分解

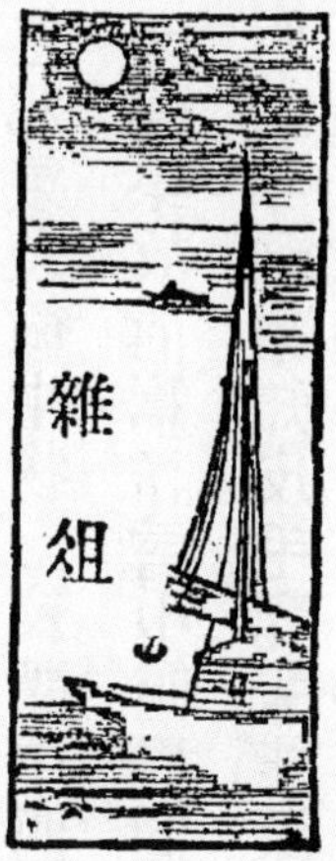

◎自省錄

崇肖葵

讀醫藥書報藉以增長智識也凡他人所撰之文已倣錢君縉甫例逐次校勘其是非而爲之劄記矣茲復將自撰之稿嚴加省察而爲自省文聊爲砥礪之助而已未悉此舉果能增長智識否

論醫藥學業與社會學科之關係　上年申報有論商業與各種學科之關係一篇特效其意而成此稿（見本年第一期醫報暨上年第七期醫報）歷舉醫藥學業與社會學科之關係反復申言以冀人注意宗旨正大故措詞易非余之學力能爲如斯之長篇也其中文字屬於醫藥方面者多係杜撰非醫藥方面者間有傳述然煩冗可删之處所在均有

傷寒三問之商推　傷寒論一書乃後世方書之祖曩昔所研究者是醫宗金鑑喻嘉言訶韻伯舒馳遠諸本每每自逞聰明好爲變更凡己所不解之處咸歸罪於叔和謂其編次遺亂外此者尙有陳修園本唐容川本藏於家未嘗細讀故對於一問雖力言王氏未敢變亂而原文殘缺之疑究不能免今秋得張隱菴本圈點一週探討數遍覺其前後條文眞有神龍出沒首尾相應之妙繁多者固然詳明簡少者亦無遺憾始知致疑於本論者均未嘗入室者也對於二問謂傷寒論爲通治卒然外感症之書雖然以千載前經書爲証本論中方藥爲衡恐素來涉獵温熱書者有先入爲主之見仍不以此言爲然對於三問以三百九十七條釋三百九十七法蓋據林億等校勘之言而上尋仲景原文也鄙意此數之外尙有數條亦似仲景原文姑引而不發以俟同志者尋索

論病原學之邪氣及微生物　竊謂中西醫學名稱雖殊理實相通能鎔冶於一爐庶克成完全醫學故前篇詳言中西異同以引其端後篇比較中西優劣以定其主蓋自愧中西二學雖粗知皮毛究未能深入著此以自修非敢示博通也（此稿二一

篇前篇見於第七冊醫報後篇見於第八冊醫報）前篇文字由劄記而來後篇文字由理想而出前篇是敘述體惟首尾兩節暨中段承上啓下之條屬於作者口氣餘皆敘述文字未嘗注明出處者因此篇所載皆中西普通學說非一二人書籍所發明也略窺中西門徑者即能知之故分標中醫西醫空氣飲食諸目以示區別豈敢掠他人之美哉後篇是評論體除經文外全爲臆說注明內經篇名者便於考證而已恐杜撰之誚必不能免

徵求夏子益奇疾方　世界愈文明則人類好奇之心亦隨之日盛此稿之作原非好奇閱報者必以好奇哂之又將如何曰但希望目的可達餘則聽之（十期報）

講究衛生法當以中華醫藥學爲主說　中華醫藥學足以保衛人類之生命東西醫藥學尙不足保衛人類之生命東西人講究衛生而醫藥學亦有進步中華人不講究衛生致令醫藥學代爲受過安得醫藥家宣布衛生方法普及於國人也

形式上衛生與精神上衛生之比較　講究衛生必精神形式並重庶可收完全之益此稿將古今中外之人類關於精神衛生及形式衛生之理者互相比較文雖詳

組雜　四

明究嫌煩冗　第六頁衛生誤作衛身　此稿見十一冊醫報前篇同

空氣譚　西說之空氣卽內經之天氣大氣云云（已載十一冊本篇後茲不再錄）第八頁十一行數少時少當作小又十二頁末行則有寒涅句脫一有字

本期醫案王葆年君灸法治療記題目脫去一療字合亟校正

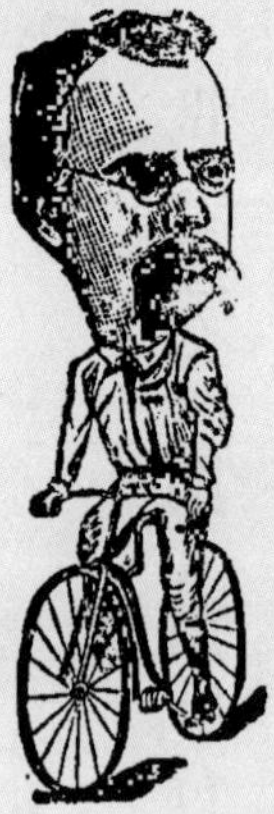

中華民國三年十二月十五日出版

第二年第十二期

費須先惠空函恕寄概收大洋銀毫加水

定價表

項目	一月一冊	半年六冊	全年十二冊
	二角	八角	一元五角

郵票以三分之內者五份以上不收

本國郵費	一分	六分	一角二分
日本	二分	一角二分	二角四分
外國	三分	一角八分	三角六分

編輯者　神州醫藥書報社

編譯所　神州醫藥書報社

印刷者　神州醫藥書報社　上海老垃圾橋延昌里內

總發行所　神州醫藥書報社

上洋五洲大藥房

生力固精補腦健胃獨推

非洲樹皮丸為第一良藥

衛生學乃人之生命保障故愈研究愈增實益其種種防害之事實人皆得而知之然防害之方法若非藥力補助豈能使人身精強力壯耶樹皮丸一藥乃滋養人身之要品於腦弱精虧神筋衰敗胃不消化腎部痠痛大便不通功效尤能即見衛生家宜注意焉

每瓶一元

每打十元

上海四馬路棋盤街轉角

五洲大藥房發行

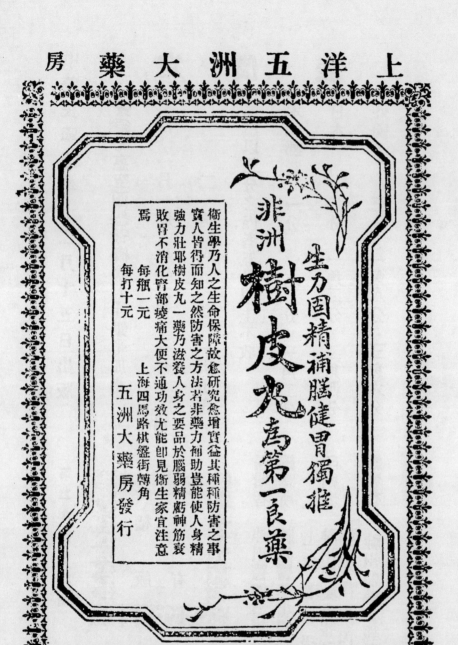